# Fonoaudiologia

Avaliação e Diagnóstico

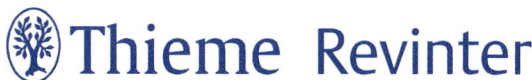

# Fonoaudiologia

## Avaliação e Diagnóstico

### Leandro de Araújo Pernambuco
Fonoaudiólogo pela Universidade Federal de Pernambuco (UFPB)
Professor Adjunto do Departamento de Fonoaudiologia da Universidade Federal da Paraíba (UFPB)
Professor Permanente dos Programas de Pós-Graduação em Fonoaudiologia (PPgFon/UFPB/UFRN) e Modelos de Decisão e Saúde (PPgMDS/UFPB)
Doutor em Saúde Coletiva pela Universidade Federal do Rio Grande do Norte (UFRN)
Líder do Laboratório de Estudos em Deglutição e Disfagia (LEDDis – UFPB) – Grupo de Pesquisa do CNPq

### Ana Manhani Cáceres Assenço
Fonoaudióloga pela Universidade de São Paulo (USP)
Professora Adjunta do Curso de Fonoaudiologia da Universidade Federal do Rio Grande do Norte (UFRN)
Professora Permanente do Programa Associado de Pós-Graduação em Fonoaudiologia (PPgFon/UFPB/UFRN) e do Programa de Residência Multiprofissional em Saúde da Maternidade Escola Januário Cicco (MEJC) com Ênfase em Intensivismo Neonatal
Doutora em Comunicação Humana pelo Programa de Pós-Graduação em Ciências da Reabilitação da USP
Coordenadora do Laboratório de Desenvolvimento da Linguagem (LADELIN) da UFRN
Líder do Grupo de Pesquisa do CNPq "Audição e Linguagem"

Thieme
Rio de Janeiro • Stuttgart • New York • Delhi

**Dados Internacionais de Catalogação na Publicação (CIP)**

P452f

Pernambuco, Leandro de Araújo
Fonoaudiologia/Leandro de Araújo Pernambuco & Ana Manhani Cáceres Assenço. – 1. Ed. – Rio de Janeiro – RJ: Thieme Revinter Publicações, 2021.

264 p.: il; 16 x 23 cm. (Avaliação e Diagnóstico)
Inclui Índice Remissivo e Bibliografia.
ISBN   978-65-5572-021-1
eISBN 978-65-5572-022-8

1. Fonoaudiologia. 2. Avaliação. 3. Diagnóstico. I. Assenço, Ana Manhani Cáceres. II. Título.

CDD: 616.855
CDU: 616.89-008.434

**Contato com os autores:**
PPgFon UFPB: ppgfon@ccs.ufpb.br
PPgFon UFRN: ppgfon@ccs.ufrn

**Corpo editorial:**
Leonardo W. Lopes, Sheila A. Balen, Cíntia A. S. Azoni, Leandro de A. Pernambuco, Ana M. C. Assenço

**Revisores:**
Adriana de O. C. Gomes, Ana Luiza P. G. P. Navas, Carlos K. Taguchi, Flávia D. Simone, Ivone F. N. Lobo, Janaína de A. N. Queiroz, Josilene L. Duarte, Lilian C. B. Jacob-Corteletti, Lourdes Bernadete R. de Souza, Lúcia F. Mourão, Maria Teresa Carthery-Goulart, Marina L. Puglisi, Raquel C. C. Yamamoto, Renata Mousinho, Silvana Frota, Simone M. Roggia, Zulina S. de Lira

Esta obra foi submetida à revisão cega por pares.

© 2021 Thieme
Todos os direitos reservados.
Rua do Matoso, 170, Tijuca
20270-135, Rio de Janeiro – RJ, Brasil
http://www.ThiemeRevinter.com.br

Thieme Medical Publishers
http://www.thieme.com

Capa: Thieme Revinter Publicações Ltda.

Impresso no Brasil por Forma Certa Gráfica Digital Ltda.

5 4 3 2 1
ISBN 978-65-5572-021-1

Também disponível como eBook:
eISBN 978-65-5572-022-8

**Nota:** O conhecimento médico está em constante evolução. À medida que a pesquisa e a experiência clínica ampliam o nosso saber, pode ser necessário alterar os métodos de tratamento e medicação. Os autores e editores deste material consultaram fontes tidas como confiáveis, a fim de fornecer informações completas e de acordo com os padrões aceitos no momento da publicação. No entanto, em vista da possibilidade de erro humano por parte dos autores, dos editores ou da casa editorial que traz à luz este trabalho, ou ainda de alterações no conhecimento médico, nem os autores, nem os editores, nem a casa editorial, nem qualquer outra parte que se tenha envolvido na elaboração deste material garantem que as informações aqui contidas sejam totalmente precisas ou completas; tampouco se responsabilizam por quaisquer erros ou omissões ou pelos resultados obtidos em consequência do uso de tais informações. É aconselhável que os leitores confirmem em outras fontes as informações aqui contidas. Sugere-se, por exemplo, que verifiquem a bula de cada medicamento que pretendam administrar, a fim de certificar-se de que as informações contidas nesta publicação são precisas e de que não houve mudanças na dose recomendada ou nas contraindicações. Esta recomendação é especialmente importante no caso de medicamentos novos ou pouco utilizados. Alguns dos nomes de produtos, patentes e design a que nos referimos neste livro são, na verdade, marcas registradas ou nomes protegidos pela legislação referente à propriedade intelectual, ainda que nem sempre o texto faça menção específica a esse fato. Portanto, a ocorrência de um nome sem a designação de sua propriedade não deve ser interpretada como uma indicação, por parte da editora, de que ele se encontra em domínio público.

Todos os direitos reservados. Nenhuma parte desta publicação poderá ser reproduzida ou transmitida por nenhum meio, impresso, eletrônico ou mecânico, incluindo fotocópia, gravação ou qualquer outro tipo de sistema de armazenamento e transmissão de informação, sem prévia autorização por escrito.

# PREFÁCIO

*"O diagnóstico, embora um caminho fundamental no processo da solução do problema clínico, não é o seu objetivo final. O objetivo final do processo é a solução do problema com a terapêutica dirigida pelo diagnóstico e pela síntese do problema."*
A. Réa-Neto.

O Programa Associado de Pós-Graduação em Fonoaudiologia da Universidade Federal da Paraíba e da Universidade Federal do Rio Grande do Norte (PPgFon/UFPB/UFRN), representados pelos Professores Drs. Leandro Pernambuco e Ana Manhani, organizou a obra *"Fonoaudiologia – Avaliação e Diagnóstico"* e sua construção ocorreu em parceria com a Thieme Revinter e com o grupo de autores/coautores dos diversos capítulos. Esta obra foi idealizada e produzida por docentes, pesquisadores, parceiros de pesquisa de referência nas suas áreas de atuação e seus orientandos.

O PPgFon/UFPB/UFRN iniciou o mestrado acadêmico em 2017, com uma área de concentração, "Aspectos Funcionais e Reabilitação em Fonoaudiologia", e duas linhas de pesquisa: 1) Voz e funções orofaciais: aspectos funcionais e fundamentos da reabilitação e 2) Desenvolvimento e reabilitação da audição e linguagem. O livro organizado responde à importante meta do PPgFon: divulgar para a comunidade o conhecimento produzido no âmbito do Programa, mostrando o avanço científico ligado a sua área de concentração e linhas de pesquisa.

É uma obra composta por 15 capítulos que abrangem a avaliação e o diagnóstico fonoaudiológico nas diferentes áreas de especialidade. O objetivo do grupo foi apresentar, em obra única, informações sobre tema complexo, mas extremamente importante. Cada autor/coautor buscou apresentar um enfoque completo e ao mesmo tempo didático, com base na sua experiência clínica e na literatura científica relacionada à avaliação e ao diagnóstico em sua área de *expertise*. O leitor terá acesso aos conteúdos para entender e vivenciar uma das mais importantes ações do fonoaudiólogo: a de avaliar e diagnosticar transtornos fonoaudiológicos e, ainda, quando necessário, investigar habilidades e potencialidades para direcionar a reabilitação em Fonoaudiologia.

Aproveito para relembrar uma importante iniciativa do CFFa em 2002 direcionada ao diagnóstico em Fonoaudiologia. Justificaram a ação pelo crescimento da profissão, ampliação do mercado de trabalho do fonoaudiólogo e a necessidade de maior conscientização dos profissionais sobre a nossa atuação. A Legislação foi discutida e revisada e o diagnóstico em Fonoaudiologia ganhou importante destaque. O Conselho constituiu uma comissão de especialistas, ao qual tive o prazer de fazer parte, e as grandes áreas de competência do fonoaudiólogo no Brasil e também suas ações foram definidas e apresentadas aos fonoaudiólogos que posteriormente, em 2007, foram novamente revisadas. Neste documento, a avaliação fonoaudiológica apareceu como primeira área de competência do fonoaudiólogo, seguida a de estabelecer diagnóstico de Fonoaudiologia. Em cada uma dessas áreas, o conjunto das ações pertinentes incluíam: 1) obter a história clínica; 2) realizar exame clínico relacionado com linguagem oral e escrita, voz, fluência da fala, articulação da fala, função auditiva periférica e central, função vestibular, sistema miofuncional orofacial e cervical, deglutição e seus transtornos; 3) analisar e interpretar os dados provenientes dos procedimentos de avaliação; e 4) solicitar e analisar provas, testes, pareceres e exames complementares. Para concluir o diagnóstico fonoaudiológico, acrescentaram que se deve levantar hipóteses de fatores correlatos às manifestações observadas e definir a conduta, que podem ser a indicação da terapia fonoaudiológica e o prognóstico fonoaudiológico. Desta forma, o diagnóstico fonoaudiológico engloba o processo de avaliação e necessariamente precede e norteia a conduta fonoaudiológica, exatamente como os autores/coautores nos apresentaram nesta obra.

O diagnóstico em Fonoaudiologia é realizado exclusivamente pelo fonoaudiólogo, mas a avaliação da audição, linguagem, voz, disfagia, motricidade orofacial e equilíbrio pode ser realizada pelo fonoaudiólogo com a participação de equipe multidisciplinar, e concretiza-se pela análise experiente do profissional, em cada uma das áreas de especialidade, nos vários ciclos de vida e nos diferentes fatores etiológicos. A tentativa de evidenciar alterações ou transtornos, selecionar procedimentos para a avaliação e a determinação do diagnóstico fonoaudiológico, e investigar o seu impacto na vida de cada indivíduo, nas diferentes áreas da atuação fonoaudiológica, é o que deve motivar o leitor para consultar esta obra e utilizá-la no seu dia a dia. De forma mais específica, terá acesso ao conjunto de capítulos subdivididos em conteúdos específicos, são eles: 1) Triagem auditiva neonatal; Avaliação e diagnóstico auditivo na primeira infância e em adultos; Avaliação e diagnóstico no transtorno do processamento auditivo; Avaliação e diagnóstico do equilíbrio corporal; 2) Transtornos da linguagem em adultos; 3) Transtornos fonológicos; 4) Transtornos da linguagem escrita; 5) Motricidade orofacial na perspectiva clínica e instrumental; 6) Disfagia orofaríngea infantil e em adultos; 7) Avaliação e diagnóstico vocal nas perspectivas instrumental, clínica e comportamental e 8) Avaliação e diagnóstico fonoaudiológico na comunicação profissional.

Nesta obra, os autores abordaram em seus textos recursos de como entender e proceder o processo de avaliação, seja ele clínico ou complementado pela avaliação instrumental. São apresentados, ainda, provas, protocolos, testes e outros instrumentos utilizados para avaliação da audição, da linguagem oral e escrita, da avaliação miofuncional orofacial, da deglutição, entre outros, tanto na população infantil quanto na adulta. Esta obra traz em sua consecução a possibilidade de um olhar detalhado e atual sobre paradigmas conceituais e avanços tecnológicos em áreas específicas que compõem o início, e também pode ser o final, do fazer fonoaudiológico, no momento da alta.

Nos capítulos que seguem, pode-se constatar o avanço da ciência Fonoaudiologia, mostrando que não há limites para provocar diferentes formas de interlocução e instigar discussões que o tema exige, papel este também de um PPG da área.

Convido o prezado leitor fonoaudiólogo e das áreas afins para uma leitura atenta e completa desta obra porque aborda tema importante, necessário e envolvente. O seu conteúdo não dá só o conhecimento da avaliação e diagnóstico em Fonoaudiologia, mas também dá recursos para subsidiar a reabilitação e as pesquisas de excelência na área. Medir, quantificar, qualificar, classificar, estabelecer critérios e nominar transtornos fonoaudiológicos pelo conjunto de manifestações dá ao profissional/pesquisador a possibilidade de separar o que é esperado/típico/aceito/normal/padrão do que é inadequado/atípico/desviado/alterado e, assim, o processo diagnóstico consolida-se e norteia o sucesso da terapia fonoaudiológica.

É impossível um fonoaudiólogo não colocar na sua prática diária o conteúdo apresentado nesta obra sobre a avaliação e o diagnóstico em Fonoaudiologia. Aproveite os conhecimentos aqui divulgados e exerça o fazer fonoaudiológico com seriedade e ética.

Ótima leitura.

*Prof<sup>a</sup>. Dr<sup>a</sup>. Célia Maria Giacheti*
Professora Titular do Departamento de Fonoaudiologia da
Universidade Estadual Paulista Júlio de Mesquita Filho (UNESP)
Professora e Orientadora do Programa de Pós-Graduação em
Fonoaudiologia da Faculdade de Filosofia e Ciências da UNESP
Doutora em Distúrbios da Comunicação Humana pela
Universidade Federal de São Paulo (USP)

# APRESENTAÇÃO

O Programa Associado de Pós-Graduação em Fonoaudiologia (PPgFon), constituído por uma associação entre a Universidade Federal da Paraíba (UFPB) e a Universidade Federal do Rio Grande do Norte (UFRN), iniciou suas atividades em 2017, após ser reconhecido pela Coordenação de Aperfeiçoamento de Pessoal de Nível Superior (CAPES). Desde a sua gênese, coerente com a produção científica do seu corpo docente, o PPgFon preocupa-se em estudar os três componentes fundamentais do processo de reabilitação: avaliação, diagnóstico e intervenção. Cada um desses três pilares é caracterizado por procedimentos, estratégias e preceitos teóricos que devem ser dominados pelo profissional no intuito de oferecer a melhor assistência aos que necessitam de cuidado fonoaudiológico.

Nessa perspectiva, o corpo docente do PPgFon percebeu que o mercado necessitava de livros de referência básica para os clínicos e estudantes de Fonoaudiologia, obras de fácil acesso e manejo que compilassem informações sobre métodos, técnicas e recursos utilizados no processo de reabilitação. A constatação dessa demanda motivou o PPgFon a propor uma série de três obras para ajudar a preencher essa lacuna. O primeiro livro dessa proposta é este, intitulado *Fonoaudiologia – Avaliação e Disgnóstico*".

A obra é composta por 15 capítulos de caráter objetivo, conciso e com enfoque prático, catalogados de acordo com as duas linhas de pesquisa do PPgFon: "*Desenvolvimento e reabilitação da audição e linguagem*" e "*Voz e funções orofaciais: aspectos funcionais e fundamentos da reabilitação*".

Os oito capítulos vinculados à linha de pesquisa em audição e linguagem buscam atender o amplo e complexo escopo da avaliação e diagnóstico nessas áreas. São abordados os procedimentos utilizados nos transtornos fonológicos e de linguagem escrita, além dos transtornos de linguagem em adultos. Em Audiologia são apresentadas as condutas de triagem auditiva neonatal e de avaliação e diagnóstico auditivo na primeira infância e em adultos, no transtorno do processamento auditivo e no equilíbrio corporal.

Os sete capítulos associados à linha de pesquisa em voz e funções orofaciais discorrem sobre motricidade orofacial, disfagia orofaríngea e voz. Os dois capítulos dedicados à motricidade orofacial apresentam as perspectivas clínica e instrumental de avaliação e diagnóstico na área. Já os dois capítulos destinados à disfagia orofaríngea foram concebidos com base nas especificidades das populações infantil e adulta. No caso da área de voz, os capítulos expõem as vertentes clínica e instrumental, além das particularidades inerentes à comunicação profissional.

Os 15 capítulos deste livro foram escritos por docentes e discentes do PPgFon em colaboração com professores e profissionais de outras instituições cuja expressiva representatividade nacional e internacional qualificam a ampla e sólida rede de colaboração do programa. Tal configuração de autoria foi idealizada para estimular e fortalecer a integração entre orientadores, orientandos e grupos de pesquisa parceiros, ratificando o caráter associativo do PPgFon, o desenvolvimento de materiais científicos com rigor metodológico e impacto técnico-científico e social, o comprometimento com o aprimoramento profissional e o compromisso com o avanço acadêmico, científico e assistencial na área de concentração do programa.

Destaca-se ainda o cuidadoso processo de revisão por pares ao qual cada capítulo foi submetido. Deixamos nosso agradecimento especial ao corpo de revisores que legitimou a robustez e a qualidade do material produzido. Aproveitamos para agradecer também o empenho de todos os colaboradores no desafio hercúleo de elaborar conteúdo para esta obra.

Como já mencionado, este livro foi idealizado como o primeiro de uma trilogia. No segundo livro, pretendemos abordar os aspectos de intervenção em Fonoaudiologia. No terceiro, o enfoque será nas atualidades sobre reabilitação em Fonoaudiologia.

Por hora, convidamos você, leitor, a usufruir do conteúdo deste livro e a utilizá-lo como referência no seu dia a dia, seja você estudante ou profissional. Boa leitura!

*Leandro de Araújo Pernambuco*
*Ana Manhani Cáceres Assenço*
Organizadores

# COLABORADORES

**ALEXANDRA CHRISTINE DE AGUIAR**
Graduada em Fonoaudiologia pela Universidade Federal da Paraíba (UFPB)
Mestre do Programa Associado de Pós-Graduação em Fonoaudiologia (PPgFon/UFPB/UFRN)
Doutoranda do Programa de Pós-Graduação em Modelos de Decisão e Saúde (PPgMDS/UFPB)

**ALEXANDRE LUCAS DE ARAÚJO BARBOSA**
Fonoaudiólogo
Especialista em Linguagem pela Faculdade Novo Horizonte
Mestre em Fonoaudiologia pelo Programa Associado de Pós-Graduação em Fonoaudiologia (PPgFon/UFPB/UFRN)

**ALINE NATALLIA SIMÕES ALMEIDA**
Mestre em Saúde da Comunicação Humana pela Universidade Federal de Pernambuco (UFPE)
Especialista em Voz pelo CFFa e pela Santa Casa de São Paulo
Fonoaudióloga pela Universidade de Ciências da Saúde de Alagoas (UNCISAL)

**AMANDA CÂMARA MIRANDA**
Fonoaudióloga com Especialização em Audiologia pela Faculdade Redentor
Mestranda do Programa Associado de Pós-Graduação em Fonoaudiologia (PPgFon/UFPB/UFRN)

**ANA CAROLINA DE ASSIS MOURA GHIRARDI**
Fonoaudióloga pela Universidade Federal de São Paulo (Unifesp)
Doutora em Fonoaudiologia pela Pontifícia Universidade Católica de São Paulo (PUC-SP)
Professora Adjunta do Curso de Fonoaudiologia da Universidade Federal de Santa Catarina (UFSC)

**ANNA ALICE ALMEIDA**
Doutora em Ciências e Pós-Doutora em Distúrbios da Comunicação Humana pela Universidade Federal de São Paulo (Unifesp)
Docente do Departamento de Fonoaudiologia da Universidade Federal da Paraíba (UFPB)
Docente Permanente dos Programas de Pós-Graduação em Fonoaudiologia (PPgFon/UFPB/UFRN), Neurociência Cognitiva e Comportamento (PPgNeC/UFPB) e Modelos de Decisão e Saúde (PPgMDS/UFPB)
Modelos de Decisão e Saúde (PPgMDS/UFPB)

**ARIELLA FORNACHARI RIBEIRO BELAN**
Fonoaudióloga
Especialização em Fonoaudiologia pela Universidade de São Paulo (USP)
Doutora em Ciências na área de Neurologia pela Faculdade de Medicina da USP (FMUSP)

**ARYELLY DAYANE DA SILVA NUNES**
Fonoaudióloga
Bolsista CAPES
Discente do Programa de Pós-Graduação em Saúde Coletiva (Nível Doutorado) Pesquisadora do Laboratório de Inovação Tecnológica em Saúde (LAIS/HUOL/UFRN)

**BÁRBARA CRISTIANE SORDI SILVA**
Fonoaudióloga
Mestre em Distúrbios da Comunicação Humana pelo Programa de Pós-Graduação em Fonoaudiologia da Faculdade de Odontologia de Bauru da Universidade de São Paulo (FOB/USP)
Doutoranda em Fonoaudiologia pelo Programa de Pós-Graduação em Fonoaudiologia da Faculdade de Odontologia de Bauru da Universidade de São Paulo (FOB/USP)

**BIANCA OLIVEIRA ISMAEL DA COSTA**
Graduada em Fonoaudiologia pela Universidade Federal da Paraíba (UFPB)
Mestre em Fonoaudiologia pelo Programa Associado de Pós-Graduação em Fonoaudiologia (PPgFon/UFPB/UFRN)
Doutoranda do Programa de Pós-Graduação em Modelos de Decisão e Saúde (PPgMDS/UFPB)

**CAMILA MACÊDO ARAÚJO DE MEDEIROS**
Fonoaudióloga pela Universidade Federal da Paraíba (UFPB)
Mestranda do Programa de Pós-Graduação em Linguística – Proling (UFPB)

**CÍNTIA ALVES SALGADO AZONI**
Docente do Departamento de Fonoaudiologia e dos Programas de Pós-Graduação em Fonoaudiologia e Psicologia da Universidade Federal do Rio Grande do Norte (UFRN)

**DANIELE ANDRADE DA CUNHA**
Professora Adjunta do Departamento de Fonoaudiologia da Universidade Federal de Pernambuco (UFPE)
Especialista em Motricidade Orofacial pela UFPE/CFFa
Mestre e Doutora em Nutrição pela UFPE
Membro da Comissão de Ensino da Associação Brasileira de Motricidade Orofacial (ABRAM)

**DEBORA AFONSO**
Fonoaudióloga pela Universidade Estadual Paulista (Unesp)
Mestre pelo Departamento de Fonoaudiologia da Unesp

**ELIENE SILVA ARAÚJO**
Fonoaudióloga
Mestre em Distúrbios da Comunicação Humana e Doutora em Ciências pelo Programa de Pós-Graduação em Fonoaudiologia da Faculdade de Odontologia de Bauru da Universidade de São Paulo (FOB/USP)
Professora Adjunta do Departamento de Fonoaudiologia da Universidade Federal do Rio Grande do Norte (UFRN) e do Programa Associado de Pós-Graduação em Fonoaudiologia (PPgFon/UFPB/UFRN)

**ELIZA MIKAELE TAVARES DA SILVA**
Fonoaudióloga
Especialista em Linguagem pela Faculdade INESP
Mestre em Fonoaudiologia pela Universidade Federal do Rio Grande do Norte (UFRN)

**ERIKA BARIONI MANTELLO**
Fonoaudióloga
Mestre e Doutora em Investigação Biomédica pela Faculdade de Medicina de Ribeirão Preto da Universidade de São Paulo (FMRP/USP)
Professora Adjunta do Departamento de Fonoaudiologia da Universidade Federal do Rio Grande do Norte (UFRN)
Professora Colaboradora do Programa Associado de Pós-Graduação em Fonoaudiologia (PPgFon/UFPB/UFRN)

**FATIMA CRISTINA ALVES BRANCO-BARREIRO**
Professora Adjunta I da Universidade Federal de São Paulo (Unifesp)

**FERNANDA PEREIRA FRANÇA**
Graduação em Fonoaudiologia pela Universidade Federal da Paraíba (UFPB)
Especialista em Voz pelo Conselho Federal de Fonoaudiologia (CFFa)
Mestre e Doutoranda em Linguística pelo Programa de Pós-Graduação em Linguística da UFPB (PROLING)

**FRANCISCO AGOSTINHO JUNIOR**
Médico Docente do Curso de Medicina na Universidade de Marília (Unimar)
Doutor pelo Departamento de Pediatria da Universidade de São Paulo (USP)
Membro Internacional da Sociedade Norte Americana de Gastroenterologia Pediátrica, Hepatologia e Nutrição (NASPGHAN)

**GABRIELE RAMOS DE LUCCAS**
Doutoranda do Programa de Pós-Graduação em Fonoaudiologia da Faculdade de Odontologia de Bauru da Universidade de São Paulo (FOB/USP)
Mestre em Ciências pela FOB/USP
Certificada em Fonoaudiologia na Medicina do Sono pela Associação Brasileira do Sono

### GIÉDRE BERRETIN-FELIX
Professora Titular do Departamento de Fonoaudiologia da Faculdade de Odontologia de Bauru da Universidade de São Paulo (FOB/USP)
Mestre em Fisiologia Oral pela Universidade Estadual de Campinas (Unicamp)
Doutora em Fisiopatologia em Clínica Médica pela Universidade Estadual Paulista (Unesp)
Pós-Doutorando em Distúrbios da Deglutição pela Universidade da Flórida (UF-EUA)

### GIORVAN ÂNDERSON DOS SANTOS ALVES
Professor Adjunto do Departamento de Fonoaudiologia da Universidade Federal da Paraíba (UFPB)
Mestre e Doutor em Linguística pela Universidade Federal da Paraíba (UFPB)
Pós-Doutorando CNPq no Programa de Pós-Graduação em Saúde da Comunicação Humana na Universidade Federal de Pernambuco (UFPE)
Diretor Científico da Sociedade Brasileira de Fonoaudiologia (SBFa) – Gestão: 2020-2022

### HANNALICE GOTTSCHALCK CAVALCANTI
Fonoaudióloga
Especialista em Audiologia pela Universidade de Frana
Mestre pela Ludwig Maximilians Universidade, Alemanha
Doutora pela Universidade Federal do Rio Grande do Norte (UFRN)
Docente do Curso de Fonoaudiologia da Universidade Federal da Paraíba (UFPB) e do Programa Associado de Pós-Graduação em Fonoaudiologia (PPgFon/UFPB/UFRN)

### HELENA BOLLI MOTA
Fonoaudióloga
Doutora em Linguística e Letras pela Pontifícia Universidade Católica do Rio Grande do Sul (PUC-RS)
Pós-Doutora pela City University London
Professora do Curso de Fonoaudiologia da Universidade Federal de Santa Maria (UFSM) e do Programa de Pós-Graduação em Distúrbios da Comunicação Humana da UFSM

### HILTON JUSTINO DA SILVA
Professor Associado do Departamento de Fonoaudiologia da Universidade Federal de Pernambuco (UFPE)
Especialista em Motricidade Orofacial pelo CEFAC/CFFa
Mestre em Morfologia/Anatomia e Doutor em Nutrição pela da Universidade Federal de Pernambuco (UFPE)
Membro da Comissão de Ensino da Associação Brasileira de Motricidade Orofacial (ABRAMO)

### HIPÓLITO VIRGÍLIO MAGALHÃES JÚNIOR
Professor Adjunto do Departamento de Fonoaudiologia da Universidade Federal do Rio Grande do Norte (UFRN)
Doutor em Saúde Coletiva pela UFRN
Líder do Laboratório de Motricidade Orofacial e Disfagia Orofaríngea (MODOLab – UFRN)

### INARA MARIA MONTEIRO MELO
Fonoaudióloga
Discente do Programa Associado de Pós-Graduação em Fonoaudiologia (PPgFon/UFPB/UFRN)
Pesquisadora do Laboratório de Inovação Tecnológica em Saúde (LAIS/HUOL/UFRN)

### ISABELLA DE LUCA
Fonoaudióloga
Mestranda em Fonoaudiologia do Programa de Pós-Graduação em Fonoaudiologia da Faculdade de Odontologia de Bauru da Universidade de São Paulo (FOB/USP)

### ISABELLE CAHINO DELGADO
Docente do Departamento de Fonoaudiologia e do Programa de Pós-Graduação em Linguística da Universidade Federal da Paraíba (UFPB)

### JÉSSICA SOARES XAVIER
Fonoaudióloga pela Universidade Federal do Rio Grande do Norte (UFRN)
Especialista na modalidade de Residência Multiprofissional em Saúde Hospitalar com Ênfase em Atenção à Saúde do Paciente Crítico pela Universidade Federal da Paraíba pela Universidade Federal da Paraíba (UFPB)
Mestranda em Fonoaudiologia pelo Programa Associado de Pós-Graduação em Fonoaudiologia (PPgFon/UFPB/UFRN)

**JOSÉ DINIZ JUNIOR**
Médico Otorrinolaringologista
Mestre e Doutor em Medicina
(Otorrinolaringologia) pela Universidade
Federal de São Paulo (Unifesp)
Professor Associado do Departamento de
Cirurgia da Universidade Federal do Rio
Grande do Norte (UFRN)
Professor do Programa de Mestrado
Profissional em Ensino na Saúde (MPES) da UFRN

**JULIANA FERNANDES GODOY**
Mestre e Doutora em Ciências pelo Programa de
Pós-Graduação em Fonoaudiologia da
Faculdade de Odontologia de Bauru da
Universidade de São Paulo (FOB/USP)
Curso de Especialização em voz no Centro de
Estudos da Voz (CEV)
Docente do Departamento de Fonoaudiologia da
Universidade Federal do Rio Grande do Norte
(UFRN)

**JULIANA MARIA GAZZOLA**
Fisioterapeuta
Mestre e Doutora em Ciências pela
Universidade Federal de São Paulo (Unifesp)
Professor Adjunto do Departamento de
Fisioterapia da Universidade Federal do Rio
Grande do Norte (UFRN)
Professora dos Programas de Pós-Graduação em
Fisioterapia da UFRN (Mestrado e
Doutorado) e do Programa Associado de
Pós-Graduação em Fonoaudiologia (PPgFon/
UFPB/UFRN) (Mestrado)

**KAIO RAMON DE AGUIAR LIMA**
Fonoaudiólogo
Mestre em Biologia Estrutural e Funcional
Fisioterapia pela Universidade Federal do Rio
Grande do Norte (UFRN)
Pesquisador do Laboratório de Inovação
Tecnológica em Saúde (LAIS/HUOL/UFRN)

**KAROLINE EVANGELISTA DA SILVA PAZ**
Graduação em Fonoaudiologia pela
Universidade Federal da Paraíba (UFPB)
Mestranda pelo Programa Associado de
Pós-Graduação em Fonoaudiologia (PPgFon/
UFPB/UFRN)

**KÁTIA DE FREITAS ALVARENGA**
Fonoaudióloga e pesquisadora do Centro de
Pesquisas Audiológicas, Seção de Implante
Coclear do Hospital de Reabilitação de
Anomalias Craniofaciais da Universidade de
São Paulo (USP)
Doutora em Distúrbios da Comunicação
Humana (Fonoaudiologia) pela Universidade
Federal de São Paulo (Unifesp)
Pós-Doutora em Avaliação Audiológica
Infantil pela University of Manchester –
Manchester, Inglaterra
Pós-Doutora em Eletrofisiologia pela
University of Michigan – Ann Arbor, EUA
Professora Titular do Departamento de
Fonoaudiologia da Faculdade de Odontologia de
Bauru da Universidade de São Paulo (FOB/USP)

**LARISSA MENDONÇA DOS ANJOS**
Fonoaudióloga pela Universidade Federal da
Paraíba (UFPB)
Especializanda em Motricidade Orofacial e
Disfagia com Ênfase em Fonoaudiologia
Hospitalar pelo IDE/PE
Mestre em Fonoaudiologia pelo Programa
Associado de Pós-Graduação em
Fonoaudiologia (PPgFON/UFPB/UFRN)

**LEONARDO LOPES**
Doutor em Linguística pela Universidade
Federal da Paraíba (UFPB)
Pós-Doutor em Distúrbios da Comunicação
Humana pela Universidade Federal de
São Paulo (Unifesp)
Professor Titular do Departamento de
Fonoaudiologia da UFPB
Docente Permanente dos Programas de
Pós-Graduação em Fonoaudiologia (PPgFon/
UFPB/UFRN), Linguística (PROLING/UFPB) e
Modelos de
Decisão e Saúde (PPgMDS/UFPB)

**LÉSLIE PICCOLOTTO FERREIRA**
Fonoaudióloga pela Pontifícia Universidade
Católica de São Paulo (PUC-SP)
Doutora em Distúrbios da Comunicação
Humana (Fonoaudiologia) pela Universidade
Federal de São Paulo (Unifesp)
Professora Titular do Departamento de
Fundamentos da Fonoaudiologia e da
Fisioterapia da PUC-SP

**LETÍCIA LESSA MANSUR**
Fonoaudióloga
Professora-Associada do Departamento de Fisioterapia, Fonoaudiologia e Terapia Ocupacional da Faculdade de Medicina da Universidade de São Paulo (FMUSP)
Mestre em Fonoaudiologia pela Pontifícia Universidade Católica de São Paulo (PUC-SP)
Doutora em Linguística pela USP
Livre-Docência pela FMUSP

**LUANA CELLY SILVA APRÍGIO**
Fonoaudióloga
Mestranda em Fonoaudiologia do Programa de Pós-Graduação em Fonoaudiologia na Universidade Federal do Rio Grande do Norte (UFRN)

**LUCIANA PIMENTEL FERNANDES**
Fonoaudióloga
Especialista em Audiologia pelo CEFAC
Mestre em Distúrbios da Comunicação Humana pela Pontifícia Universidade Católica de São Paulo (PUC-SP)
Doutora pela Universidade Federal de Pernambuco (UFPE)
Docente do curso de Fonoaudiologia da Universidade Federal da Paraíba (UFPB)

**MARA BEHLAU**
Doutora em Distúrbios da Comunicação Humana (Fonoaudiologia) pela Universidade Federal de São Paulo (Unifesp)
Pós-Doutora na University of California San Francisco (UCSF)
Docente Permanente do Programa de Pós-Graduação em Distúrbios da Comunicação Humana pela Unifesp
Diretora do Centro de Estudos da Voz

**MARCELA LIMA SILAGI**
Fonoaudióloga do Departamento de Fisioterapia, Fonoaudiologia e Terapia Ocupacional da Faculdade de Medicina da Universidade de São Paulo (FMUSP)
Pós-Graduação pelo Programa de Aprimoramento Profissional de Fonoaudiologia em Neuro-Geriatria pelo Hospital das Clínicas da FMSUP
Mestre e Doutora em Ciências pela FMUSP

**MARIA FABIANA BONFIM DE LIMA-SILVA**
Doutora em Linguística Aplicada e Estudos da Linguagem pela Pontifícia Universidade Católica de São Paulo (PUC-SP)
Professora Adjunta do Curso de Fonoaudiologia da Universidade Federal da Paraíba (UFPB)
Professora do Programa Associado de Pós-Graduação em Fonoaudiologia (PpgFon/UFPB/UFRN)

**MARIA TAIANY DUARTE DE OLIVEIRA**
Fonoaudióloga
Mestranda no Programa Associado de Pós-Graduação em Fonoaudiologia (PpgFon/UFPB/UFRN)

**MARINE RAQUEL DINIZ DA ROSA**
Professora Adjunto IV do Departamento de Fonoaudiologia da Universidade Federal da Paraíba (UFPB)
Docente e Pesquisadora do Programa Associado de Pós-Graduação em Fonoaudiologia (PpgFon/UFPB/UFRN) e do Programa de Mestrado e Doutorado em Neurociências e Comportamento (PPgNE)

**MILENA AUGUSTO**
Fonoaudióloga pela Universidade Federal do Rio Grande do Norte (UFRN)
Especialista em Disfagia pela Universidade Potiguar (UNP)
Mestre pelo Programa Associado de Pós-Graduação em Fonoaudiologia (PpgFon/UFPB/UFRN)

**MONIQUE RAMOS PASCHOAL**
Fonoaudióloga
Especialista em Audiologia pelo Hospital de Reabilitação de Anomalias Craniofaciais de Bauru
Mestre em Saúde Coletiva pela Universidade do Rio Grande do Norte
Doutoranda em Saúde Coletiva da Universidade Federal do Rio Grande do Norte (UFRN)
Fonoaudióloga da EBSERH do Hospital Universitário Ana Bezerra (HUAB) e do Hospital Monsenhor Walfredo Gurgel (HMWH)

**PATRÍCIA ABREU PINHEIRO CRENITTE**
Docente do Departamento de Fonoaudiologia e do Programa de Pós-Graduação em Fonoaudiologia da Faculdade de Odontologia de Bauru da Universidade de São Paulo (FOB/USP)

**PATRÍCIA BRIANNE DA COSTA PENHA**
Fonoaudióloga pela Universidade Federal do Rio Grande do Norte (UFRN)
Mestre em Fonoaudiologia do Programa Associado de Pós-Graduação em Fonoaudiologia (PpgFon/UFPB/UFRN)

**PAULA CRISTINA COLA**
Fonoaudióloga Docente do Curso de Medicina na Universidade de Marília (Unimar)
Docente do Curso de Mestrado na Área Interdisciplinar na Unimar
Pós-Doutora pelo Departamento de Fonoaudiologia da Universidade Estadual Paulista (Unesp)

**PRISCILA OLIVEIRA**
Mestre e Doutora em Modelos de Decisão e Saúde pelo Programa de Pós-Graduação em Modelos de Decisão e Saúde (PPgMDS/UFPB)
Docente do Departamento de Fonoaudiologia da Universidade Federal da Paraíba (UFPB)
Docente Permanente do Programa de Pós-Graduação em Fonoaudiologia (PPgFon/UFPB/UFRN)

**ROBERTA GONÇALVES DA SILVA**
Professora-Assistente Doutora do Departamento de Fonoaudiologia e do Programa de Pós-Graduação em Fonoaudiologia da Faculdade de Filosofia e Ciências da Universidade Estadual Paulista Júlio de Mesquita Filho (Unesp)
Doutora em Clínica Médica na Área de Metabolismo e Nutrição pela Faculdade de Medicina de Botucatu (Unesp)
Coordenadora do Laboratório de Disfagia (LADIS) do Departamento de Fonoaudiologia (Unesp-Marília)

**SARA LOUREIRO DE SOUZA FERREIRA**
Mestre em Saúde da Comunicação Humana pela Universidade Federal de Pernambuco (UFPE)
Fonoaudióloga pela Universidade Federal de Minas Gerais com Especialização em Oncologia pelo Hospital de Câncer de Pernambuco

**SHEILA ANDREOLI BALEN**
Fonoaudióloga
Doutora em Neurociências e Comportamento pela Universidade de São Paulo (USP)
Docente do Departamento de Fonoaudiologia e do Programa Associado de Pós-Graduação em Fonoaudiologia (PPgFon/UFPB/UFRN)
Pesquisadora do Laboratório de Inovação Tecnológica em Saúde (LAIS/HUOL/UFRN)

**SORAYA BALBINO DUTRA**
Fonoaudióloga
Fonoaudióloga do Centro Médico de Saúde Nova Esperança
Mestranda pelo Programa Associado de Pós-Graduação em Fonoaudiologia (PPgFon/UFPB/UFRN)

**SUELY MAYUMI MOTONAGA ONOFRI**
Médica pela Faculdade de Medicina de Ribeirão Preto da Universidade de São Paulo (USP)
Mestre e Doutora pela Faculdade de USP
Professora-Assistente do Departamento de Fonoaudiologia da Universidade Estadual Paulista Júlio de Mesquita Filho (Unesp)

**THAIS MENDONÇA MAIA WANDERLEY CRUZ DE FREITAS**
Fonoaudióloga com Especialização em Audiologia pela Faculdade Redentor
Mestranda do Programa de Pós-Graduação em Neurociências e Comportamento (PPgNEC/UFPB)

**THALINNY DA COSTA SILVA**
Fonoaudióloga
Discente do Programa Associado de Pós-Graduação em Fonoaudiologia (PpgFon/UFPB/UFRN)
Pesquisadora do Laboratório de Inovação Tecnológica em Saúde (LAIS/HUOL/UFRN)

**THALITA DA SILVA OLIVEIRA**
Fonoaudióloga
Especialista em Audiologia Clínica pela Universidade Potiguar
Especialista Hospitalar na Atenção à Saúde da Criança e do Adolescente pelo Hospital Universitário Lauro Wanderley da Universidade Federal da Paraíba (UFPB)
Mestranda pelo Programa Associado de Pós-Graduação em Fonoaudiologia (PPgFon/UFPB/UFRN)

**VANESSA DA NÓBREGA DIAS**
Fisioterapeuta
Especialização em Saúde Pública com Ênfase em Saúde da Família pelo Centro Universitário Internacional (Uninter)
Mestre em Fisioterapia pela Universidade Federal do Rio Grande do Norte (UFRN)
Professora do Departamento de Fisioterapia das Faculdades Nova Esperança (Facene) e do Centro Universitário Facex (Unifacex)

**VANESSA GIACCHINI**
Fonoaudióloga
Doutora em Distúrbios da Comunicação Humana
Professora do Curso de Fonoaudiologia da Universidade Federal do Rio Grande do Norte (UFRN)
Professor Colaborador do Programa Associado de Pós-Graduação em Fonoaudiologia (PPgFon/UFPB/UFRN)

**WELLYDA CINTHYA FÉLIX GOMES DA SILVA DIAS**
Fonoaudióloga pela Universidade Federal do Rio Grande do Norte (UFRN)
Especialista na Modalidade de Residência Multiprofissional em Saúde Hospitalar com Ênfase em Atenção à Saúde da Criança e do Adolescente pela Universidade Federal da Paraíba (UFPB)
Mestranda em Fonoaudiologia pelo Programa Associado de Pós-Graduação em Fonoaudiologia (PpgFon/UFPB/UFRN)

# SUMÁRIO

**PRANCHAS EM CORES** ............................................................................................ xxi

**1  AVALIAÇÃO E DIAGNÓSTICO NOS TRANSTORNOS FONOLÓGICOS** ......................... 1
Vanessa Giacchini ▪ Alexandre Lucas de Araújo Barbosa ▪ Helena Bolli Mota

**2  AVALIAÇÃO E DIAGNÓSTICO NOS TRANSTORNOS DA LINGUAGEM ESCRITA** ........... 11
Cíntia Alves Salgado Azoni ▪ Patrícia Abreu Pinheiro Crenitte ▪ Isabelle Cahino Delgado
Isabella De Luca ▪ Luana Celly Silva Aprígio

**3  AVALIAÇÃO E DIAGNÓSTICO NOS TRANSTORNOS DA LINGUAGEM EM ADULTOS**.... 21
Ariella Fornachari Ribeiro Belan ▪ Marcela Lima Silagi ▪ Letícia Lessa Mansur

**4  TRIAGEM AUDITIVA NEONATAL** ........................................................................ 41
Hannalice Gottschalck Cavalcanti ▪ Monique Ramos Paschoal ▪ Thalita da Silva Oliveira
Soraya Balbino Dutra ▪ Luciana Pimentel Fernandes

**5  AVALIAÇÃO E DIAGNÓSTICO AUDIOLÓGICO NA PRIMEIRA INFÂNCIA** ...................... 51
Eliene Silva Araújo ▪ Bárbara Cristiane Sordi Silva ▪ Maria Taiany Duarte de Oliveira
Kátia de Freitas Alvarenga

**6  AVALIAÇÃO E DIAGNÓSTICO AUDITIVO EM ADULTOS** .......................................... 67
Marine Raquel Diniz da Rosa ▪ Amanda Câmara Miranda
Thais Mendonça Maia Wanderley Cruz de Freitas ▪ Fatima Cristina Alves Branco-Barreiro

**7  AVALIAÇÃO E DIAGNÓSTICO NO TRANSTORNO DO PROCESSAMENTO
AUDITIVO CENTRAL** ........................................................................................... 81
Sheila Andreoli Balen ▪ Thalinny da Costa Silva ▪ Inara Maria Monteiro Melo
Kaio Ramon de Aguiar Lima ▪ Aryelly Dayane da Silva Nunes

**8  AVALIAÇÃO E DIAGNÓSTICO DO EQUILÍBRIO CORPORAL** ..................................... 93
Erika Barioni Mantello ▪ Eliza Mikaele Tavares da Silva ▪ Vanessa da Nóbrega Dias
José Diniz Junior ▪ Juliana Maria Gazzola

**9  AVALIAÇÃO E DIAGNÓSTICO EM MOTRICIDADE OROFACIAL NA
PERSPECTIVA CLÍNICA** ....................................................................................... 109
Giorvan Ânderson dos Santos Alves ▪ Gabriele Ramos de Luccas ▪ Jéssica Soares Xavier
Wellyda Cinthya Félix Gomes da Silva Dias ▪ Giédre Berretin-Felix

**10 AVALIAÇÃO E DIAGNÓSTICO EM MOTRICIDADE OROFACIAL NA PERSPECTIVA INSTRUMENTAL** .......... 123
Hilton Justino da Silva ▪ Daniele Andrade da Cunha ▪ Sara Loureiro de Souza Ferreira
Aline Natallia Simões Almeida ▪ Larissa Mendonça dos Anjos ▪ Giorvan Ânderson dos Santos Alves

**11 AVALIAÇÃO E DIAGNÓSTICO DA DISFAGIA OROFARÍNGEA INFANTIL** ........... 133
Paula Cristina Cola ▪ Debora Afonso ▪ Milena Augusto ▪ Francisco Agostinho Junior

**12 AVALIAÇÃO E DIAGNÓSTICO DE DISFAGIA OROFARÍNGEA EM ADULTOS** .......... 141
Leandro de Araújo Pernambuco ▪ Roberta Gonçalves da Silva ▪ Hipólito Virgílio Magalhães Júnior
Bianca Oliveira Ismael da Costa ▪ Suely Mayumi Motonaga Onofri

**13 AVALIAÇÃO INSTRUMENTAL DA VOZ** ........... 159
Leonardo Lopes ▪ Juliana Fernandes Godoy ▪ Fernanda Pereira França
Karoline Evangelista da Silva Paz ▪ Anna Alice Almeida

**14 AVALIAÇÃO E DIAGNÓSTICO DO COMPORTAMENTO VOCAL** ........... 183
Anna Alice Almeida ▪ Leonardo Lopes ▪ Alexandra Christine de Aguiar ▪ Priscila Oliveira
Mara Behlau

   **Anexo I   AVALIAÇÃO DO COMPORTAMENTO VOCAL** ........... 205
   Anna Alice Almeida ▪ Leonardo Lopes ▪ Priscila Oliveira

   **Anexo II   PROTOCOLO DE TRIAGEM VOCAL (PTV)** ........... 210
   Anna Alice Almeida ▪ Leonardo Lopes ▪ Priscila Oliveira

**15 AVALIAÇÃO E DIAGNÓSTICO FONOAUDIOLÓGICO EM COMUNICAÇÃO PROFISSIONAL** ........... 213
Maria Fabiana Bonfim de Lima-Silva ▪ Ana Carolina de Assis Moura Ghirardi
Patrícia Brianne da Costa Penha ▪ Camila Macêdo Araújo de Medeiros ▪ Léslie Piccolotto Ferreira

   **ÍNDICE REMISSIVO** ........... 227

# PRANCHAS EM CORES

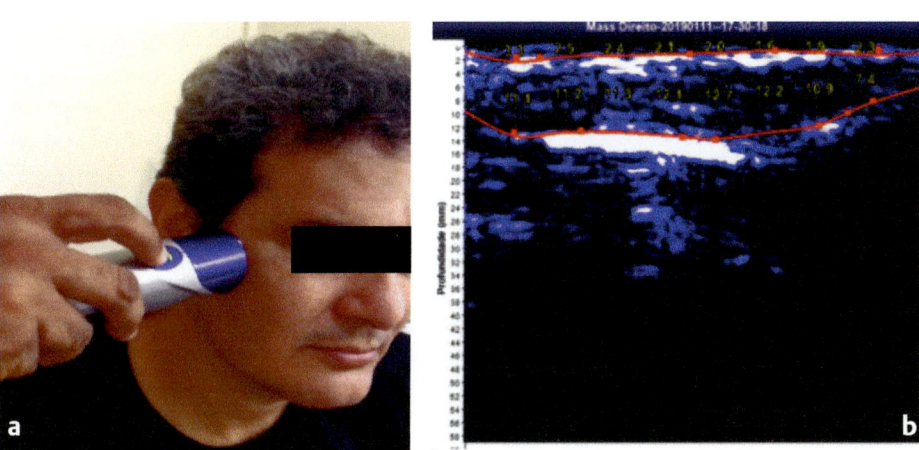

**Fig. 10-2.** (**a**) Ultrassom linear e (**b**) imagem ultrassonográfica de superfície para avaliação da espessura do músculo masseter. (**b**) Na linha vermelha superior é identificada a região mais externa do músculo. Na linha vermelha inferior a região mais interna. As linhas pontilhadas indicam a espessura do músculo.

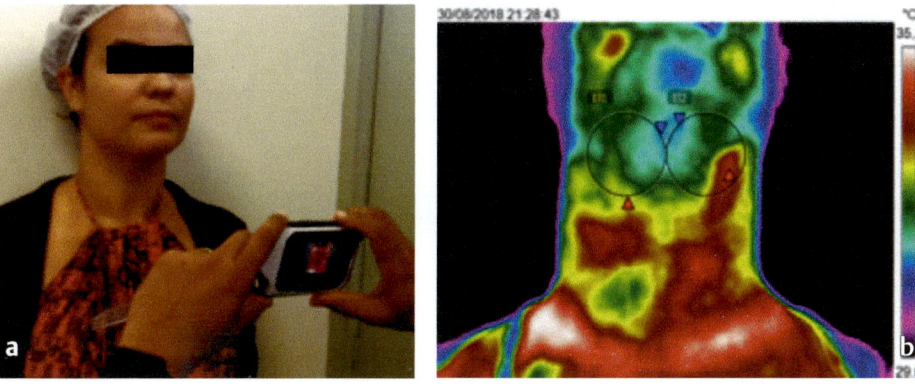

**Fig. 10-3.** Câmera termográfica (**a**) e imagem de variação de temperatura registrada na região supra e infra-hioidea (**b**).

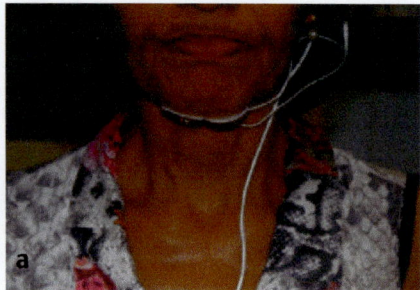
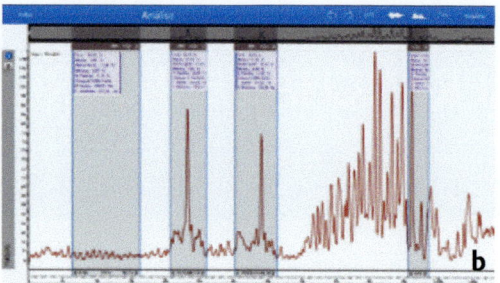

**Fig. 10-5.** Demonstração da localização dos eletrodos de superfície nos músculos supra-hioideos (**a**) e interpretação do sinal eletromiográfico de superfície (**b**).

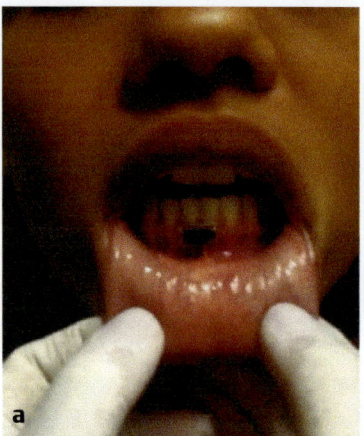
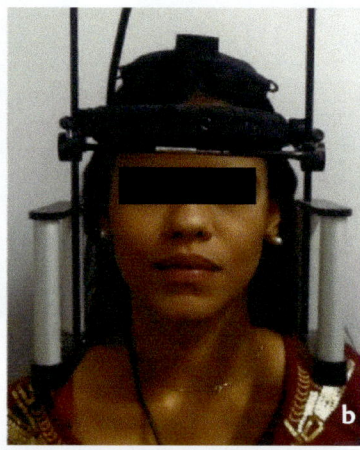
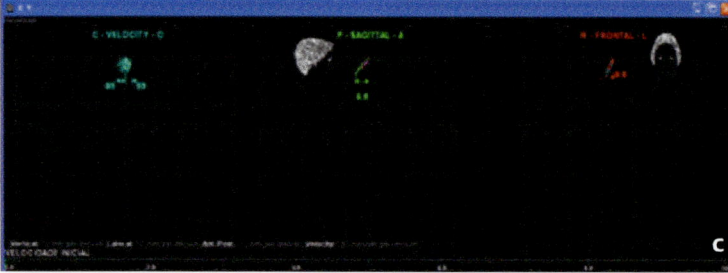

**Fig. 10-8.** Posicionamento do magneto nos incisivos inferiores (**a**), posicionamento do eletrognatógrafo (**b**) e o gráfico da movimentação da mandíbular durante a função da mastigação – eletrognatograma (**c**).

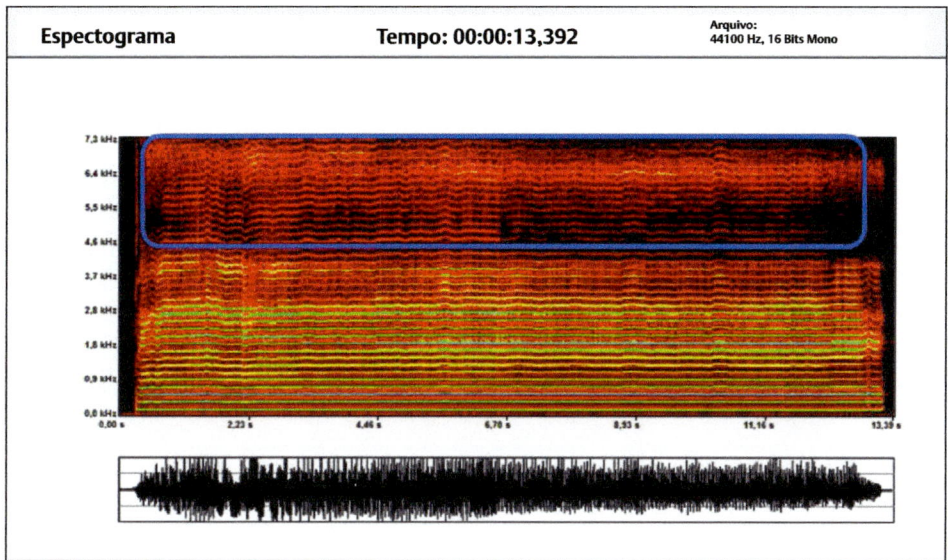

**Fig. 13-1.** Espectrograma de faixa estreita gerado no *software* Fonoview, correspondendo à emissão da vogal /ɛ/ sustentada. O destaque indica a presença de harmônicos acima de 4.000 Hz.

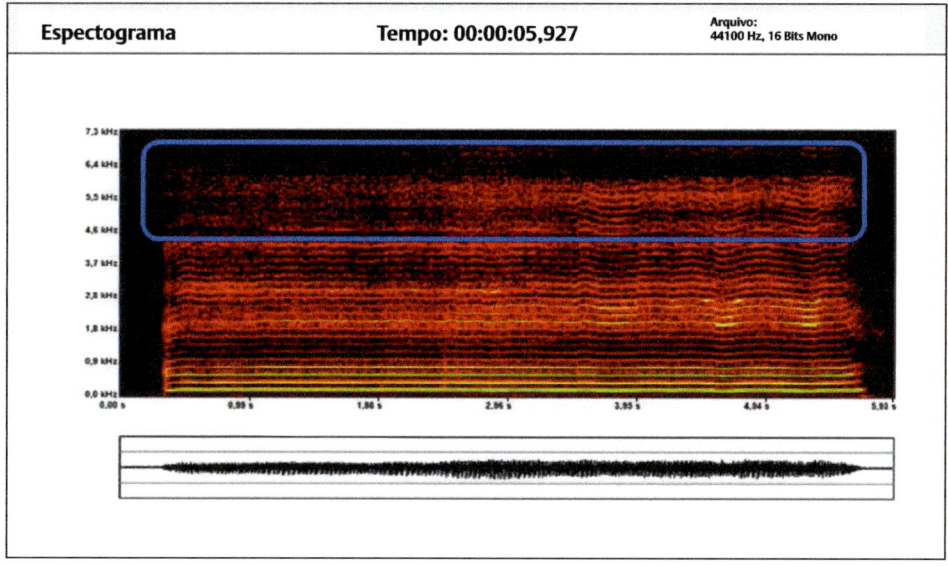

**Fig. 13-2.** Espectrograma de faixa estreita gerado no *software* Fonoview, correspondendo à emissão da vogal /ɛ/ sustentada. O destaque indica a diminuição de energia e do número de harmônicos acima de 4.000 Hz.

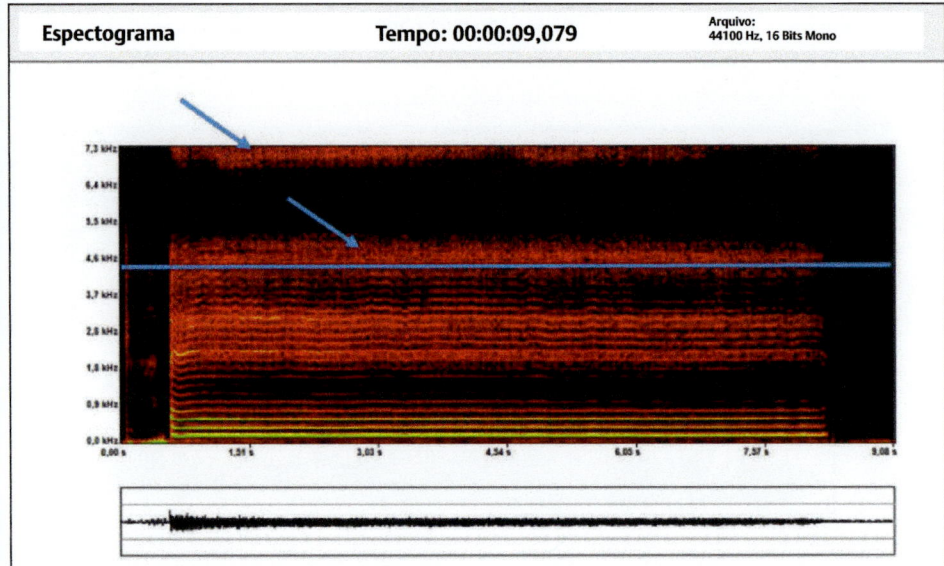

**Fig. 13-3.** Espectrograma de faixa estreita gerado no *software* Fonoview, correspondendo à emissão da vogal /ɛ/ sustentada. O destaque indica a presença de ruído adicional difuso acima de 4.000 Hz.

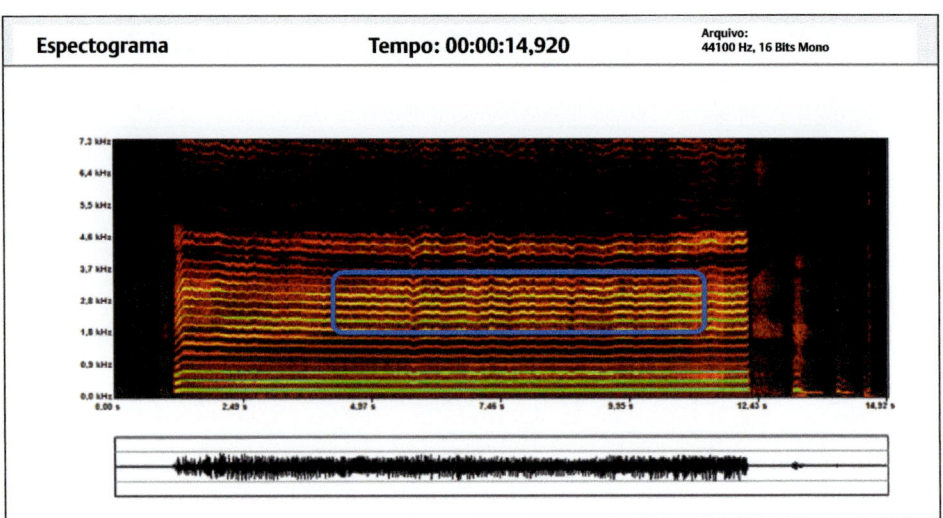

**Fig. 13-4.** Espectrograma de faixa estreita gerado no *software* Fonoview, correspondendo à emissão da vogal /ɛ/ sustentada. O destaque indica o incremento de energia entre 1.000-3.000 Hz.

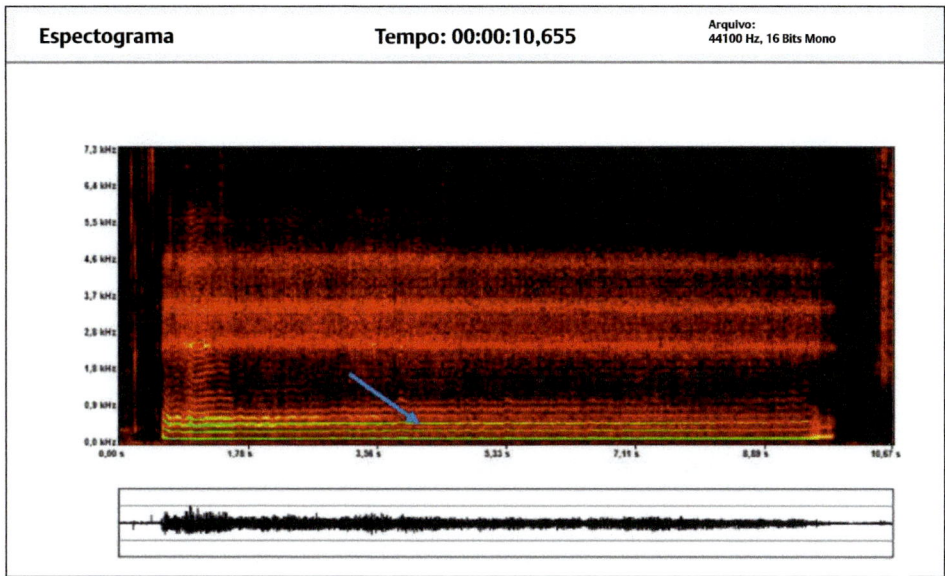

**Fig. 13-5.** Espectrograma de faixa estreita gerado no *software* Fonoview, correspondendo à emissão da vogal /ɛ/ sustentada. O destaque indica presença de harmônicos de baixa amplitude.

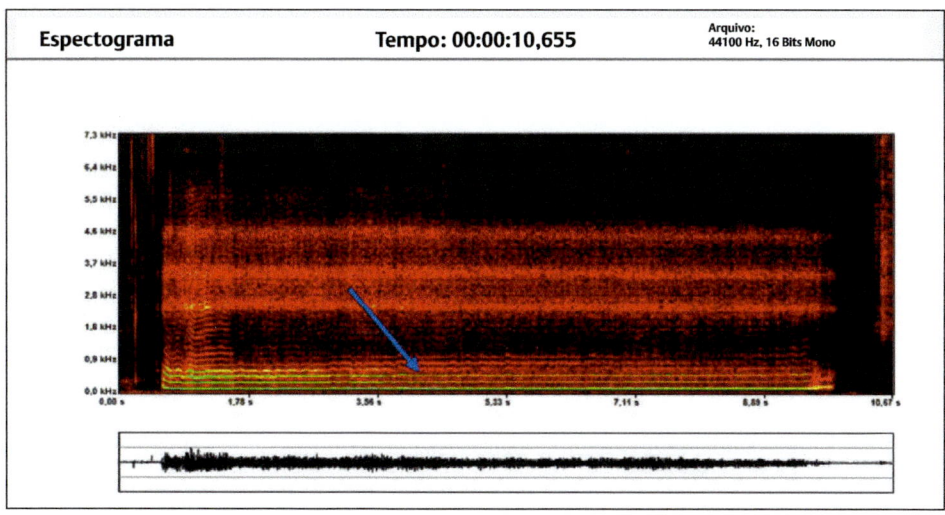

**Fig. 13-6.** Espectrograma de faixa estreita gerado no *software* Fonoview, correspondendo à emissão da vogal /ɛ/ sustentada. O destaque indica presença de harmônicos com pouco brilho.

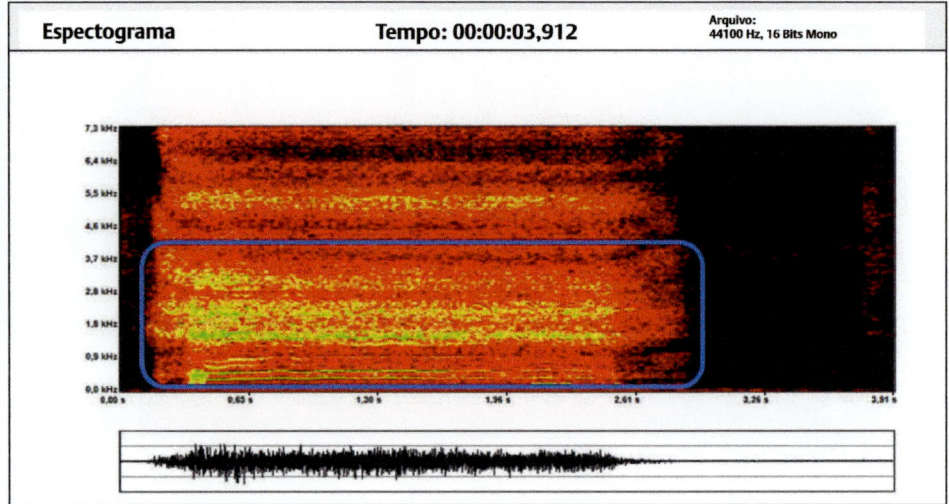

**Fig. 13-7.** Espectrograma de faixa estreita gerado no *software* Fonoview, correspondendo à emissão da vogal /ɛ/ sustentada. O destaque indica a diminuição ou reduzido número de harmônicos até 4.000 Hz.

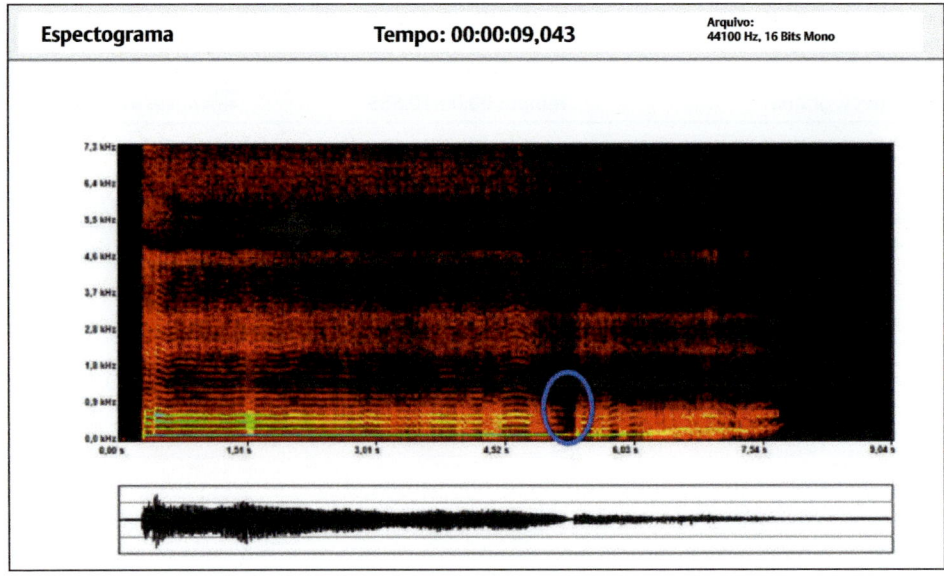

**Fig. 13-8.** Espectrograma de faixa estreita gerado no *software* Fonoview, correspondendo à emissão da vogal /ɛ/ sustentada. O destaque indica a presença de interrupções abruptas no traçado.

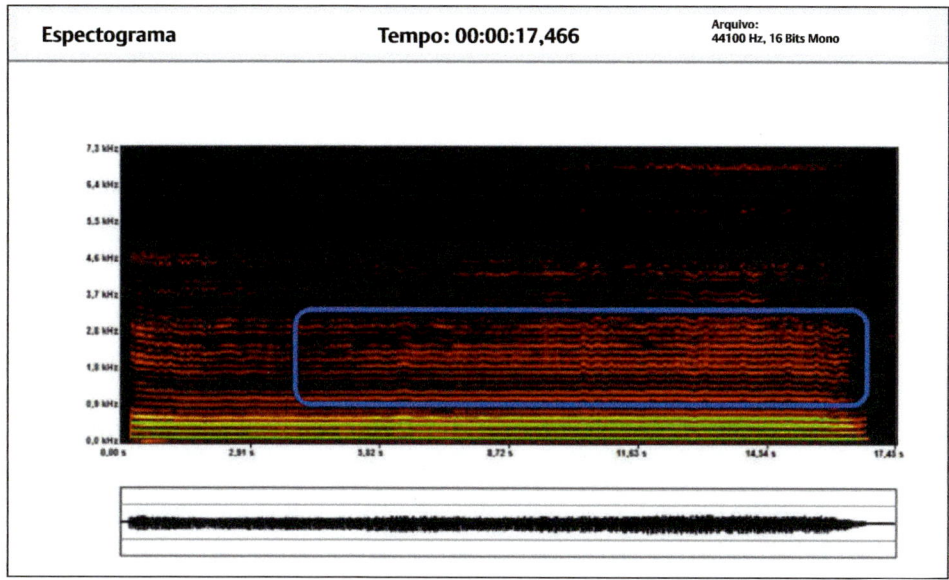

**Fig. 13-9.** Espectrograma de faixa estreita gerado no *software* Fonoview, correspondendo à emissão da vogal /ɛ/ sustentada. O destaque indica a presença de harmônicos indefinidos ou esboço de harmônicos.

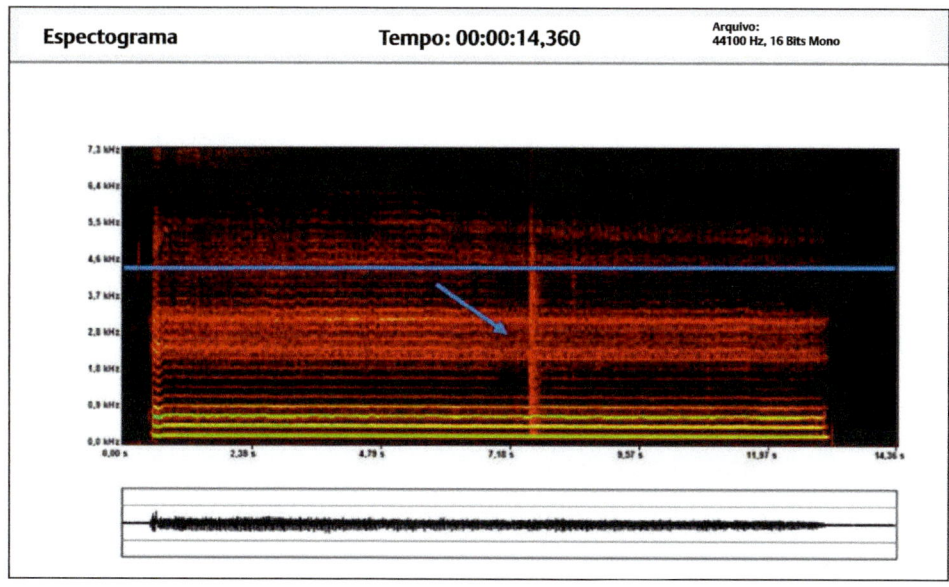

**Fig. 13-10.** Espectrograma de faixa estreita gerado no *software* Fonoview, correspondendo à emissão da vogal /ɛ/ sustentada. O destaque indica a presença de ruído entre os harmônicos abaixo de 4.000 Hz.

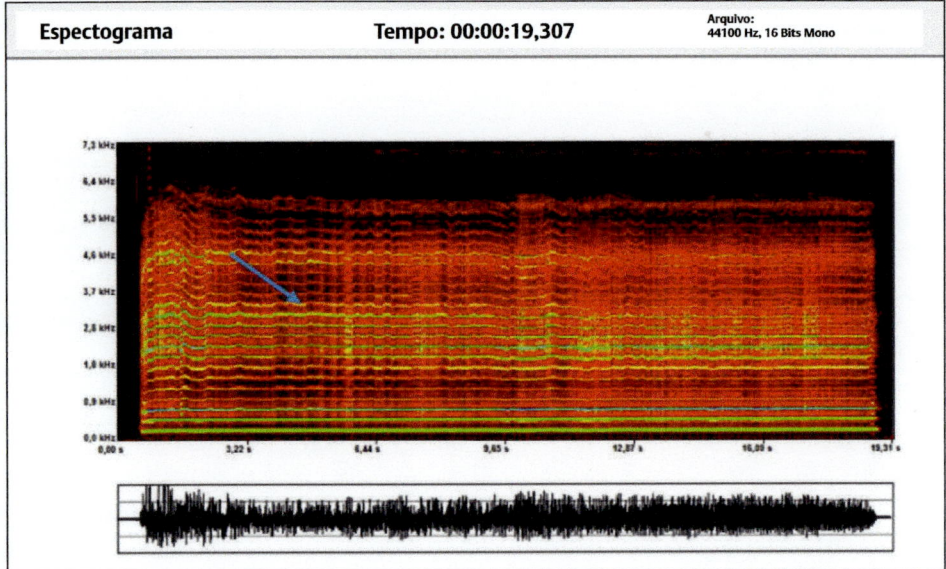

**Fig. 13-11.** Espectrograma de faixa estreita gerado no *software* Fonoview, correspondendo à emissão da vogal /ɛ/ sustentada. O destaque indica a presença de harmônicos com trajetória e morfologia irregular (não retilíneo).

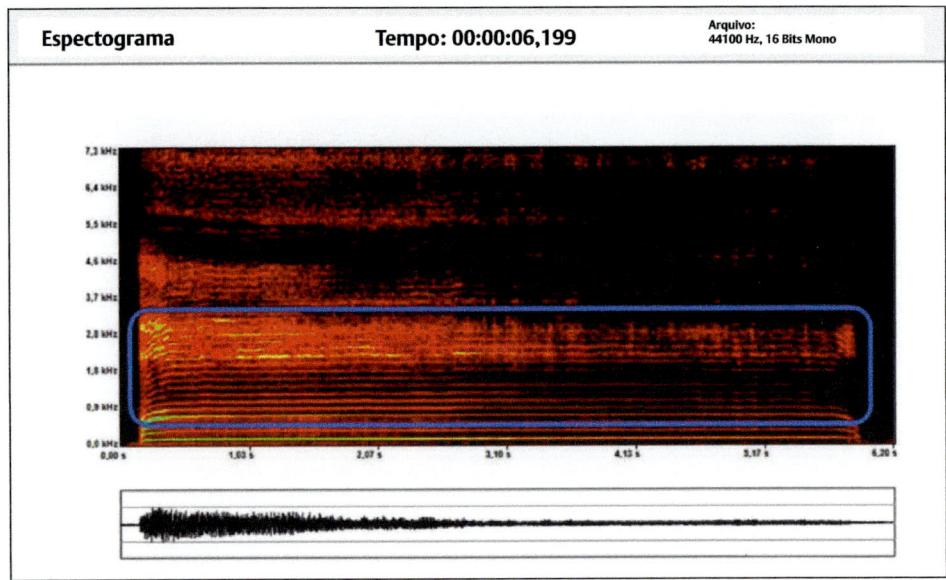

**Fig. 13-12.** Espectrograma de faixa estreita gerado no *software* Fonoview, correspondendo à emissão da vogal /ɛ/ sustentada. O destaque indica perda gradativa da definição/energia do traçado.

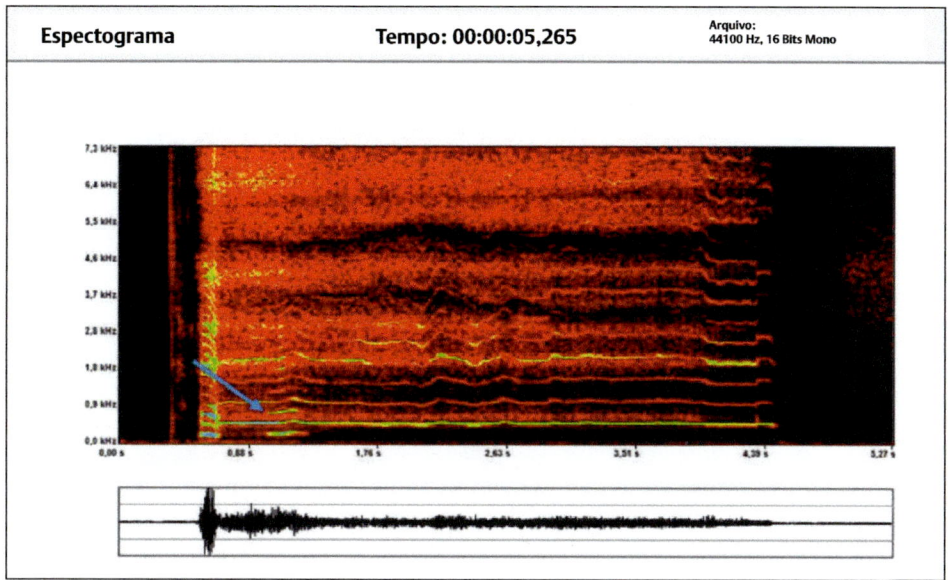

**Fig. 13-13.** Espectrograma de faixa estreita gerado no *software* Fonoview, correspondendo à emissão da vogal /ɛ/ sustentada. O destaque indica a presença de estrias horizontais irregulares (sub-harmônicos) entre harmônicos.

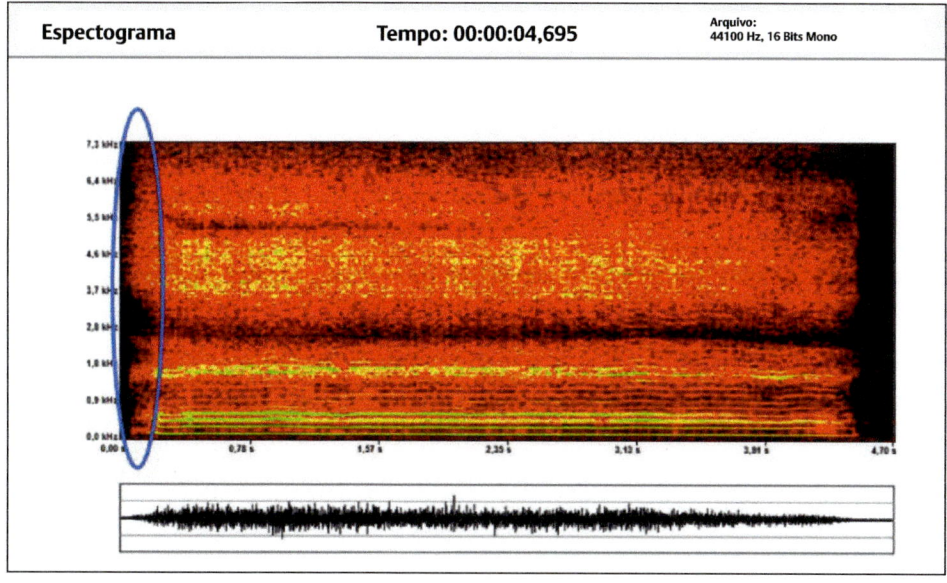

**Fig. 13-14.** Espectrograma de faixa estreita gerado no *software* Fonoview, correspondendo à emissão da vogal /ɛ/ sustentada. O destaque indica a presença de ruído ou irregularidade no início do traçado.

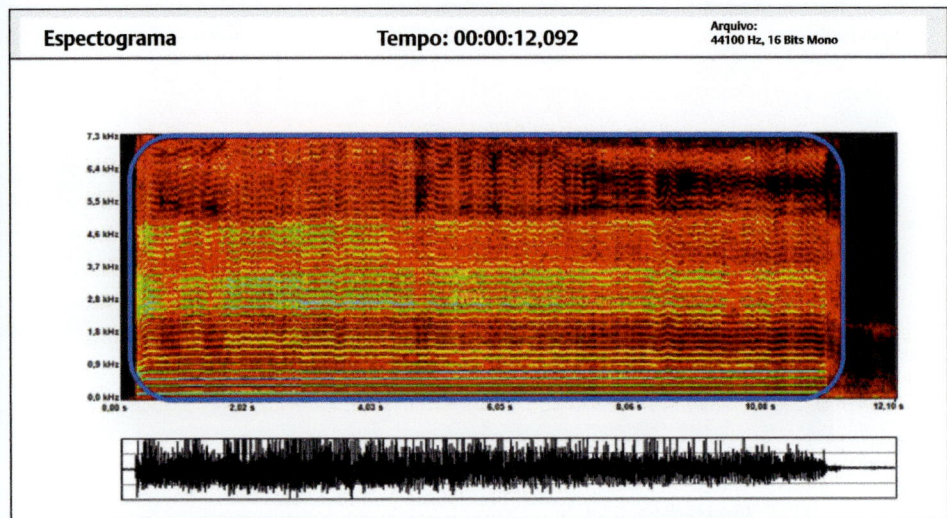

**Fig. 13-15.** Espectrograma de faixa estreita gerado no *software* Fonoview, correspondendo à emissão da vogal /ɛ/ sustentada. O destaque indica nível de energia aumentado em toda a faixa de frequência ao longo do traçado.

# Fonoaudiologia

Avaliação e Diagnóstico

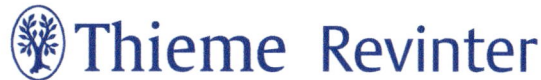

# AVALIAÇÃO E DIAGNÓSTICO NOS TRANSTORNOS FONOLÓGICOS

CAPÍTULO 1

Vanessa Giacchini
Alexandre Lucas de Araújo Barbosa
Helena Bolli Mota

Para que se possa tratar adequadamente um distúrbio da comunicação é necessário que se tenha entendimento da sua natureza. Uma avaliação bem realizada, assim como um diagnóstico preciso, possibilita a escolha da melhor e da mais adequada terapia.

Para um melhor diagnóstico dos transtornos fonológicos é imprescindível o conhecimento de como ocorre a aquisição fonológica considerada típica. A mesma ocorre quando a criança estabelece um sistema fonológico condizente com seus pares de mesma idade e sexo, ou seja, semelhante à fala do grupo social em que está inserida, respeitando as variações linguísticas e regionais de cada indivíduo.[1] Nesse quesito possuímos um problema na região Nordeste, pois ainda são poucos os estudos dedicados à descrição do processo de aquisição fonológica típica. Com base em trabalhos realizados em outras regiões do Brasil, podemos definir que o processo de aquisição fonológica típica ocorre entre o nascimento e, aproximadamente, a idade de 5 anos, de forma gradual, não linear e respeitando as diferenças individuais de cada infante.[1]

Muitas vezes nos deparamos com crianças que não seguem esse percurso esperado, com um sistema fonológico distinto do esperado, sem a contrastividade. Isso quer dizer, sem as oposições que distinguem os fonemas, tendo poucos fonemas adquiridos e por consequência poucas oposições entre esses, resultando numa falta de contrastividade na língua. Por exemplo, uma criança que possui apenas as plosivas surdas e substitui todas as plosivas sonoras por seu par surdo, como resultado seu sistema fonológico será composto por fonemas sem contrastividade entre os sons surdos e sonoros nas plosivas. Essas crianças são diagnosticadas como tendo transtorno fonológico, também denominado desvio fonológico. O transtorno fonológico é caracterizado pelo uso incorreto dos fonemas da língua, na ausência de fatores que justifiquem essa alteração. As crianças com essa alteração possuem dificuldades específicas para o aprendizado do aspecto fonológico da linguagem, sendo que sua produção da fala é alterada na ausência de fatores etiológicos como, por exemplo, déficit intelectual, alterações neuromotoras, distúrbios psiquiátricos ou fatores ambientais.[2]

O transtorno fonológico é uma das alterações mais comuns na fala das crianças, facilmente observado na população pré-escolar, que se caracteriza principalmente pela manutenção de alterações na produção da fala não mais esperadas para a idade. A prevalência do transtorno fonológico na população brasileira é bem variável, os valores estão numa faixa extremamente extensa entre 2% e 3%[3] até 72,5%.[4] Essa grande variedade pode ser decorrente das metodologias adotadas nos estudos, protocolos de análise como também a idade dos sujeitos que compuseram as amostras.[5-8]

A adequada avaliação promoverá um diagnóstico preciso e direcionado para a alteração de fala que a criança apresenta. A escolha dos protocolos mais indicados para cada caso e as avaliações complementares para solucionar dúvidas auxiliarão o profissional na escolha do melhor método para intervenção.

Desse modo, este capítulo se propõe a apresentar as principais avaliações empregadas na avaliação da fonologia, as propostas para apresentar a gravidade do transtorno bem como o uso de outras avaliações para diagnosticar de forma mais clara e precisa a alteração da fala. Assim, inicialmente serão apresentadas as avaliações mais empregadas nos estudos da área, as avaliações complementares para confirmação do diagnóstico, as medidas de gravidade do transtorno, bem como o auxílio na realização do diagnóstico diferencial entre desvios fonéticos e fonológicos.

## AVALIAÇÃO DO TRANSTORNO FONOLÓGICO

A avaliação do transtorno fonológico deve ser feita de maneira precisa e direcionada. É imprescindível que se obtenha uma descrição do sistema fonológico da criança. Dessa forma, é necessário que se realize a avaliação de nomeação de figuras ou objetos, imitação de alvos e fala espontânea. Essas três formas de coletar os dados de fala são essenciais para concluir o diagnóstico, elas permitem verificar questões específicas em cada uma delas.

A prova de nomeação pode ser realizada através de figuras ou objetos, é um formato que facilita ao fonoaudiólogo, pois é possível saber qual o alvo a que a criança está se dirigindo. A prova de imitação é fundamental na avaliação do transtorno fonológico, pois através dela podemos verificar se a criança se apoia ou não no modelo do terapeuta para produzir o som desejado. E através da obtenção de uma amostra de fala espontânea é possível analisar outras questões além da fonologia, como refere Yavas, Hernandorena e Lamprecht (2001)[9]: "além de levar à produção das palavras-chave que constituem o próprio instrumento (AFC), propicia comentários sobre as gravuras e facilmente conduz à criação de narrações e descrição". Dessa maneira, a fala espontânea é um importante recurso para ser observado na fala de crianças com transtorno fonológico, mas de difícil compreensão das produções em crianças com transtornos muito graves.

Todas as coletas de fala realizadas devem ser transcritas foneticamente e nos alvos em que o terapeuta ficar com dúvidas quanto à produção da criança é aconselhável a realização de provas objetivas para se certificar da produção. Na falta de instrumentos para a realização de provas mais objetivas, aconselha-se solicitar outro profissional com experiência em transcrição para analisar as produções.

Após a coleta dos dados, deve-se realizar a análise das produções, isso irá permitir a verificação do sistema segmental e prosódico da criança. Será possível apresentar quais segmentos ainda não estão presentes na fala do sujeito, como também quais estruturas silábicas ainda não fazem parte do arcabouço de conhecimento da criança. O conhecimento dos sons será fundamental para a adequada escolha do tipo de intervenção e os alvos terapêuticos, como também para a escolha da estrutura das palavras que farão parte do processo terapêutico.

Comumente é empregada a prova de fonologia do teste de linguagem infantil – ABFW.[10] A prova é composta por duas avaliações distintas, uma decorrente da nomeação de figuras e outra da imitação de alvos apresentados pelo terapeuta. O protocolo apresenta padrões esperados de aquisição de acordo com a faixa etária que se está analisando.

A avaliação baseada no ABFW pode ser realizada por meio da avaliação tradicional, em que são apresentados os acertos, as omissões, as substituições e as distorções. Além disso, é proposta a análise dos processos fonológicos apresentados pela criança, tanto na nomeação quanto na imitação. Os dados norteadores para os padrões de aquisição foram coletados na região de São Paulo, dessa forma alguns resultados podem apresentar padrões diferentes de demais regiões no Brasil.

Outra avaliação muito empregada, principalmente no sul do país, é o instrumento de avaliação fonológica da criança – AFC.[9] Esse protocolo foi desenvolvido no início dos anos 1990. O AFC busca através de cinco figuras temáticas – sala, banheiro, cozinha, zoológico, veículos – estimular a criança a produzir a fala da maneira mais espontânea possível. Como a avaliação foi proposta há quase 30 anos, alguns desenhos estão defasados, havendo figuras que não são mais comuns para as crianças. Desse modo, é aconselhável avaliar todos os itens lexicais produzidos pela criança, e não apenas a lista de palavras desejadas e proposta na avaliação. Como a análise do AFC é feita com base na produção da própria criança, as produções realizadas serão computadas e analisadas conforme a produção.

A avaliação com base no AFC[9] pode ser realizada através da descrição fonética (em que se obtém o inventário fonético da criança), por meio da análise contrastiva, pela análise dos traços distintivos e análise dos processos fonológicos. A escolha de como será a avaliação e qual das opções de análise é mais apropriada para auxiliar na intervenção terapêutica irá depender do terapeuta.

Sabendo que a análise contrastiva busca comparar o sistema da criança com o padrão-alvo desejado, a análise por traços distintivos permite verificar os traços em que a produção é deficitária, o que permite avaliar como o sistema da criança está organizado, observando as regularidades e o funcionamento do sistema com transtorno fonológico. Por último, a análise dos processos fonológicos busca verificar quais as estratégias ou facilitações que a criança adota para se aproximar dos alvos na fala.

Uma outra proposta de avaliação mais recente é o Instrumento de Avaliação Fonológica – INFONO[11] desenvolvido para auxiliar no diagnóstico de transtornos fonológicos em crianças monolíngues falantes do português brasileiro. O INFONO ainda não está disponível para uso clínico, pois o mesmo ainda está em pesquisa em fase de conclusão. Trata-se da primeira avaliação fonológica normatizada para a população do sul do País.

Esta avaliação é feita por meio de um *software* que avalia as 19 consoantes do português brasileiro nas diferentes posições e estruturas silábicas. No *software* de avaliação há a possibilidade de registro de um cadastro da criança, de uma anamnese geral, e da avaliação fonológica propriamente dita. A avaliação fonológica no INFONO pode ser realizada de três formas: repetição, nomeação espontânea e fala encadeada. Para a avaliação fonológica por repetição, o INFONO fornece o áudio de 84 palavras-alvo para que a criança ouça e repita, juntamente com figuras em preto e branco representando essas palavras. Para a avaliação fonológica por nomeação espontânea, o INFONO fornece as mesmas 84 palavras-alvo representadas em figuras animadas com *gifs* (termo dado às animações formadas por várias imagens *GIF* compactadas numa só dando movimento a figura), com perguntas-chave para facilitar a produção do alvo. A avaliação por repetição e por nomeação espontânea permite a gravação da fala da criança e o avaliador pode selecionar a transcrição da produção do alvo no momento da avaliação, ou depois ao ouvir a gravação. Para a coleta da fala encadeada, são disponibilizadas sequências lógico-temporais de quatro fatos, as quais a criança deve ordenar. Após ordenar corretamente, ela ouve a história para depois contar o que ouviu. No reconto da história são apresentadas as mesmas

84 palavras-alvo presentes nas outras formas de coleta (que fixarão a atenção da criança por permanecerem coloridas na tela do computador).

Os resultados da avaliação fonológica disponibilizados para qualquer uma das três formas de coletas são: análise dos dados da avaliação (lista das palavras-alvo e transcrições); análise contrastiva; análise do inventário fonético e fonológico (fonemas em diferentes posições e estruturas silábicas); análise dos traços distintivos; análise dos processos fonológicos; e análise da gravidade do desvio. O *software* fornece esses resultados, porém os mesmos precisam ser interpretados pelo fonoaudiólogo conforme as normas fornecidas pelo instrumento. O INFONO, por utilizar diretamente o computador, apresenta algumas vantagens como conseguir maior interesse da criança durante a avaliação; arquivar todas as avaliações de diferentes crianças; arquivar a avaliação e as reavaliações de uma mesma criança para fins de comparação da evolução terapêutica; possuir maior rapidez na avaliação e na obtenção da análise dos resultados.

Independente do protocolo empregado, a avaliação é o passo inicial para uma boa terapia de fala. Deve-se obter uma amostra de fala que possua todos os fonemas permitidos no português brasileiro em todas as posições silábicas possíveis. Além de coletar amostra de fala espontânea, nomeação e imitação/repetição. Segundo Mota (2001),[2] para uma boa avaliação é ideal que se obtenha a fala através dos três métodos de coleta – fala espontânea, nomeação, repetição – e, após isso, comparar os resultados obtidos. A autora salienta que um procedimento eficaz é a "nomeação espontânea" pois se obtém um conjunto significante e pré-determinado de palavras, contudo não se delimita a produções de palavras separadas, mas sim dentro de algum contexto.

Para os casos em que ocorre uma dificuldade na descrição dos segmentos, não sabendo ao certo qual foi o som produzido, aconselha-se realizar avaliações que serão mais objetivas, possibilitando a visualização e os dados que definam o segmento que foi produzido pela criança.

## AVALIAÇÃO COMPLEMENTAR

Os métodos de avaliação subjetiva podem ser complementados por avaliações objetivas, auxiliando o melhor diagnóstico e o planejamento terapêutico. As avaliações realizadas com o auxílio de instrumentos que permitem uma descrição mais apurada dos dados são importantes, principalmente nos casos em que o terapeuta apresenta dúvidas quanto à produção do segmento ou da estrutura silábica pela criança.

A aplicação de técnicas objetivas com uso da tecnologia vem sendo valorizada na avaliação de crianças com transtorno fonológico. Além de favorecerem a avaliação minuciosa da fala, possibilitam a intervenção direcionada para as dificuldades específicas de cada paciente.[12] A seguir são descritas algumas possibilidades de utilização da ultrassonografia, eletroglotografia, espectrografia e eletromiografia nos transtornos fonológicos.

### Ultrassonografia

A ultrassonografia é um método recentemente introduzido na fonoaudiologia e permite a visualização dos movimentos da língua durante a produção da fala em tempo real.[13] Trata-se de uma técnica segura e não invasiva, quando realizada com uso do efeito Doppler,[12] sendo um método mais sensível e que facilita a detecção da produção gradiente na produção da fala.[14]

Por meio da ultrassonografia, uma pesquisa brasileira demonstrou que crianças com transtorno fonológico realizam maior variabilidade de posição de língua na produção dos sons/s/e/ʃ/. Também foi verificado que os resultados deste exame condizem com os julgamentos perceptivo-auditivos realizados pelos fonoaudiólogos.[13] Outra pesquisa observou as diferenças nos padrões silábicos de crianças com desenvolvimento fonológico típico e atípico por meio da ultrassonografia da língua, verificando que nas crianças com transtorno fonológico, houve uma maior área entre a ponta e a lâmina da língua na produção do encontro consonantal, o que indica a presença de gestos não diferenciados.[15]

O ultrassom também tem sido empregado na terapia dos transtornos fonológicos. Em uma pesquisa com oito indivíduos com alterações fonológicas persistentes, este exame foi empregado como método de *biofeedback* visual durante 12 sessões semanais. Ao final do processo terapêutico, notou-se evolução significativa na produção de fala da amostra, principalmente na posição da língua para a produção dos fonemas.[16] Por meio de um estudo de caso de uma criança com transtorno fonológico, Melo *et al.* (2016)[17] utilizaram a ultrassonografia para observar as diferenças pré e pós-terapia de base fonológica, nas quais o paciente superou o processo de anteriorização de oclusiva velares e passou a realizar uma posteriorização do movimento de língua, observado a partir da curva de língua.

## Eletroglotografia

Através deste exame não invasivo, pode ser observada a movimentação das pregas vocais através da utilização de dois eletrodos na cartilagem tireóidea. É um procedimento ainda pouco adotado tanto por pesquisadores, quanto na clínica. Contudo, já há o início de trabalhos empregando essas medidas objetivas na avaliação de crianças com transtorno fonológico. Um exemplo disso é a pesquisa realizada por Hashimoto *et al.* (2018)[18] que teve como objetivo descrever e correlacionar as medidas de gravidade, às medidas obtidas através da eletroglotografia, análise acústica e demais avaliações na produção do fonema/ʒ/, tanto em crianças com transtorno fonológico quanto naquelas que possuem aquisição típica da fonologia. Os resultados obtidos no estudo sugerem que as crianças com transtorno fonológico possuem mais dificuldades em realizar o vozeamento quando comparadas com crianças de aquisição típica. Além disso, a pesquisa reforça a importância do uso de provas complementares para um diagnóstico preciso.

Os resultados de um estudo com este método mostram que crianças com transtorno fonológico apresentam maior abertura das pregas vocais, ou seja, menor vibração, na produção dos fonemas fricativos sonoros/z/e/v/.[19]

Como referido, o número de pesquisas envolvendo a eletroglotografia e indivíduos com transtorno fonológico é escasso, indicando a necessidade de exploração deste recurso no processo de avaliação fonológica infantil, principalmente no que diz respeito à produção dos fonemas sonoros, nos quais a ação vibratória das pregas vocais é essencial.

## Espectrografia

A análise acústica pode ser utilizada em todas as etapas do processo terapêutico do transtorno fonológico, pois é uma opção acessível e que reproduz os ajustes articulatórios e acústicos envolvidos na produção dos fonemas. A análise acústica auxilia no diagnóstico correto e conduta terapêutica mais efetiva.[20]

O número de estudos empregando a espectrografia na análise dos dados aumentou muito nos últimos anos. Inicialmente, essa forma de análise era usada com mais ênfase nas pesquisas e estudo na área de voz, contudo foi observado que o uso em dados de fala também era importante para o processo de avaliação e consequentemente para a terapia.

Um desses estudos foi realizado com o objetivo de investigar as características acústicas dos fonemas plosivos surdos e sonoros em crianças com desenvolvimento fonológico desviante.[21] Foi observado que estes apresentam dificuldades na estabilização dos traços de vozeamento dos fonemas. Portanto, a investigação do VOT (*voice onset time*) e da duração de oclusão podem fornecer informações importantes ao terapeuta.

O uso da análise acústica também foi empregado na seleção do modelo terapêutico.[22] Na pesquisa realizada, as autoras utilizaram a análise acústica para selecionar as crianças com transtorno fonológico, mas que já possuíssem estratégia de alongamento compensatório e com isso escolher o modelo terapêutico mais adequado.[22]

## Eletromiografia

A eletromiografia trata-se de um método preciso que avalia a atividade elétrica da musculatura durante sua atividade.[23] Esta técnica tem sido utilizada para a avaliação principalmente nos casos como gagueira, fissuras labiopalatais e doença de Parkinson, especialmente nas áreas de voz e motricidade orofacial. Porém, ainda são necessárias pesquisas relacionando-a com o transtorno fonológico, levando em conta que é um ótimo recurso para monitoramento terapêutico, em especial na automatização dos padrões de fala corretos.[12]

## GRAVIDADE DO TRANSTORNO FONOLÓGICO

A gravidade do transtorno fonológico desde as primeiras descrições já era importante e realizada, pois fornecem um comparativo e evolução do paciente ao longo da terapia. Uma das avaliações mais empregadas, desde os primeiros estudos, é a proposta por Shriberg *et al.* (1982).[24] A classificação baseada no percentual de consoantes corretas, o PCC, é uma das medidas mais adotadas. Para se obter esse percentual, divide-se o número de consoantes corretas, pelo número total das constantes produzidas e multiplica-se por 100.

Em 1997 a equipe de Shriberg realizou uma revisão do PCC e optou pela exclusão de fonemas distorcidos.[25] A classificação proposta pela equipe de pesquisadores divide transtorno fonológico em quatro níveis. Quando é obtido um PCC-R com valores acima de 85%, as crianças são classificadas como tendo um transtorno fonológico de gravidade leve; quando apresentam valores de PCC-R que variam entre 85% e 66% o transtorno é classificado como levemente-moderado; nos resultados de PCC-R entre 51% e 65% a gravidade é classificada como moderadamente-grave; e os resultados abaixo de 50% são os transtornos classificados como grave.[25]

Estudo analisando a sensibilidade e a especificidade para o índice do PCC-R, em crianças com e sem transtorno fonológico falantes do português brasileiro, verificou que esse índice apresenta uma alta sensibilidade e especificidade, sendo efetivo na discriminação e na identificação de crianças com e sem transtorno fonológico.[26]

Muitos estudos se dedicam a desenvolver maneiras de melhor classificar os transtornos fonológicos, um exemplo disso é o trabalho desenvolvido por Brancalioni, Magnano e Keske-Soares (2012),[27] que propõem um modelo linguístico *Fuzzy* para classificar a gravidade do transtorno fonológico. O modelo linguístico *Fuzzy*,[27] é decorrente de modelos matemáticos, a teoria *Fuzzy* adotada na elaboração do modelo permite realizar previsões, tomar decisões, explicar e entender uma situação real ou fenômeno estudado, auxiliando nos sistemas de diagnósticos e também favorecendo modelos de epidemiologia dos distúrbios da comunicação humana. O modelo engloba três variáveis de entrada: percurso das rotas, nível de complexidade e aquisição dos fonemas, sendo concordante na classificação da gravidade dos transtornos fonológicos quando estas são realizadas com base no modelo implicacional de complexidade de traços.[28]

Outro estudo propõe a classificação com base nos traços distintivos presentes na fala da criança,[29] essa proposta foi revista posteriormente baseando-se no modelo padrão de aquisição de contrastes (PAC), propondo um novo formato para classificar a gravidade do transtorno fonológico.[30]

A análise dessas características, como produção de consoantes corretas, traços distintivos presentes ou ausentes auxiliam no diagnóstico preciso do transtorno fonológico. Mas, não devem ser vistos como únicas responsáveis para caracterizar o desvio. É importante realizar outras avaliações como avaliações cognitivo-linguísticas, produção motora de fala e principalmente avaliações com relação à percepção auditiva. Todas as crianças que possuem alguma alteração de fala devem ser avaliadas de maneira detalhada nas questões auditivas e no desenvolvimento geral da linguagem.

## DIAGNÓSTICO DIFERENCIAL

Espera-se que por volta dos 4 anos as crianças tenham adquirido todos os fonemas da língua e com 5 anos a utilização correta desses fonemas em todas as estruturas silábicas. Quando isso não ocorre se caracteriza o transtorno fonológico, que é uma alteração na fala que ocorre durante o período de desenvolvimento e aquisição da linguagem, e se mantém por período maior de tempo do que o esperado.

O diagnóstico do transtorno fonológico é feito por meio de exclusão e é necessário garantir que a criança não tenha alterações em outros subsistemas da linguagem. Nos casos em que há alterações em diferentes áreas da linguagem, as alterações fonológicas são consideradas como uma das manifestações do transtorno do desenvolvimento da linguagem, ou ainda de um transtorno de linguagem associado a alguma outra condição biomédica.

A importância de fazer um diagnóstico preciso é pelo fato de que ele irá orientar a intervenção terapêutica. Desse modo, produzindo uma terapia mais eficaz e precisa nas questões do transtorno fonológico.

Lazzarotto-Volcão (2009)[30] apresenta uma questão muito importante nessa diferenciação. A autora refere que é importante diferenciar o atraso fonológico do transtorno fonológico. O atraso fonológico é visto como uma alteração na aquisição da fonologia que segue o mesmo percurso da aquisição típica, mas numa velocidade mais lenta. Assim, a criança segue os mesmos processos fonológicos da aquisição típica, mesma sequência na aquisição dos fonemas, mas atrasada.

Já o transtorno fonológico é visto como uma alteração na fonologia discrepante do esperado na aquisição típica, com presença de fonemas mais complexos quando ainda não foram adquiridos fonemas considerados mais simples, processos fonológicos não comuns observados no desenvolvimento típico. Isso é um dos fatores que alguns pesquisadores preferem chamar de desvio fonológico, visto que a criança realiza um "desvio" na tentativa de chegar ao objetivo final, o alvo da sua comunidade linguística.

O transtorno fonológico é observado em crianças até aproximadamente os 8 anos, após isso, deve ser realizada uma reavaliação para a certeza desse diagnóstico. As crianças com transtorno fonológico apresentam uma resposta muito boa à intervenção terapêutica, pois quando a criança é submetida a uma organização no sistema fonológico e aprende as regras da língua, a tendência que ela apresenta é generalizar esse conhecimento para outros sons e processos existentes na sua língua.

É importante reavaliar a criança ao longo do processo terapêutico, pois o trabalho que se realiza nesses casos busca a generalização. Desse modo, sons ou processos fonológicos presentes no início do processo terapêutico podem ser adequados sem o trabalho direto neles, promovendo uma terapia mais rápida e eficaz no tratamento do transtorno.

## REFERÊNCIAS BIBLIOGRÁFICAS

1. Lamprecht RR, Bonilha GFG, Freitas MCG, Matzenauer BLC, Mezzomo LC, Oliveira CC et al. Aquisição fonológica do português: perfil de desenvolvimento e subsídios para terapia. Porto Alegre: Artmed; 2004.
2. Mota HB. Terapia fonoaudiológica para os desvios fonológicos. Rio de Janeiro: Revinter; 2001.
3. Wertzner HF. Fonologia: desenvolvimento e alterações. In: Ferreira LP, Befi-Lopes DM, Limongi SCO, organizador. Tratado de fonoaudiologia. São Paulo: Roca; 2004. p. 772-86.
4. Santos GG, Melo PDF, Diniz JMG, Teixeira GPB. A importância do diagnóstico diferencial das alterações de fala: enfoque fonológico. J Bras Fonoaudiol. 2003;4(16):186-92.
5. Vitor RM, Cardoso-Martins C. Phonological development of preschool children at the northwest region of Belo Horizonte. Psicol Rev (Belo Horizonte). 2007;13(2)383-98.
6. Patah LK, Takiuchi N. Prevalence of phonological disorders and phonological processes uses in seven-years-old scholar. Rev CEFAC. [Internet]. 2008 [acesso 15 jan 2019]; 10(2):158-67. Disponível em: http://dx.doi.org/10.1590/S1516-18462008000200004.
7. Rossi-Barbosa LAR, Caldeira AP, Honorato-Marques R, Silva RF. Prevalence of phonological disorders in first grade students of elementary school. Rev Soc Bras Fonoaudiol. [Internet]. 2011 [acesso em 15 jan 2019]; 16(3):330-36. Disponível em: http://dx.doi.org/10.1590/S1516-8034201100030001
8. Wertzner HF, Pagan-Neves LO. Diagnóstico diferencial dos Transtornos Fonológicos. In: Lamônica DAC, Britto DBO (Org.). Tratado de Linguagem: perspectivas contemporâneas. 1ed. Ribeirão Preto: Booktoy, 2016;1:183-190.
9. Yavas M, Hernadorena CM, Lamprecht RR. Avaliação fonológica criança: reeducação e terapia 1ª ed. Porto Alegre: Artes Médicas; 2001.
10. Wertzner HF. Fonologia. In: Andrade CRF de, Befi-Lopes DM, Fernandes FDM, Wertzner HF. ABFW: teste de linguagem infantil nas áreas de fonologia, vocabulário, fluência e pragmática. Barueri: Pró-Fono, 2004. cap. 1.
11. Ceron MI. Instrumento de avaliação fonológica (INFONO): desenvolvimento e estudos psicométricos. Santa Maria. Tese [Doutorado em Distúrbios da Comunicação Humana] – Universidade Federal de Santa Maria; 2015.
12. Wiethan F, Ceron MI, Marchetti P, Giacchini V, Mota HB. The use of electroglottography, electromyography, spectrography and ultrasound in speech research - theoretical review. Rev. CEFAC [Internet]. 2015 [acesso em 15 jan 2019]; 17(Suppl 1):115-25. Disponível em: http://www.scielo.br/scielo.php?script=sci_arttext&pid=S1516-18462015000700115&lng=en.
13. Wertzner HF, Francisco DT, Pagan-Neves LO. Tongue contour for /s/ and /ʃ/ in children with speech sound disorder. CoDAS. 2014;26(3):248-51.
14. Lima FLC. Julgamento perceptivo-auditivo e perceptivo-visual das produções gradientes de fricativas coronais surdas. Marília. Dissertação [Mestrado em Fonoaudiologia] – Universidade Estadual Paulista.
15. Vassoler AMO, Berti LC. Syllabic patterns in typical and atypical phonological development: ultrasonographic analysis. CoDAS [Internet]. 2018 [acesso 15 jan 2019]; 30(2):e201700667. Diponível em: http://www.scielo.br/scielo.php?script=sci_arttext&pid=S2317-17822018000200302&lng=en.
16. Cleland J, Scobbie JM, Wrench AA. Using ultrasound visual biofeedback to treat persistente primary speech sound disorders. Clin Linguist Phon. 2015;29(8-10):575-97.
17. Melo RM, Dias RF, Mota HB, Mezzomo CL. Ultrasound images of the tongue prior and post speech therapy. Rev CEFAC. [Internet]. 2016 [acesso 19 mar 2019]; 18(1):286-297. Disponível em: http://www.scielo.br/scielo.

php?script=sci_arttext&pid=S1516-18462016000100286&lng=en. http://dx.doi.org/10.1590/1982-0216201618114515.. 2016;18(1):286-97.
18. Hashimoto PT, Pagan-Neves LO, Jesus LMT, Wertzner HF. Aerodynamic, eletroglottographic and acoustic measures of the voiced postalveolar fricative. CoDAS [Internet]. 2018 [acesso 19 mar 2019]; 30(3). Disponível em: http://www.scielo.br/scielo.php?script=sci_arttext&pid=S2317-17822018000300308&lng=en. Epub June 28, 2018.
19. Wertzner HF, Rehem LO, Castro MM. Eletroglotografia em crianças com e sem transtorno fonológico. 17º Congresso Brasileiro de Fonoaudiologia – 1º Congresso Ibero-Amerciano de Fonoaudiologia; 21 a 24 de outubro; Salvador, BA. Anais do 17o. Congresso Brasileiro de Fonoaudiologia – 1o. Congresso Ibero-Amerciano de Fonoaudiologia, 2009.
20. Melo RM et al. Phonological disorder and the difficulty with the distinction of the feature [voice] of plosives: production and perception data of voicing contrast. Rev CEFAC. [Internet]. 2012 [acesso 19 mar 2019];14(1):18-29. Disponível em: http://dx.doi.org/10.1590/S1516-18462011005000083.
21. Melo RM et al. Acoustic parameters of the voicing contrast of plosives in typical phonological development and phonological disorder. Rev Soc Bras Fonoaudiol. [Internet]. 2012 [acesso 19 mar 2019]; 17(3): 304-12. Disponível em: http://dx.doi.org/10.1590/S1516-80342012000300012. -
22. Giacchini Vanessa, Mota Helena Bolli, Mezzomo Carolina Lisbôa. Diferentes modelos de terapia fonoaudiológica nos casos de simplificação do onset complexo com alongamento compensatório. Rev CEFAC. [Internet]. 2011 Feb [acesso 06 nov 2019];13(1):57-64. Disponível em: http://www.scielo.br/scielo.php?script=sci_arttext&pid=S1516-18462011000100008&lng=en.
23. Pernambuco LA et al. Surface electromyography in national journals in speech, language and hearing sciences. Rev CEFAC. [Internet]. 2010 [acesso em 15 jan 2019]; 12(4):685-92. Disponível em: http://dx.doi.org/10.1590/S1516-18462010005000082.
24. Shriberg LD, Kwiatkowski J. Phonological disorders I: a diagnostic classification system. J Speech Hear Dis. 1982;47(3):226-41.
25. Shriberg LD, Austin D, Lewis BA, McSweeny JL, Wilson DL. The percentage of consonants corrects (PCC) metric: extensions and reability data. J Speech Lang Hear Res. 1997;40:708-22.
26. Barrozo TF, Pagan-Neves LO, Pinheiro JS, Wertzner HF. Sensitivity and specificity of the Percentage of Consonants Correct-Revised in the identification of speech sound disorder. CoDAS [Internet] 2017 [acesso 19 mar 2019]; 29(3). Disponível em: http://www.scielo.br/scielo.php?script=sci_arttext&pid=S2317-17822017000300500&lng=pt. Epub 22-Maio-2017.
27. Brancalioni AR, Magnago KF, Keske-Soares M. Validation of a fuzzy linguistic model to classify the severity of phonological disorder. Rev CEFAC. 2012;14(3):448-58.
28. Mota HB. Aquisição segmental do português: um Modelo Implicacional de Complexidade de Traços. Porto Alegre: Pontifícia Universidade Católica do Rio Grande do Sul. 1996. Tese de Doutorado em Letras da Pontifícia Universidade Católica do Rio Grande do Sul.
29. Lazzarotto-Volcão C, Matzenauer CLB. A severidade do desvio fonológico com base em traços. Letras de Hoje. 2008;43(3):47-53.
30. Lazzarotto-Volcão C. Modelo Padrão de Aquisição de Contrastes: Uma proposta de avaliação e classificação dos Desvios Fonológicos. Pelotas. Tese [Doutorado em Linguística Aplicada] – Universidade Católica de Pelotas.

# AVALIAÇÃO E DIAGNÓSTICO NOS TRANSTORNOS DA LINGUAGEM ESCRITA

Cíntia Alves Salgado Azoni
Patrícia Abreu Pinheiro Crenitte
Isabelle Cahino Delgado
Isabella De Luca
Luana Celly Silva Aprígio

## INTRODUÇÃO

A compreensão acerca dos transtornos da linguagem escrita vai além dos aspectos clínicos e envolve a interseção entre as áreas de saúde e educação. No tocante à atuação do fonoaudiólogo, a compreensão do processo formal da leitura, pela prática do letramento e alfabetização, exige a atuação nas escolas, com a equipe pedagógica, uso de estratégias de identificação e estimulação de habilidades linguísticas e formação continuada aos docentes. Por outro lado, para a atuação clínica, a avaliação fonoaudiológica abarca o conhecimento de instrumentos e sua aplicabilidade para que possam articular com as demais áreas, como psicologia, pedagogia, medicina e outras, para o diagnóstico diferencial.

Diante destas possibilidades, este capítulo tem por objetivo trazer à tona a discussão da realidade educacional quanto ao desenvolvimento da leitura durante os anos escolares e a repercussão clínica dos transtornos da leitura na atuação do fonoaudiólogo.

## ALFABETIZAÇÃO E LETRAMENTO NA REALIDADE EDUCACIONAL BRASILEIRA

Ao pensarmos nos conceitos que envolvem a *Alfabetização* e o *Letramento* nos dias atuais, podemos refletir sobre a ideia de que eles se mesclam, superpõem-se. Além disso, defender a especificidade do processo de Alfabetização não quer dizer que devamos dissociá-lo do fenômeno do Letramento, conforme menciona Soares.[1]

Esta autora revela, ainda, que se "verifica uma progressiva, embora cautelosa, extensão do conceito de alfabetização em direção ao conceito de letramento: do saber ler e escrever em direção ao ser capaz de fazer uso da leitura e da escrita".[1] É com base nesta ideia central que discorreremos o presente tópico: uma ideia de inter-relação, de contiguidade, de associação.

A alfabetização e o letramento são processos interdependentes: "a alfabetização desenvolve-se no contexto de e por meio de práticas sociais de leitura e de escrita, isto é, por meio de atividades de letramento", e este, por sua vez, desenvolve-se no contexto de dependência da alfabetização.[1] Assim, o conhecimento de mundo e o direcionamento deste conhecimento por parte da criança para atividades que envolvem o uso da leitura e escrita é peça chave para um envolvimento produtivo em tarefas de consciência fonológica e fonêmica. Acreditamos, entretanto, que o letramento pode-se expandir de forma independente da alfabetização, sem que haja, necessariamente, o estabelecimento direto das relações fonema–grafema. Tais situações devem ser analisadas com cautela, uma vez que os contextos de uso da linguagem são muito favoráveis à ampliação das habilidades do letramento.

Esta autora traz a ideia de *reinvenção* da alfabetização, de que esta deve se desenvolver em um contexto de letramento, com a participação de eventos variados de leitura e escrita. Neste processo há necessidade de reconhecimento da especificidade da alfabetização – vista como um percurso de aquisição e apropriação do sistema de escrita alfabética e ortográfica – e do letramento – visto, por sua vez, como uma etapa inicial da aprendizagem da escrita, com a participação em eventos variados de leitura e escrita, e de atitudes positivas em relação a essas práticas.[1] Corroborando esta ideia, Maia e Maranhão (2015)[2] trazem o conceito de interdependência expresso por Soares:[3] "a Alfabetização atual não é ensinada a partir de textos artificialmente construídos para a aquisição de técnicas de leitura e escrita, mas por meio de atividades de letramento, de leitura e produção de textos reais, ou seja, de práticas sociais de leitura e de escrita".

Em seu artigo, Favero *et al.* (2017)[4] trazem uma sistematização cujo foco foi abordar a temática de *Letramento* e *Alfabetização* tomando como base algumas especificidades do Ensino Fundamental à criança que nele ingressa com 6 anos de idade. Consideram, ainda, que:

> "A inclusão da criança de seis anos no ensino fundamental configurou-se num passo muito importante para a democratização do ensino e - que quando associada à boa formação dos professores, a um quadro de funcionários satisfatório, ambiente adequado para o atendimento dessas crianças e com material didático e mobiliário compatível com as necessidades desses alunos - se mostra uma grande possibilidade de propiciar maiores oportunidades às crianças que, até então, estavam fora da escola"[4] (p. 404).

Dessa maneira, corroborando as ideias expostas até então, é válido ressaltar o papel dos Direitos de Aprendizagem da criança, que permeiam toda a ação pedagógica. Sendo assim, Albuquerque (2012)[5] expõe como direitos de aprendizagem:

- Compreender e produzir textos orais e escritos de diferentes gêneros, veiculados em suportes textuais diversos, e para atender a diferentes propósitos comunicativos, considerando as condições em que os discursos são criados e recebidos.
- Apreciar e compreender textos do universo literário (contos, fábulas, crônicas, poemas, dentre outros), levando-se em conta os fenômenos de fruição estética, de imaginação e de lirismo, assim como os múltiplos sentidos que o leitor pode produzir durante a leitura.
- Apreciar e usar, em situações significativas, os gêneros literários do patrimônio cultural da infância, como parlendas, cantigas, trava-línguas.
- Compreender e produzir textos destinados à organização e socialização do saber escolar/científico (textos didáticos, notas de enciclopédia, verbetes, resumos, resenhas, dentre outros) e à organização do cotidiano escolar e não escolar (agendas, cronogramas, calendários, cadernos de notas...).
- Participar de situações de leitura/escuta e produção oral e escrita de textos destinados à reflexão e discussão acerca de temas sociais relevantes (notícias, reportagens, artigos de opinião, cartas de leitores, debates, documentários...).
- Produzir e compreender textos orais e escritos com finalidades voltadas à reflexão sobre valores e comportamentos sociais, planejando e participando de situações de combate

aos preconceitos e atitudes discriminatórias (preconceito racial, de gênero, preconceito a grupos sexuais, preconceito linguístico, dentre outros).

Ao discutirmos o papel dos direitos de aprendizagem para o desenvolvimento infantil, naturalmente colocamos que o Direito à Educação Básica deve ser concedido a todos os brasileiros, conforme trata a Lei nº 9.394, em seu artigo 22:[6] a educação básica tem por finalidade desenvolver o educando, assegurar-lhe a formação comum indispensável ao exercício da cidadania e fornecer-lhe meios para progredir no trabalho e em estudos posteriores.

Dessa maneira, os Direitos de Aprendizagem, conforme expostos anteriormente, vêm para ratificar tal formação, isto é, devem agir no intuito de ampliar as oportunidades e a qualidade do processo de Ensino-Aprendizagem. Nesse sentido, o artigo 32 desta mesma lei (redação dada pela Lei nº 11.274, de 2006) aborda que:

> O ensino fundamental obrigatório, com duração de 9 (nove) anos, gratuito na escola pública, iniciando-se aos 6 (seis) anos de idade, terá por objetivo a formação básica do cidadão, mediante:
> I - o desenvolvimento da capacidade de aprender, tendo como meios básicos o pleno domínio da leitura, da escrita e do cálculo;
> II - a compreensão do ambiente natural e social, do sistema político, da tecnologia, das artes e dos valores em que se fundamenta a sociedade;
> III - o desenvolvimento da capacidade de aprendizagem, tendo em vista a aquisição de conhecimentos e habilidades e a formação de atitudes e valores;
> IV - o fortalecimento dos vínculos de família, dos laços de solidariedade humana e de tolerância recíproca em que se assenta a vida social.

Por tudo o que foi exposto neste tópico, acreditamos que a alfabetização e o letramento podem-se revelar enquanto processos cruciais na introdução, aprofundamento e consolidação de habilidades inerentes à oralidade e à leitura e escrita, auxiliando, enfim, na formação do cidadão em construção no universo escolar. Que estes processos ganhem espaço dentro e fora da escola, nas relações humanas, afetivas e sociais, a fim de que este cidadão possa agir com autonomia no meio onde vive.

Diante do exposto, qual é, então, o papel do fonoaudiólogo quando estas relações educacionais chegam ao contexto clínico? Qual a importância desta ciência na atuação quanto à promoção de saúde e às dificuldades que algumas crianças encontram no processo escolar? Para responder a estas perguntas abordaremos abaixo a importância da avaliação fonoaudiológica neste contexto.

## AVALIAÇÃO FONOAUDIOLÓGICA NAS DIFICULDADES E TRANSTORNOS DE APRENDIZAGEM

Embora os direitos à aprendizagem estejam reservados às crianças para sua formação enquanto cidadãos, a realidade do sistema educacional brasileiro tem enfrentado grandes problemas, dentre eles está a dificuldade em consolidar este processo de alfabetização durante o primeiro ciclo de ensino.[7] Os recentes índices do Sistema de Avaliação da Educação Básica (SAEB), da Prova Brasil e do Programa Internacional de Avaliação de Alunos (PISA) mostram os estudantes brasileiros nas últimas posições do *ranking*. Aproximadamente 50% dos estudantes avaliados estão abaixo do nível básico de proficiência em leitura e, desde 2009, o desempenho sofre quedas consecutivas.[8] A ineficiência no ensino da leitura e escrita aumenta as preocupações em identificar os motivos pelos quais ocorrem tantas dificuldades nesse processo.[9,10]

A fonoaudiologia enquanto ciência que desenvolve ações para a promoção de saúde individual ou coletiva no que se refere à comunicação oral e/ou escrita, visa a se preocupar em estudar a maneira como a aprendizagem está sendo constituída no sujeito. Sua atenção também se concentra na caracterização dos desempenhos em áreas relacionadas com a alfabetização, enfocando, principalmente, o processamento da informação linguística.

É neste sentido que a atuação fonoaudiológica na escola vem crescendo, pois o fonoaudiólogo educacional não deve visar apenas à detecção de alterações da linguagem oral e escrita, mas a potencialização do desenvolvimento e da aprendizagem por meio de ações de promoção à saúde. O profissional tem como função desenvolver recursos que atuem na prevenção, promoção e estimulação da linguagem, preparando-as para o aprendizado da lecto-escrita. As contribuições que o fonoaudiólogo pode trazer para o desenvolvimento do letramento podem vir por meio de oficinas ou programas. Os profissionais devem propiciar a experimentação de diversos gêneros textuais e funcionalidades cotidianas da leitura e da escrita.[11-14]

As dificuldades de aprendizagem apresentadas por escolares é um fator determinante para todo o processo acadêmico da criança. As manifestações passam a se evidenciar no período escolar em que a criança se encontra, já aos 6 anos. Nesta fase é possível identificar as dificuldades mediante o início do processo de alfabetização, muitas vezes sendo necessária uma investigação mais profunda acerca do problema. Para isso, é fundamental que os pais e professores percebam as dificuldades e encaminhe a criança o quanto antes a um serviço especializado. A avaliação fonoaudiológica é de extrema importância para o diagnóstico nas dificuldades e transtornos de aprendizagem. Destaca-se a relevância da identificação precoce, uma vez que possibilita intervenção individualizada demandada pelas necessidades do escolar, minimizando o agravamento e a persistência das alterações em questão.[15]

Para um diagnóstico diferencial frente a uma queixa de dificuldade de aprendizagem, a fonoaudiologia necessita de instrumentos padronizados e normatizados, eficazes para um diagnóstico fidedigno e apto para definir uma boa conduta e, consequentemente, um processo de intervenção possível de atender às necessidades do escolar.[16] Os autores relatam, ainda, que a identificação clínica dos transtornos de leitura e de escrita, como a de qualquer outro, necessita de instrumentos válidos, fidedignos, padronizados e normatizados, capazes de apoiar o diagnóstico, a definição de condutas e a organização de programas de intervenção. Protocolos que não atendam a essas especificações podem comprometer a confiança nas evidências clínicas necessárias ao diagnóstico. Dentre testes nacionais disponíveis, alguns avaliam desde aspectos de processamentos subjacentes até competências leitoras e de escrita. Entretanto, não apresentam normas de referência e não possibilitam a comparação dos desempenhos avaliados. Outros se restringem a avaliar, especificamente, as capacidades de reconhecimento e decodificação na leitura e de codificação na escrita de itens isolados sob ditado, sem, contudo, apresentar normas de referência e dados de confiabilidade. Há, ainda, testes com normas de referência que não apresentam dados de confiabilidade.

Os testes e protocolos utilizados requerem uma avaliação geral das habilidades necessárias ao desenvolvimento da leitura e da escrita, uma vez que a etiologia das dificuldades de aprendizagem pode envolver fatores biológicos, cognitivos e/ou emocionais, em alguns casos concomitante a outras condições (como déficit intelectual, distúrbios emocionais, dificuldades sensório-motoras).[17] As competências representadas como pré-requisitos para a aquisição da leitura e da escrita requerem habilidades cognitivas, de compreensão, de memória auditiva e visual, de vocabulário, de fluência, de acesso ao léxico e de consciência fonológica, sendo esta indispensável ao desenvolvimento da leitura e da escrita.[18]

A equipe multidisciplinar é fundamental, principalmente, para o diagnóstico dos transtornos específicos de aprendizagem, e deve envolver minimamente o fonoaudiólogo, psicólogo, pedagogo e neurologista. A equipe deve lançar mão de uma avaliação individualizada, incluindo o levantamento minucioso da história de vida (desenvolvimento, histórico médico, educacional e histórico familiar do indivíduo); avaliação com instrumentos padronizados, pois estes estão alinhados a estudos científicos e fornecem parâmetros confiáveis e observação escolar.[19] Recomenda-se, ainda, que o sujeito seja exposto a alguma forma de intervenção, sistemática e direcionada à sua dificuldade.[20] No entanto, em muitos casos são necessárias investigações complementares. O diagnóstico, quando realizado por um único profissional, é sempre questionável, pois este depende de averiguações em diversas habilidades: cognitivas, linguísticas, comportamentais, emocionais, condições de saúde etc.[19] No Quadro 2-1 citamos os mais utilizados na Clínica Fonoaudiológica (FOB-USP) e nos grupos de pesquisa da FOB-USP, UFRN e UFPB.

**Quadro 2-1.** Instrumentos Utilizados na Avaliação Fonoaudiológica

### Avaliação da linguagem oral

- Teste de Linguagem Infantil (ABFW) – Andrade *et al.*, (2004)[21]
- Avaliação do Desenvolvimento da Linguagem (ADL) – Menezes (2003)[22]
- Teste de Vocabulário por Imagens Peabody (TVIP) – Capovilla e Capovilla (1997)[23]
- Teste de Vocabulário por Figuras USP (TVfusp) – Capovilla (2011)[24]
- Protocolo de Observação Comportamental (PROC) – Zorzi e Hage (2004)[25]
- Observação do Comportamento Comunicativo (OCC) – (Ferreira, 2010)[26]

### Avaliação do processamento fonológico

- Consciência Fonológica: Instrumento de Avaliação Sequencial (CONFIAS) – Moojen *et al.* (2003)[27]
- Perfil de Habilidades Fonológicas – Alvarez, Carvalho e Caetano (2004)[28]
- Nomeação Automática Rápida (RAN) – Ferreira *et al.* (2003)[29]
- Memória de Trabalho Fonológica – Grivol e Hage (2011)[30]

### Avaliação dos processos de leitura e escrita

- Protocolo de Habilidades Cognitivo-Linguísticas (PHCL) – Capellini, Smythe e Silva (2008)[31]
- Teste de Competência de Leitura de Palavras e Pseudopalavras (TCLPP) – Seabra e Capovilla (2010)[32]
- A escrita ortográfica na escola e na clínica: teoria, avaliação e tratamento – Moojen (2011)[33]
- Provas para Avaliação dos Processos de Leitura (PROLEC) – Capellini, Oliveira e Cuetos (2014)[34]
- Avaliação da Velocidade de Leitura Silenciosa e Oral – Capellini e Cavalheiro (2000)[35]
- Avaliação da Compreensão Leitora de Textos Expositivos – Saraiva, Moojen e Munarski (2006)[36]
- Protocolo de Avaliação da Compreensão de Leitura (PROCOMLE) – Cunha e Capellini (2014)[37]
- Roteiro de Observação Ortográfica (Zorzi, 2006)[38]
- Teste de Desempenho Escolar (TDE) – Stein (1994)[39]

### Avaliação das habilidades aritméticas

- Teste de Desempenho Escolar (TDE) – Stein (1994)[39]
- Teoria e pesquisa em avaliação neuropsicológica: avaliação aritmética – Seabra e Capovilla (2009)[40]

### Avaliação dos processos perceptuais auditivos e visuais

- Teste Illinois de Habilidades Psicolinguística (ITPA) – Bogossian (1984)[41]

Um estudo realizado por Gurgel *et al*.[42] mostra a importância de sistematizar e padronizar instrumentos de avaliação e diagnóstico, mostrando-se ainda escasso em âmbito fonoaudiológico, de modo a aprimorar a prática clínica, bem como em pesquisa. No entanto, é preciso ter cautela no uso de testes, visto a necessidade de análise qualitativa, além da quantitativa, oferecida por diversos instrumentos.

Diante da necessidade do uso de instrumentos fidedignos na avaliação dos processos da leitura, é nítida a importância da análise das habilidades verificadas para que não sejam realizados falsos diagnósticos, sejam eles positivos ou negativos. Assim, compreender a diferença entre transtorno e dificuldade é fundamental na qualidade do atendimento à criança e sua família.

## CRITÉRIOS DIAGNÓSTICOS DOS TRANSTORNOS DE APRENDIZAGEM

Para a compreensão do fonoaudiólogo quanto aos transtornos que envolvam o aprendizado da leitura e escrita, faz-se necessária a apropriação de manuais médicos, referências mundiais em critérios diagnósticos. Assim, a última edição do Manual Estatístico de Transtornos Mentais, o DSM-5,[20] traz a nomenclatura Transtornos Específicos de Aprendizagem, inseridos nos Transtornos do Neurodesenvolvimento.

A principal explicação para essa classificação ocorre em função de um quadro de origem biológica que se manifesta em virtude de interações genéticas, epigenéticas e ambientais que interferem no desenvolvimento funcional de áreas específicas do sistema nervoso central relacionadas com a aprendizagem da leitura, escrita e matemática.

Os critérios diagnósticos são divididos em quatro itens gerais: A, B, C e D. O critério A traz consigo a descrição do que caracteriza o Transtorno Específico de Aprendizagem como um todo, relacionado com o déficit no desempenho acadêmico em três possíveis aspectos: leitura, escrita e matemática. Dentro do critério A, 6 subitens discriminam as características de cada uma dessas possíveis manifestações do Transtorno Específico de Aprendizagem. Os subitens 1 e 2 tratam de aspectos de déficit de leitura, os subitens 3 e 4 de aspectos de déficit de escrita e os subitens 5 e 6, déficits matemáticos; déficit significativo no desempenho acadêmico avaliado por equipe clínica com testes padronizados e administrados individualmente (critério B); as dificuldades se manifestam, geralmente, com o início da escolarização (critério C); as dificuldades no processo de aprendizagem não seriam justificadas por alterações sensoriais, transtornos mentais e psicológicos, deficiência intelectual, problemas de escolarização ou pouca proficiência na língua estudada (critério D).

Ainda sobre o DSM-5,[20] este propõe o registro das dificuldades de maneira específica, de acordo com o déficit em uma, duas ou três áreas, a citar leitura, escrita e matemática, por exemplo: transtorno específico de aprendizagem com prejuízo na leitura; transtorno específico de aprendizagem com prejuízo na expressão escrita; ou transtorno específico de aprendizagem com prejuízo na matemática. Ademais, sugere a especificação da gravidade em leve, moderada ou grave, de acordo com o grau de comprometimento no aprendizado escolar de habilidades básicas nas áreas supracitadas.

Recentemente foi apresentada a atualização da Classificação Estatística Internacional de Doenças e Problemas Relacionados com a Saúde (CID 11) que deve passar a vigorar apenas em 2022.[43] Sua análise prévia permite conhecer a nova forma de classificação. Em relação aos transtornos de aprendizagem, estes são classificados na categoria 6 - transtornos mentais, comportamentais e do neurodesenvolvimento. Dentro desta categoria, a classificação 6A03 - Transtorno de Aprendizagem do Desenvolvimento. A classificação e descrição se assemelha ao DSM-5, descreve o transtorno de aprendizagem como uma dificuldade no aprendizado de habilidades acadêmicas de leitura, escrita e matemática persistente e incompatível com a idade cronológica e o nível de inteligência. Considera a ausência de qualquer privação sensorial auditiva ou visual, problemas do sistema educacional, alterações neurológicas ou motoras, déficit de proficiência na língua de instrução na escola.

Embora estejamos falando sobre critérios diagnósticos e avaliação, é relevante compreender o papel da intervenção. Considerando que a criança tenha oportunidade em receber adequada instrução, por pelo menos 6 meses, e os sintomas persistam, a possibilidade de que o insucesso acadêmico esteja relacionado não apenas com estratégias de ensino, mas associadas a fator neurobiológico que impeça seu progresso, torna a intervenção um processo importante no diagnóstico, conhecido como modelo de resposta à intervenção.[44]

Outro aspecto relevante no processo diagnóstico dos transtornos de aprendizagem envolve a hereditariedade. Enquanto a prevalência média de transtornos específicos de aprendizagem está em torno de 7,6%,[45] a prevalência aumenta para 45% para crianças com risco familiar.[46] Portanto, é construtivo que o fonoaudiólogo investigue a fundo aspectos familiais em sua anamnese, visto que este é mais um aspecto a ser considerado para a diferenciação de um quadro de transtorno daquele que envolve demais aspectos socioculturais, acarretando assim dificuldade de aprendizagem.

Atualmente, o foco de muitos estudos tem-se voltado para a dislexia e os sinais precoces, como o atraso de aquisição de linguagem, a dificuldade no reconhecimento de letras, o déficit em atividades que envolvem nomeação automática rápida, as alterações em vocabulário e gramática. Depreende-se, assim, que a observação do desenvolvimento de linguagem da criança desde o início da escolarização e a detecção precoce de possível alteração pode favorecer seu prognóstico.[46]

Apesar dos ajustes dos manuais diagnósticos, como o DSM, que está em sua quinta edição e CID-11,[43,47] em fase de publicação, há contínua discussão sobre os critérios diagnósticos e definições de alterações, como os transtornos de aprendizagem, que se modificam e aprimoram. É salutar que novas pesquisas e discussões colaborem para o aprimorando de decisões diagnósticas e intervenções nesta área.[48] Ademais, os transtornos de aprendizagem são diagnósticos essencialmente clínicos e multidimensionais que necessitam de um olhar amplo da realidade, história e habilidades do indivíduo para diagnóstico e tratamento preciso e adequado.[46]

## CONSIDERAÇÕES FINAIS

Neste capítulo foi possível refletir sobre a real situação de nossas crianças brasileiras quanto à aprendizagem da leitura no contexto educacional e clínico. Embora os direitos lhes sejam reservados, ainda há grandes déficits no sistema quanto ao processo ensino-aprendizagem. Neste contexto, o fonoaudiólogo é um profissional extremamente necessário na avaliação dos aspectos do desenvolvimento da linguagem, visto a relevância em diferenciar quadros de base neurológica, como a dislexia, de quadros que envolvem questões educacionais, junto a uma equipe multidisciplinar. O uso de instrumentos padronizados, análise qualitativa e quantitativa, com base em evidências científicas, fornece subsídios para a identificação e intervenção apropriadas para os diferentes transtornos da leitura.

## REFERÊNCIAS BIBLIOGRÁFICAS

1. Soares M. Letramento e alfabetização: as muitas facetas. Rev Bras Educ. (Rio de Janeiro) 2004 Jan;25:5-17.
2. Maia MGB, Maranhao C. Alfabetização e letramento em língua materna e em matemática. Ciênc Educ. (Bauru) 2015 Dez;21(4):931-43.
3. Soares M. Alfabetização e letramento. 6. ed. São Paulo: Contexto; 2011.
4. Favero E, Guerra D, Santos HLMM, Delazeri CM. O primeiro ano do ensino fundamental de nove anos: uma revisão teórica. Psicol Esc Educ. (Maringá) 2017 Dez;21(3):397-406.
5. Albuquerque EBC. Avaliação no ciclo de alfabetização. In: Brasil. Pacto Nacional pela Alfabetização na Idade Certa. Currículo na Alfabetização: concepções e princípios/Ministério da Educação. Secretaria da Educação Básica. Diretoria de Apoio à Gestão Educacional. Brasília: MEC, SEB, Ano 01. Unidade 01, 2012. 48p.
6. Brasil. Diretrizes Curriculares Nacionais Gerais da Educação Básica/Ministério da Educação. Secretária de Educação Básica. Diretoria de Currículos e Educação Integral. Brasília: MEC, SEB, DICEI, 2013. 542p.
7. Ferreira VF, Rocha GOR, Lopes MMB, Santos MS, Miranda SA. Educação em saúde e cidadania: revisão integrativa. Trab Educ Saúde 2014;12(2):363-78.
8. Brasil. Ministério da Educação. Instituto Nacional de Estudos e Pesquisas Educacionais Anísio Teixeira. Pisa: Programa Internacional de Avaliação de Estudantes. Disponível em: http://portal.inep.gov.br/pisa.
9. Almeida JFS. Dificuldades de aprendizagem de leitura e escrita. In: III CONEDU Congresso Nacional de Educação; 2016.
10. Freire T, Mattar TLF, Zanella FXV, Marotti BD, De Luca I, Faiad LNV, Crenitte PAP. 2018 Estimulação da consciência fonológica no modelo de RTI: benefícios à alfabetização. In: COFAB Congresso Fonoaudiológico de Bauru. Bauru; 2018.
11. Brito CLR, Uzêda CPQ, Vieira JG, Cavalheiro LG. Habilidades de letramento após intervenção fonoaudiológica em crianças do 1º ano do ensino fundamental. Rev Soc Bras Fonoaudiol. 2010;15(1):88-95.
12. Cárnio MS, Vieira MP, Stivanin L, Amaro L. Habilidades de consciência fonológica e letramento em crianças do ensino fundamental. Rev Soc Bras Fonoaudiol. 2006;11(4):231-42.
13. Gonçalves-Guedin TF et al. Desempenho do processamento fonológico, leitura e escrita em escolares com transtorno de déficit de atenção e hiperatividade. Rev CEFAC. 2017;19(2):242-52.
14. Luzardo R, Nemr K. Instrumentalização fonoaudiológica para professores da educação infantil. Rev CEFAC. 2006;8(3):289-300.
15. Lindau TA, Lucchesi FM, Rossi NF, Giacheti CM. Instrumentos sistemáticos e formais de avaliação da linguagem de pré-escolares no Brasil: uma revisão de literatura. Rev CEFAC. 2015 Mar-Abr;17(2):656-62.
16. Kida ASB, Chiari BM, Ávila CRB. Escalas de avaliação da leitura e da escrita: evidências preliminares de confiabilidade. Rev Atual Cient. (Barueri) 2010;22(4).
17. Schirmer CR, Fontoura DR, Nunes ML. Distúrbios da aquisição da linguagem e da aprendizagem. J Pediatria. 2004;80(Supl2):s95-s103.
18. Capellini SA, Sampaio MN, Fukuda MTM, Oliveira AM, Fadini CC, Martins MA. Protocolo de identificação precoce dos problemas de leitura: estudo preliminar com escolares de 1º ano escolar. Rev Psicopedagogia. 2009;26(81):367-375.
19. Crenitte PAP, Costa ARA, Freire T. Atuação Fonoaudiológica nos Transtornos Específicos de Aprendizagem: experiência da FOB/USP no diagnóstico, intervenção e orientações aos professores e pais. São Paulo: Instituto ABCD, 2017. c. 8. p. 49-55.
20. American psychiatric association. Diagnostic and statistical manual of mental disorders, 5th ed. (DSM-5). Washington, DC: APA, 2013.
21. Andrade CRF, Befi-Lopes DM, Fernandes FDM, Wertzner WH. ABFW: Teste de linguagem infantil nas áreas de Fonologia, Vocabulário, Fluência e Pragmática. 2. ed. Barueri: Pró-Fono; 2004.

22. Menezes MLM. A construção de um instrumento para avaliação do desenvolvimento da linguagem -ADL: idealização, estudo piloto para padronização e validação. Rio de Janeiro. Tese [Doutorado em Saúde da Criança e da Mulher] – Fundação Oswaldo Cruz; 2003.
23. Capovilla FC, Capovilla AGS, Nunes L, Araujo I, Nunes D, Nogueira, D, Bernat AB. Versão brasileira do Teste de Vocabulário por Imagens Peabody (TVIP). Versão brasileira do teste de vocabulário por imagens Peabody. Rev Distur Comum. 1997;8(2):151-62.
24. Capovilla FC. Teste de vocabulário por Figuras USP – TVfusp. São Paulo: Memnon; 2011.
25. Zorzi JL, Hage SRV. PROC- Protocolo de observação comportamental: avaliação de linguagem e aspectos cognitivos infantis. São José dos Campos (SP): Pulso Editorial; 2004.
26. Ferreira AT. Vocabulário receptivo e expressivo de crianças com síndrome de Down. São Paulo. Dissertação [Mestrado em Fonoaudiologia] – Universidade de São Paulo; 2010.
27. Moojen SMP, Lamprecht RR, Santos RM, Freitas GM, Brodacz R, Siqueira M et al. CONFIAS - Consciência Fonológica: Instrumento de Avaliação Sequencial. São Paulo: Casa do Psicólogo; 2003.
28. Alvarez AMMA, Carvalho IAM, Caetano AL. Perfil de habilidades fonológicas. São Paulo: Ed. Via Lettera; 2004.
29. Ferreira TL, Capellini SA, Ciasca SM, Tonelotto JMF. Desempenho de escolares leitores proficientes no teste de nomeação automatizada rápida - RAN. Temas Desenvolv. 2003;12(69):26-32.
30. Grivol MA, Hage SRV. Memória de trabalho fonológica: estudo comparativo entre diferentes faixas etárias. J Soc Bras Fonoaudiol. 2011;23(3):245-51.
31. Capellini SA, Smythe I, Silva C. Protocolo de Avaliação de Habilidades Cognitivo-Linguísticas: Livro do Profissional e do Professor. Marília: Fundepe; 2008.
32. Seabra AG, Capovilla, FC. Teste de competência de leitura de palavras e pseudopalavras. São Paulo: Memnon; 2010.
33. Moojen SMP. A escrita ortográfica na escola e na clínica: teoria, avaliação e tratamento. São Paulo: Casa do Psicólogo; 2011.
34. Capellini SA, Oliveira AM, Cuetos F. PROLEC - Provas de avaliação dos processos de leitura. 3. ed. São Paulo: Casa do Psicólogo; 2014.
35. Capellini SA, Cavalheiro LG. Avaliação do nível e da velocidade de leitura em escolares com e sem dificuldade na leitura. Temas Desenvolv. 2000;9(51):5-12.
36. Saraiva RA, Moojen SMP, Munarski R. Avaliação da compreensão leitora de textos expositivos. Editora Pearson; 2006.
37. Cunha VLO, Capellini SA. PROCOMLE – Protocolo de Avaliação da Compreensão de Leitura. Ribeirão Preto (SP): Book Toy Editorial; 2014.
38. Zorzi JL. Alterações ortográficas nos transtornos de aprendizagem. In: Maluf MI (Org.). Tramas do conhecimento, do saber e da subjetividade. Petrópolis: Vozes; 2006. p. 144-62.
39. Stein LM. TDE: teste de desempenho escolar: manual para aplicação e interpretação. São Paulo: Casa do Psicólogo; 1994. p. 1-17.
40. Seabra AG, Montiel JM, Capovilla FC. Prova de aritmética. In: Seabra AG & Capovilla FC. Teoria e pesquisa em avaliação neuropsicológica. 2. ed. São Paulo: Memnon; 2009.
41. Bogossian MADS. Teste Illinois de habilidades psicolinguísticas: análise crítica do modelo mediacional e de diversos aspectos da validade do instrumento. Rio de Janeiro. Tese [Doutorado em Psicologia] – Fundação Getúlio Vargas; 1984.
42. Gurgel LG, Kaiser V, Reppold CT. A busca de evidências de validade no desenvolvimento de instrumentos em Fonoaudiologia: revisão sistemática. Audiol Commun Res. 2015;20(4):371-83.
43. International Classification Diseases 11th Revision ICD - 11 [homepage da internet]. [Acesso em 2 fev 2019]. Disponível em: https://icd.who.int.
44. Tannock R. Provision of evidence-based intervention is not part of the DSM-5 diagnostic criteria for Specific Learning Disorder. Eur Child Adoles Psychiatry. 2016 Feb;25(2):209-10.

45. Fortes IS et al. A cross-sectional study to assess the prevalence of DSM-5 specific learning disorders in representative school samples from the second to sixth grade in Brazil. Eur Child Adolesc Psychiatry. 2016 Feb;25(2):195-207.
46. Snowling MJ, Melby-Lervag M. Oral language deficts in familial dyslexia: a meta-analysis and review. Psychol Bull. 2016 May;142(5):498-545
47. Organização Pan-Americana de Saúde [homepage da internet]. [Acesso em 2 fev 2019]. Disponível em: https://www.paho.org/bra.
48. Cavendish W. Identification of Learning DIsabilities: Implications of Proposed DSM-5 criteria for School Based Assessment. J Learning Dis. 2012;46(10).

# AVALIAÇÃO E DIAGNÓSTICO NOS TRANSTORNOS DA LINGUAGEM EM ADULTOS

**CAPÍTULO 3**

Ariella Fornachari Ribeiro Belan
Marcela Lima Silagi
Letícia Lessa Mansur

## INTRODUÇÃO

As lesões encefálicas adquiridas (LEA), principalmente as decorrentes de doenças cardiovasculares (como o acidente vascular encefálico – AVE) e os traumatismos cranioencefálicos (TCE), são causas de incapacidade funcional em adultos em idade produtiva.[1] No que tange à comunicação, tais lesões podem resultar em alterações que impactam o processamento da linguagem, fala e/ou cognição, no sentido mais amplo do conceito.

O Brasil apresenta a quarta taxa de mortalidade por AVE entre os países da América Latina e Caribe.[2] Em 2016, houve 170.000 casos de internações hospitalares por AVE, sendo essa a causa mais frequente de óbito na população adulta.[3] Quanto ao TCE, definido por qualquer agressão de origem traumática, capaz de ocasionar lesão anatômica ou comprometimento funcional nas estruturas encefálicas,[4] estima-se que, no Brasil, mais de um milhão de pessoas vivam com sequelas neurológicas, decorrentes desse acometimento.[5]

Outros acometimentos também podem levar o indivíduo a ter comprometimentos de linguagem e/ou fala, tais quais abcessos cerebrais, tumores cerebrais e doenças neurodegenerativas, como síndromes demenciais ou doenças do neurônio motor. Embora a incidência destas últimas seja menor do que as LEA, sabe-se que com o envelhecimento da população, o fator de risco para síndromes demenciais aumenta, uma vez que essa doença está diretamente relacionada com a idade.[6,7] No Brasil, a prevalência média das demências é de 11,15%, superior a outras regiões do mundo.[8]

É de suma importância, portanto, que o fonoaudiólogo que atua com distúrbios neurológios adquiridos tenha conhecimentos em neurologia e áreas correlatas, a fim de fundamentar a avaliação completa dos mecanismos da fala e linguagem e o estabelecimento de um diagnóstico fonoaudiológico adequado.

Considerados os dados acima expostos, os objetivos deste capítulo são:

1. Descrever os principais diagnósticos fonoaudiológicos e manifestações linguísticas decorrentes de doenças neurológicas adquiridas.
2. Descrever o processo de levantamento de dados na anamnese em adultos e idosos.
3. Descrever as principais baterias e testes específicos utilizados para avaliação da linguagem em adultos e idosos.

## PRINCIPAIS TRANSTORNOS DA FALA E LINGUAGEM EM ADULTOS
### Afasia

A afasia após um AVE é mais frequente em idosos do que em adultos jovens.[9] Quinze por cento dos indivíduos com menos de 65 anos sofrem de afasia após o primeiro AVE isquêmico e essa porcentagem aumenta para 43% para indivíduos com 85 anos de idade ou mais.[10]

A afasia é o prejuízo de formulação e compreensão de linguagem (oral e gráfica), decorrente de lesão em uma região específica do cérebro,[11] que pode acometer um ou vários componentes linguísticos. Outros comprometimentos cognitivos (memória, atenção, percepção, praxias, alterações visual-espaciais) podem acompanhar a afasia.[12] Dependendo da extensão e do local da lesão, a afasia tem impacto psicossocial elevado na vida do sujeito acometido e de seu entorno e pode trazer isolamento social, alterações de humor, depressão, entre outras consequências.

O diagnóstico clínico e a classificação das afasias é realizado a partir das manifestações linguísticas que o paciente apresenta, em um ou mais componentes da linguagem (fonológico, morfológico, semântico, sintático, pragmático ou lexical).

Podemos listar manifestações que ocorrem na emissão oral (parafasias), leitura em voz alta (paralexias), emissão gráfica (paragrafias) ou manifestações que podem ocorrer em mais de uma modalidade concomitantemente:

- *Parafasias:* fonética (distorção na produção dos fonemas); fonêmica (alteração na seleção ou combinação dos fonemas como trocas, omissões ou acréscimos de fonemas ou sílabas); morfêmica (substituição dos morfemas gramaticais das palavras); semântica (emissão de outra palavra, porém, do mesmo grupo de categorias); formal (substituição, omissão ou acréscimo de um fonema ou uma sílaba que gera outra palavra pertencente à língua, cuja forma é semelhante); e verbal (emissão de uma palavra pertencente à língua, cuja forma ou conteúdo não tem nenhuma semelhança com a palavra alvo).
- *Paralexias:* fonética, fonêmica, morfêmica, semântica, formal, verbal (as definições assemelham-se às parafasias, diferenciando-se somente pelo tipo de tarefa (leitura em voz alta); e literais (trocas de letras por uma falha de decodificação/identificação da letra).
- *Paragrafias:* morfêmica, semântica, formal, verbal (assemelham-se às demais manifestações descritas acima); grafêmica (falha na seleção do grafema que deve ser utilizado para formar a palavra); e literal (troca de letra propriamente dita).

Outras manifestações observadas na emissão oral e gráfica são: *anomia* (dificuldade de acessar o nome da palavra por falha fonológica, semântica ou lexical); *paráfrase* (emissão de uma frase, em substituição a uma palavra que não é evocada adequadamente); *circunlóquio* (dificuldade de acesso ao tópico conversacional – o paciente tangencia o assunto, sem conseguir focar no elemento principal do discurso); *agramatismo* (falha do processamento sintático, com omissões de elementos gramaticas da frase); *neologismo* (formação de uma nova palavra, a partir de fonemas e grafemas da língua, porém sem conteúdo semântico); *estereotipia* (repetições involuntárias e perseverativas de uma palavra, pseudopalavras ou até mesmo expressões que podem ocorrem na emissão oral ou gráfica); *perseveração* (manutenção da mesma reposta, mesmo quando o estímulo foi modificado); e *supressão* (ausência completa da fala ou da escrita).

Para que a hipótese diagnóstica seja estabelecida, é preciso verificar três aspectos: 1. se as dificuldades predominantes no paciente são de caráter expressivo ou compreensivo; 2. se há fluência da fala (fluente ou não fluente) e 3. se a repetição está comprometida ou não.

As afasias não fluentes correspondem às alterações decorrentes de lesões anteriores à fissura sylviana, nas quais ocorre especialmente prejuízo da expressão; as afasias fluentes são decorrentes de lesões posteriores à fissura sylviana e nelas o prejuízo de compreensão é maior; as lesões que atingem a área perisylviana e o fascículo arqueado geram afasias com alteração da repetição.

O Quadro 3-1 retrata de modo resumido os tipos de afasias, com suas principais manifestações clínicas.

É importante salientar que há grande variabilidade nas manifestações afásicas. Alguns sintomas, como a anomia, podem estar presentes em todos os tipos de afasia, enquanto outros podem ocorrer com maior frequência em algum subtipo específico, dependendo do processamento linguístico afetado.

## Apraxia de Fala

A apraxia de fala adquirida é definida como um "distúrbio neurológico da fala que reflete impedimento na capacidade de planejar ou programar comandos sensoriomotores necessários para direcionar movimentos que resultam na fala normal, do ponto de vista fonético e prosódico".[13]

É um transtorno que pode ocorrer de forma isolada ou concomitantemente aos quadros de afasia (especialmente na afasia de Broca) e/ou disartrias. Embora a etiologia mais frequente seja o AVE, a apraxia de fala pode ser encontrada em pacientes com TCE e em doenças degenerativas, tais como demências.[14]

Diferente das disartrias, a dificuldade do paciente com apraxia não está relacionada com alterações nos subsistemas que coordenam os músculos da fala (hipotonia ou hipertonia, por exemplo), mas sim no planejamento e na programação dos movimentos voluntários. Assim, o paciente com apraxia sabe exatamente o que quer falar e tem iniciativa comunicativa, porém, em seus ensaios, não é capaz de realizar a programação das sequências de posturas específicas dos órgãos fonoarticulatórios (OFA) para produzir os fonemas desejados, na ordem adequada para a articulação da fala.

Duas características são marcantes da apraxia de fala: o contraste existente entre as execuções voluntária e involuntária da fala e a variabilidade de erros que podem acontecer durante os ensaios de fala. Tentativas sucessivas da mesma palavra resultam em erros diferentes, os quais, frequentemente, mostram aproximação com a palavra real. Outras manifestações incluem: falhas articulatórias marcadas por distorção de vogais e consoantes, substituições, omissões, inversões, adições, repetições, distorções, prolongamentos dos fonemas e ensaios articulatórios, com esforço; na prosódia, observam-se prolongamento da duração das vogais, pausas intersilábicas impróprias, erros de acentuação, curva de entoação restrita, diminuição da acurácia, quando se aumenta o ritmo, esforço e hesitações durante a emissão oral; a fluência é diminuída com falsos inícios e reinícios (tentativas de autocorreção dos erros).[15]

Cabe destacar que, na apraxia de fala os erros articulatórios aumentam à medida que aumenta a complexidade do planejamento motor, assim, palavras menos frequentes, mais extensas, articuladas em regiões posteriores ou agrupamentos fonêmicos, são emitidas com mais erros. Adicionalmente, em toda tarefa de fala, o paciente tem consciência dos seus erros e tenta se automonitorar.

O estudo de Cera, Minett e Ortiz (2010)[16] analisou tipos e frequência dos erros presentes na fala de pacientes com apraxia de fala, falantes do português. As autoras observaram que erros de substituição, omissão, ensaio articulatório, repetição, autocorreção, antecipação,

**Quadro 3-1.** Classificação das Afasias e Suas Características Principais

| Afasia/ características | Fluência | Compreensão | Repetição | Nomeação | Escrita | Manifestações |
|---|---|---|---|---|---|---|
| Broca | Não fluente | Preservada/ levemente comprometida | Comprometida | Comprometida: trocas semânticas, fonológicas e estereotipias | Proporcional à fala | Estereotipia, parafasias fonêmicas, redução e agramatismo |
| Transcortical motora | Não fluente | Preservada/ levemente comprometida | Preservada | Comprometida: parafasias e perseverações | Proporcional à fala | Redução da fala, simplificação gramatical, ecolalia |
| Wernicke | Fluente | Comprometida em grau grave | Comprometida | Comprometida: parafasias, circunlóquios, neologismos | Proporcional à fala | Jargonafásica, logorreica, com neologismos |
| Transcortical sensorial | Fluente | Comprometida em grau moderado/ grave | Preservada | Comprometida: parafasias, anomias | Proporcional a fala | Parafasias semânticas, anomias e circunlóquios |
| Condução | Fluente | Preservada/ levemente comprometida | Comprometida | Variável | Paragrafias literais e grafêmicas | Parafasias fonêmicas e formais, anomias |
| Anômica | Fluente | Preservada | Preservada | Comprometida: anomias abundantes, parafasias | Variável | Anomias, parafasias semânticas |
| Transcortical mista | Não fluente | Comprometida em grau moderado a grave | Preservada | Comprometida | Comprometida | Ecolalias e estereotipias |
| Global | Não fluente | Comprometida em grau grave | Ausente | Ausente | Ausente | Estereotipias, mutismo |

adição, reiteração e metátese estavam entre os mais frequentes, com predomínio de erros do tipo omissão e rara ocorrência de erros do tipo adição.

## Disartrias

Embora as disartrias não sejam desordens de linguagem, frequentemente esse diagnóstico aparece concomitantemente aos quadros afásicos, apráxicos, após a lesão de HD e/ou em doenças progressivas neuromusculares ou que atingem o sistema extrapiramidal.

> "A disartria é um termo que abrange um grupo de distúrbios neurológicos da fala que refletem anormalidades na força, velocidade, alcance, estabilidade, tom, ou acurácia de movimentos necessários para respiração, fonação, ressonância, articulação ou prosódia da produção da fala. A neurofisiopatologia dos distúrbios de controle ou execução são devidas a uma ou mais anormalidades, as quais frequentemente incluem fraqueza, espasticidade, incoordenação, movimentos involuntários ou tônus excessivo, reduzido ou variável" (Duffy, 2013; página 4).[17]

As disartrias são classificadas de acordo com critérios anatômico-funcionais em sete subtipos: disartria flácida, disartria espástica, disartria do neurônio motor superior unilateral, disartria hipocinética, disartria hipercinética, disartria atáxica e disartria mista. Cada um desses tipos apresenta características peculiares que envolvem o desempenho anormal das estruturas pulmonares, laríngeas, faríngeas e da cavidade oral que agrupadas correspondem às bases fonoarticulatórias, responsáveis pela produção de uma fala inteligível.[18,19]

Sabe-se que o processo fonoarticulatório em pacientes com disartria tende a ser prejudicado e, apesar da variação dos quadros, é frequente encontrar em quase todos os pacientes disártricos: diminuição da velocidade da fala, imprecisão articulatória, fala lenta e irregular, com alterações de prosódia, monoaltura e monointensidade.[20-22]

## Disgrafias e Dislexias Adquiridas

Os termos disgrafias e dislexias adquiridas, referem-se, respectivamente, às alterações nos processos de escrita e leitura, apresentados por leitores adultos anteriormente capazes, causados por um dano cerebral. Em outras palavras, esse diagnóstico é estabelecido em pacientes escolarizados sem queixas ou antecedentes prévios, que após o dano cerebral apresentam dificuldade de leitura e/ou escrita.

Carthery (2000)[23] observou que déficits na escrita de palavras foram encontrados apenas em idosos acima de 70 anos. Por outro lado, a disgrafia é frequentemente encontrada no envelhecimento patológico, como na demência do tipo Alzheimer.[24]

O modelo de processamento da linguagem escrita denominado de dupla-rota propõe explicar o processo de escrita sob ditado de palavras do português brasileiro[25] e as manifestações dos diferentes tipos de disgrafia. Dessa forma, as disgrafias dividem-se em dois tipos:[26,27]

- *Disgrafias centrais:* marcadas por falhas nas vias de processamento de escrita (fonológica e lexical). Englobam a *disgrafia fonológica*, em que o paciente consegue escrever palavras familiares, porém não pseudopalavras (falha de consciência fonológica); *disgrafia de superfície*, na qual há uma utilização excessiva da via fonológica, pois há falhas no armazenamento das representações ortográficas de palavras familiares; e *disgrafia profunda*, em

que a falha de ambas as rotas resulta na dificuldade do paciente para escrever palavras abstratas e faz com que ele cometa muitos erros semânticos (paragrafias semânticas).
- *Disgrafias periféricas:* são aquelas em que existe uma falha na execução dos movimentos necessários para escrita. Podem ocorrer por falhas no *buffer* grafêmico, *buffer* alográfico ou por falha na programação e execução de movimentos quiroarticulatórios.

Buscando discutir os perfis de disgrafia adquirida em indivíduos com AVE de hemisfério esquerdo (HE) e hemisfério direito (HD), Rodrigues, Fontoura e Salles (2014)[28] observaram que as disgrafias foram observadas, em sua maioria, após a lesão de HE e que houve uma heterogeneidade das habilidades linguísticas dos casos clínicos apresentados, discutidas de acordo com o modelo cognitivo de dupla-rota de escrita. As autoras destacaram que o maior prejuízo encontrado nos pacientes com lesão de HE ressalta a importância desse hemisfério cerebral para o processamento da escrita de palavras e que a presença de apenas um caso com lesão de HD com perfil de disgrafia lexical implica na necessidade de mais estudos sobre o papel do hemisfério direito no processamento de palavras.

Um estudo de comparação dos tipos de erros de escrita apresentados por sujeitos com lesão de HE, lesão de HD e grupo controle evidenciou que o grupo com lesão de HE diferenciou-se dos demais nos erros lexicalização, neologismo, não palavra, não resposta e perseveração na escrita de palavras. Os casos com lesão de HD destacaram-se por erros do tipo regularização. As autoras concluíram que a lesão de HE pode afetar o uso adequado das rotas lexical e fonológica e dos mecanismos periféricos de escrita, enquanto a lesão de HD pode prejudicar principalmente o processamento lexical na escrita de palavras.[29]

Semelhante ao modelo cognitivo de processamento da linguagem escrita, o modelo de leitura, também denominado de modelo de dupla-rota, divide as dislexias de acordo com a via de processamento comprometida (lexical ou fonológica).[25,27,30] Assim, classificam-se:

- *Dislexias centrais:* a *dislexia de superfície* é caracterizada pela capacidade preservada de ler pseudopalavras em conjunto com uma dificuldade na leitura de palavras irregulares. A *dislexia profunda* é caracterizada pela leitura lexical com a produção de erros semânticos e um grave comprometimento dos procedimentos de conversão grafema-fonema. Neste subtipo, apenas palavras de alta frequência (principalmente concretas) são lidas de modo eficiente. Por fim, a *dislexia fonológica* decorre da incapacidade de derivar o som de pseudopalavras e a leitura depende de mecanismos lexicais.
- *Dislexias periféricas:* são aquelas cujo dano de leitura é gerado por falha no sistema de análise visual, provocando prejuízos na percepção das letras. Nesse grupo, encontram-se a *dislexia por negligência* (falha na identificação das letras), a *dislexia da atenção* (falha no nível da análise visual) e a *dislexia letra-por-letra* (falha no processamento global e do reconhecimento de palavras como um todo).

Um estudo, cujo objetivo foi investigar os padrões de ativação cerebral (através de ressonância magnética funcional) em uma tarefa de leitura, avaliou mulheres saudáveis, com escolaridade formal superior a 11 anos. As participantes foram submetidas a uma tarefa de leitura silenciosa contendo três tipos de estímulos: palavras reais (palavras irregulares e estrangeiras), pseudopalavras e estímulos gráficos ilegítimos. Como resultados, os pesquisadores observaram que na leitura de palavras (processamento lexical), a ativação foi maior do que na leitura de pseudopalavras nas seguintes áreas: giro frontal superior, médio e inferior e giro temporal superior bilateral, cerebelo direito e giro pré-central esquerdo. Na leitura das pseudopalavras, a ativação foi predominante no cerebelo direito e no giro temporal superior esquerdo. Os resultados do estudo sugeriram a existência de diferenças nos padrões de ativação cerebral durante a leitura lexical e fonológica, com maior envolvimento do hemisfério direito na leitura de palavras do que pseudopalavras.[31]

## Distúrbios Linguísticos nas Lesões de Hemisfério Direito

O hemisfério direito (HD) tem papel importante, já conhecido, nas habilidades cognitivas como atenção, percepção, habilidades visuoespaciais, esquema corporal e emocionais.[32,33]

Entretanto, as falhas linguísticas decorrentes de uma lesão de HD têm sido mais evidenciadas apenas nas últimas 4 décadas. Isso decorre, principalmente, em razão do fato de que os primeiros instrumentos de avaliação de linguagem, após lesões neurológicas, detinham-se apenas na investigação dos aspectos formais da linguagem (fonéticos, fonológicos, morfológicos, semânticos e sintáticos) relacionados com o hemisfério esquerdo (HE). Assim, as falhas de linguagem de um paciente com lesão de HD não eram contempladas e, por isso, os pacientes eram subdiagnosticados.[32]

Atualmente, com o surgimento de instrumentos para o exame das habilidades relacionadas com o HD, muitos pesquisadores estudaram alterações de linguagem nesses pacientes.[34-38]

Em suma, os achados das pesquisas apontam que indivíduos com lesão de HD apresentam falhas em quatro processamentos linguísticos, conforme descrição abaixo.

- *Processamento prosódico linguístico:* refere-se ao processamento cognitivo necessário para compreender e expressar intenções comunicativas usando aspectos suprassegmentais da fala, tais como variações de entonação, ritmo, frequência, pausas e modulações de intensidade vocal, para representar diferentes modalidades linguísticas e emocionais.
- *Processamento lexicossemântico:* refere-se à compreensão e/ou à produção linguística processada no nível da palavra. Esse processamento é necessário para entender/emitir hiponímias, metáforas, linguagem figurada, realizar julgamentos semânticos, entre outros.
- *Processamento discursivo:* processa conjuntos de significados distribuídos em mais de uma sentença, permitindo a transmissão de informação de um interlocutor a outro sob as formas narrativas, conversacional e de procedimento (instruções).
- *Processamento pragmático:* estabelece a relação entre a mensagem verbal e o contexto em que a mensagem é veiculada. Esta habilidade é necessária, por exemplo, para compreender o verdadeiro significado de uma mensagem sarcástica ou humorística, ou o sentido de um ato indireto de fala, assim como para ajustar o conteúdo à forma de uma mensagem, de acordo com o saber compartilhado entre os interlocutores. Envolve também a habilidade de processar inferências, ambiguidades e informações contextuais.

Assim, em resumo, os indivíduos com lesão de HD têm entre as principais manifestações linguísticas dificuldades em narrar as informações relevantes de um texto, entender a moral de histórias, manter o tópico conversacional durante o discurso, entender informações não literais, ambiguidades, sarcasmos e a intenção subentendida em sentenças, explicar as relações categoriais entre palavras e compreender e emitir sentenças com diferentes entonações linguísticas e emocionais.

Cabe ressaltar que todas as manifestações linguísticas apresentadas podem ser agravadas por alterações cognitivas ou vice-versa. Portanto, o clínico precisa valorizar todos os processos cognitivos durante a avaliação.

## Distúrbios Linguísticos no TCE

Dados epidemiológicos revelam que o TCE está entre as maiores causas de óbito e sequelas neurológicas na população brasileira.[5]

O TCE pode ser definido como qualquer agressão que acarreta lesão anatômica ou comprometimento funcional do couro cabeludo, crânio, meninges ou encéfalo. Portanto é um trauma que não apresenta origem degenerativa ou congênita, e pode causar diminuição ou alteração de consciência, resultando em danos que afetam diretamente o funcionamento físico, cognitivo (linguagem, memória, aprendizado e atenção), comportamental ou emocional.[39]

De modo amplo, o TCE pode ser classificado de acordo com seu mecanismo (trauma fechado ou penetrante), morfologia anatômica (lesões extracranianas, lesões intracranianas e/ou fraturas do crânio) e quanto à gravidade.

Devido à heterogeneidade dos mecanismos de lesão no TCE, a diversidade de achados clínicos é grande.[40] Assim sendo, os pacientes podem apresentar desde alterações cognitivas importantes (atenção, memória, funções executivas) quanto comprometimentos de linguagem oral e gráfica, nos níveis de micro e/ou macroestrutura, nos aspectos metalinguísticos, pragmáticos e prosódicos, entre outros. Dependendo do tipo de lesão, quadros de disartria e disfagia podem ocorrer isoladamente ou concomitantes a outras manifestações e diagnósticos fonoaudiológicos. Em outras palavras, o paciente com TCE pode apresentar manifestações afásicas, se a lesão for focal em HE, por exemplo ou pode comportar-se de modo semelhante a pacientes com lesão de HD, em casos de lesões extensas, bilaterais.[41]

## Distúrbios Linguísticos nas Síndromes Demenciais

A demência é uma síndrome clínica caracterizada por perda de funções cognitivas e/ou alterações comportamentais, que interfere nas atividades de vida diária causando prejuízo funcional. Embora a queixa de perda de memória seja a alteração cognitiva mais evidente na maioria das vezes, as alterações de linguagem presentes nos quadros demenciais podem aparecer precocemente, servindo de sinal de alerta e provocando grande impacto na comunicação à medida que a doença evolui.

Tomando como exemplo a doença de Alzheimer (DA), sabe-se que os distúrbios de linguagem podem estar presentes desde os estágios iniciais e evoluir ao longo do tempo.[42] Estudos recentes demonstram que o discurso oral, por exemplo, é afetado pela doença logo nas fases iniciais.[43] Lira et al. (2014),[44] verificaram, em seu estudo, prejuízo evidente quanto à quantidade e conteúdo do discurso em pacientes com DA, a partir da fase leve. Lima et al. (2014)[45] observaram falhas de coerência e informatividade, associadas a seus déficits cognitivos.

De modo geral, do ponto de vista da linguagem, pacientes com DA na fase inicial apresentam dificuldades na compreensão de situações mais complexas, que envolvem abstração e inferências e emissão oral marcada por anomias, circunlóquios e repetição de ideias. Na fase intermediária há comprometimento da escrita e piora da emissão oral, com presença de neologismos, parafasias e rupturas de discurso. Por fim, na fase final, há um comprometimento de todas as funções linguísticas, com grave comprometimento de compreensão e uso restrito de automatismos, repetições e ecolalias durante a produção oral.[46]

O termo degeneração lobar frontotemporal (DLFT) abrange outros tipos de demências que afetam o comportamento e a linguagem, de forma significativa. Entre as DLFTs, destacam-se as afasias progressivas primárias (APPs), nas quais ocorre déficit isolado e proeminente da linguagem nos primeiros anos da doença (geralmente 2 anos).[47] As APPs podem ser classificadas em três subtipos, de acordo com os processamentos linguísticos prejudicados e as áreas cerebrais acometidas: 1. APP variante não fluente/agramática – alteração predominante da fluência da fala, com presença de apraxia de fala e/ou agramatismo; 2. APP variante semântica – perda do conhecimento semântico, com alteração predominante da compreensão de palavras e presença de anomias; 3. APP variante logopênica – comprometimento na memória fonológica de curta duração que ocasiona fala lentificada, falhas do tipo *word finding*, pausas, parafasias fonêmicas e dificuldade na repetição de frases.[48]

Apesar de não haver baterias específicas de avaliação das APPs validadas no Brasil, a literatura nacional apresenta testes que podem ser utilizados no diagnóstico e na diferenciação dos subtipos de APP.[49-52]

Cabe destacar que cada tipo de demência tem sua particularidade, por isso, é importante que o profissional saiba, a partir da etiologia da doença e da queixa, avaliar as singularidades do paciente em busca da melhor caracterização de seu perfil de linguagem e comunicação.

## ANAMNESE – A ENTREVISTA CLÍNICA

A anamnese nos casos de transtorno da linguagem em adultos deve ser feita preferencialmente com um acompanhante que tenha convívio com o paciente, de forma a fornecer os dados pessoais e clínicos.

Os dados pessoais incluem informações sobre idade, escolaridade, ocupação, dominância manual, idiomas, hábitos de leitura e escrita e perfil communicativo. Os dados clínicos abrangem informações sobre queixa, motivo do encaminhamento, hipótese diagnóstica, doença de base, comorbidades, lesão, uso de medicamentos, análise dos exames e outras informações complementares. O Quadro 3-2 mostra os pontos mais relevantes a serem abordados na anamnese.

O rastreamento das variáveis sociodemográficas e clínicas em pacientes com alterações adquiridas de linguagem é importante pela influência desses fatores na determinação da gravidade e no prognóstico do quadro.

Em relação à afasia, os estudos mostram que os fatores de maior influência são o local e a extensão da lesão, o tipo e a gravidade da afasia, a natureza da resposta hemodinâmica após a lesão, o tratamento recebido, a presença de déficits sensoriais e motores e a escolaridade.[53,54]

Quanto às demências, a literatura aponta para a importância de fatores como alta escolaridade, demanda ocupacional, atividades de leitura, entre outros, na construção da reserva cognitiva, com implicação positiva no prognóstico destes quadros.[55]

Todas as informações coletadas em anamnese embasam a escolha dos testes para a avaliação da linguagem. Os testes devem ser sensíveis às queixas do paciente e à hipótese diagnóstica.

**Quadro 3-2.** Pontos Relevantes da Anamnese

| Dado | Detalhamento |
|---|---|
| Idade | Jovem, adulto, idoso |
| Escolaridade | Escolaridade formal atingida em número de anos, nível de formação, idade em que a escolaridade foi atingida, histórico de aprendizado e dificuldade escolar |
| Ocupação | Ocupação prévia e atual, nível de exigência cognitiva da ocupação (braçal, técnica, intelectual) |
| Dominância manual | Direita, esquerda, ambidestro |
| Idiomas | Língua materna, bilinguismo, multilinguismo, idade de aquisição das línguas, frequência de uso, nível de proficiência |
| Hábitos prévios e atuais de leitura e escrita | Frequência de leitura e escrita e complexidade do material (livros, revistas, e-mail, mídias sociais, bilhetes, entre outros) |
| Perfil comunicativo prévio e atual | Falante, reservado |
| Queixa | Queixa do paciente e do familiar, detalhamento das manifestações linguísticas (tipos de erros e nível de compreensão oral, expressão oral, leitura e escrita), impacto nas atividades de vida diária |
| Encaminhamento | Profissional que realizou o encaminhamento, motivo do encaminhamento (auxílio diagnóstico, diagnóstico diferencial, terapia) |
| Doença | Diagnóstico atual (doença degenerativa × doença não degenerativa), presença de comorbidades, tratamentos, cirurgias |
| Lesão | Tipo, local e extensão da lesão |
| Medicações | Número de medicações, indicações, doses |
| Exames | Exames de imagem (tomografia, ressonância magnética, PET, SPECT) e exames complementares |
| Informações complementares | Hábitos (tabagismo, etilismo), antecedentes familiares, alterações motoras e de sensibilidade, funcionamento visual e auditivo, avaliações prévias, avaliações de outros profissionais |

## PRINCIPAIS INTRUMENTOS DE AVALIAÇÃO DA LINGUAGEM EM ADULTOS

A avaliação fonoaudiológica da linguagem deve incluir exame abrangente dos componentes de expressão e compreensão oral, leitura e escrita, em relação aos diferentes processamentos linguísticos: fonético-fonológico (combinação de sons para a formação das palavras), morfológico (regras de formação lexical), sintático (regras de organização das frases), semântico (conceitos e significados) e pragmático (uso funcional da linguagem).

Considerando-se a estreita relação da linguagem com outras funções cognitivas, é essencial a análise conjunta dos subsistemas de atenção, memória, funções executivas, percepção, praxias, gnosias e funções visuoespaciais, além da verificação dos aspectos motores relacionados com a produção da fala.

O quadro esquemático do processo de avaliação da linguagem em adultos, com base em Mansur e Radanovic (2004),[56] encontra-se na Figura 3-1.

É importante enfatizar que, além de abordar diferentes modalidades e processamentos da linguagem, os instrumentos de avaliação devem ser padronizados visando maior fidedignidade para interpretação dos achados e estabelecimento das hipóteses diagnósticas.

Didaticamente, os instrumentos podem ser divididos em baterias abrangentes para avaliação da linguagem, baterias abrangentes para avaliação da comunicação, testes para avaliação de habilidades linguísticas específicas, testes para avaliação da funcionalidade da comunicação e baterias para avaliação da interface linguagem e cognição.[57]

O Quadro 3-3 cita os principais instrumentos de avaliação da linguagem em adultos, utilizados atualmente no cenário brasileiro. A descrição de cada teste é sintetizada nos parágrafos subsequentes.

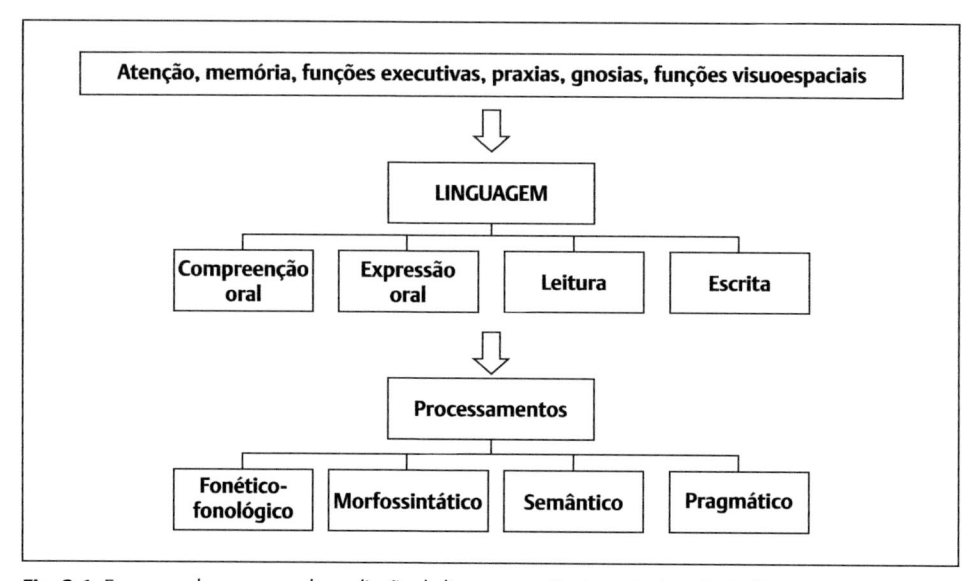

**Fig. 3-1.** Esquema do processo de avaliação da linguagem. Fonte: autoria própria.[56]

**Quadro 3-3.** Principais Instrumentos de Avaliação da Linguagem em Adultos Utilizados em Pesquisa e na Prática Clínica

| Objetivo | Principais testes |
| --- | --- |
| Baterias abrangentes para avaliação da linguagem | • Teste de Boston para diagnóstico da afasia<br>• Bateria Montreal-Toulouse de avaliação da linguagem |
| Baterias abrangentes para avaliação da comunicação | • Bateria Montreal de avaliação da comunicação (versão extensa e breve) |
| Testes para avaliação de habilidades linguísticas específicas | • Teste de nomeação de Boston<br>• Teste de fluência verbal<br>• Token Test reduzido |
| Testes para avaliação da funcionalidade da comunicação | • Questionário de avaliação funcional das habilidades de comunicação em adultos (no inglês, Functional Assessment of Communication Skills for Adults – ASHA-FACS) |
| Baterias para avaliação da interface linguagem e cognição | • Bateria Arizona para desordens da comunicação na demência (no inglês, ABCD) |
| Testes para avaliação dos aspectos motores da fala | • Protocolo de avaliação clínica da apraxia de fala<br>• Protocolo de avaliação clínica da disartria |

## Baterias Abrangentes para Avaliação da Linguagem

### Teste de Boston para Diagnóstico da Afasia (BDAE)[58]

É uma bateria abrangente que avalia os aspectos formais/estruturais da linguagem. Foi concebida para detecção e classificação das síndromes afásicas, podendo também ser utilizada para o estudo das alterações de linguagem nas demências. É composta por provas de compreensão oral, expressão oral, leitura e escrita, organizadas em sequência hierarquizada de dificuldade das tarefas. As provas de compreensão oral abrangem as tarefas de identificação de figuras, identificação de partes do corpo, compreensão de ordens e compreensão de material ideacional complexo. A produção oral é avaliada por tarefas de repetição de palavras e frases, leitura de palavras e frases, denominação responsiva, nomeação, fluência verbal semântica (animais) e narrativa oral. A compreensão escrita inclui tarefas de reconhecimento de palavras, soletração oral, leitura de parágrafos e sentenças. A produção escrita é verificada por assinatura do nome e escrita de endereço, cópia de frase, ditado, nomeação escrita por confrontação visual e narrativa escrita. O BDAE possui valores de referência disponíveis para a população brasileira,[59-61] porém não está disponível para uso em prática clínica.

### Bateria Montreal-Toulouse de Avaliação da Linguagem (MTL-Brasil)[62]

Semelhantemente ao teste de Boston, a MTL-Brasil também é uma bateria abrangente de avaliação da linguagem. É composta por 22 tarefas que verificam a compreensão e a emissão nas modalidades oral e gráfica, além da praxia não verbal e cálculo. As tarefas compõem a avaliação de linguagem automática, compreensão oral de palavras e sentenças, discurso narrativo oral, compreensão escrita de palavras e sentenças, cópia, escrita sob ditado, repetição de palavras e sentenças, leitura em voz alta de palavras e frases, fluência verbal semântica, praxias não verbais, nomeação oral, manipulação de objetos sob ordens verbais, fluência verbal fonológica/ortográfica, reconhecimento de partes do corpo e noções de direita e esquerda, nomeação escrita, compreensão oral do texto, ditado de números, leitura de números, discurso narrativo escrito, compreensão escrita do texto e cálculo numérico. A bateria foi validada e normatizada por idade e escolaridade e está disponível para uso clínico.

## Baterias Abrangentes para Avaliação da Comunicação
### Bateria Montreal de Avaliação da Comunicação (Bateria MAC)[63] e Bateria MAC-Breve[64]
A bateria MAC é utilizada para avaliação das alterações de comunicação, a partir da análise dos diferentes processamentos comunicativos: pragmático, prosódico, lexicossemântico e discursivo. É indicada especialmente para pacientes com lesão de hemisfério direito, podendo também ser aplicada em outros quadros em que são observadas alterações pragmáticas da linguagem como o traumatismo cranioencefálico, demências, afasias clássicas leves e outras alterações neuropsiquiátricas. A bateria MAC aborda as tarefas de conversação, narrativa, interpretação de metáforas e atos de fala indiretos, fluência verbal, julgamento semântico, processamento de prosódia linguística e emocional. A versão resumida do teste (bateria MAC-breve) examina as mesmas habilidades da bateria MAC, acrescida de provas de leitura e escrita. Tanto a versão extensa quanto a reduzida foram validadas e normatizadas para a população brasileira e podem ser utilizadas na prática clínica.

## Testes para Avaliação de Habilidades Linguísticas Específicas
### Teste de Nomeação de Boston (TNB)[65]
O TNB avalia o processamento semântico por meio da tarefa de nomeação por confrontação visual, que abrange os estágios de identificação do estímulo, acesso à representação semântica e acesso à forma fonológica da palavra. O paciente deve nomear figuras em preto e branco, podendo ser oferecidas pistas semânticas e fonêmicas caso o paciente apresente ausência de resposta. O tipo de erro apresentado pelo paciente e a facilitação do acesso após os diferentes tipos de pista fornecem informações sobre quais estágios da nomeação estão prejudicados. Normas de desempenho e versões adaptadas para a população brasileira foram publicadas por Mansur *et al.* (2006)[66] e Miotto *et al.* (2010).[67]

### Prova de Fluência Verbal
As provas de fluência verbal avaliam o processamento semântico por meio de tarefas de recuperação e produção de palavras por tempo pré-estabelecido (geralmente 1 minuto), de acordo com diferentes critérios. Os critérios mais utilizados são o semântico (animais, frutas, itens de supermercado, entre outros) e o fonêmico (fonemas F, A, S, entre outros). Outros tipos de fluência verbal têm sido estudados recentemente, como a fluência de verbos, a fluência alternada e a fluência verbal livre. As provas de fluência verbal também avaliam as funções executivas, pois exigem habilidades de organização, monitoramento e inibição para o fornecimento de respostas adequadas. Diversos estudos brasileiros apresentam dados normativos de desempenho.[68-73]

### Token Test Reduzido (TTR)[74]
O TTR avalia o processamento sintático por meio de tarefa de compreensão oral de ordens para a manipulação de peças de diferentes formas, cores e tamanhos. As ordens aumentam progressivamente em complexidade e extensão, exigindo capacidade crescente de

estoque de informações em memória operacional e análise da complexidade gramatical. O TTR foi traduzido e adaptado para o português brasileiro por Fontanari (1989).[75] Dados normativos foram publicados por Moreira *et al.* (2011)[76] e Carvalho *et al.* (2009).[77]

### Tarefa de Escrita de Palavras e Pseudopalavras – TEPP (ANELE 3)[78]

O TEPP é um teste que tem como objetivo avaliar a integridade das rotas de escrita (fonológica, lexical ou ambas), a partir da escrita de palavras e pseudopalavras. É um instrumento breve, de fácil aplicação e uso interdisciplinar, destinado a adultos e idosos, com idades entre 34 e 82 anos e escolaridade formal a partir de 1 ano.

### Tarefa de Leitura de Palavras e Pseudopalavras – TLPP (ANELE 4)[79]

O TLPP consiste em um instrumento breve, de fácil aplicação, interdisciplinar, com base nos modelos de dupla-rota ou múltiplas-rotas abordados pela neuropsicologia cognitiva. Seu objetivo é avaliar a integridade das rotas de leitura (fonológica, lexical ou ambas). É um teste destinado tanto a crianças e adolescentes quanto adultos (de 20 a 85 anos de idade).

## Testes para Avaliação da Funcionalidade da Comunicação

### Questionário Avaliação Funcional das Habilidades de Comunicação (no inglês, Functional Assessment of Communication Skills for Adults – ASHA FACS)[80]

O questionário ASHA-FACS avalia a comunicação funcional por meio de entrevista com um familiar ou cuidador do paciente. O questionário procura identificar dificuldades de comunicação em situações do cotidiano em diferentes domínios: comunicação social, comunicação de necessidades básicas, planejamento diário e leitura, escrita e conceitos numéricos. O questionário foi validado por Carvalho e Mansur (2008)[81] e há dados brasileiros com idosos saudáveis que foram publicados por Garcia e Mansur (2006).[82]

## Testes para Avaliação da interface Linguagem e Cognição

### Bateria Arizona para Desordens da Comunicação na Demência (ABCD)[83]

A bateria Arizona examina as habilidades linguístico-comunicativas em sua interface especialmente com a memória episódica verbal, sendo indicada para pacientes com alterações cognitivas leves a moderadas. O teste é organizado em diferentes domínios, que compõem as provas de avaliação do estado mental, memória episódica verbal (evocação de história imediata e tardia, e aprendizagem de palavras), expressão linguística (descrição de objeto, nomeação, nomeação por confronto visual, definição de conceito), compreensão linguística (comandos, questões comparativas, repetição, compreensão de leitura de palavras e sentenças) e construção visuoespacial (produção de desenho e cópia de figura). Estudos brasileiros foram realizados por Freitas *et al.* (2018)[84] e Novaretti *et al.* (2011).[85]

## Testes para Avaliação dos Aspectos Motores da Fala

### Protocolo de Avaliação Clínica da Disartria[86]

Avalia a execução motora por meio de tarefas que examinam as diferentes bases motoras da fala. A atividade reflexa (tosse, deglutição e salivação), assim como respiração (repouso, durante a fala) e movimentos voluntários de lábios (repouso, estiramento, oclusão, movimentos alternados, durante a fala), mandíbula (repouso, durante a fala), véu palatino (deglutição de líquidos, manutenção, durante a fala), laringe (duração, altura, volume, durante a fala), língua (repouso, protrusão, elevação, movimentos laterais, alternância, durante a fala) são avaliados bem como a inteligibilidade (palavras e sentenças).

### *Protocolo de Avaliação Clínica da Apraxia de Fala*[87]
Avalia o planejamento motor da fala por meio de tarefas de diadococinesia, repetição de palavras (polissílabos, repetições múltiplas, palavras que começam com o mesmo som inicial e final), repetição de sentenças, contagem de números em ordem direta e inversa, fala espontânea e leitura em voz alta. Versão anterior desse protocolo foi traduzida e adaptada por Martins e Ortiz (2004)[88] para uso em contexto clínico.

## CONCLUSÃO
O levantamento de informações durante a anamnese, associado à avaliação fonoaudiológica da linguagem, dados de outras avaliações da equipe multidisciplinar (neurologistas, geriatras, psiquiatras, neuropsicólogos, entre outros) e análise dos exames de imagem e exames complementares, culmina no estabelecimento das hipóteses diagnósticas e embasa a natureza da intervenção a ser realizada.

## REFERÊNCIAS BIBLIOGRÁFICAS
1. Schmidt MI, Duncan BB, Silva GA, Menezes AM, Monteiro CA, Barreto SM et al. Doenças crônicas não transmissíveis no Brasil: carga e desafios atuais. In: Victora CG et al. Saúde no Brasil: a série The Lancet. Rio de Janeiro: Fiocruz; 2011.
2. Ministério da Saúde. [Internet]. Acidente Vascular Cerebral – AVC [acesso em 29 jan 2019]. Disponível em http://portalms.saude.gov.br.
3. Ministério da Saúde. Departamento de Informática do SUS (DATASUS). [Acesso em 29 jan 2019]. Disponível em http://datasus.saude.gov.br
4. Neto CDM, Carvalho LS, Leite MJ, Lucena GWV, Carvalho AG, Santos GMR. Epidemiologia do Traumatismo Cranioencefálico no Brasil. Temas em Saúde. 2016;edição especial:386-403.
5. Magalhães ALG, Souza LC, Faleiro RM, Teixeira AL, Miranda AS. Epidemiologia do Traumatismo Cranioencefálico no Brasil. Rev Bras Neurol. 2017;53(2):15-22.
6. Teixeira JB, Souza Júnior PRB, Higa J, Theme Filha MM. Doença de Alzheimer: estudo da mortalidade no Brasil, 2000-2009. Cad Saúde Pública. 2015;31(4):1-12.
7. Cunningham EL, McGuinness B, Herron B, Passmore AP. Dementia: Review. Ulster Med J. 2015;84(2):79-87.
8. Boff MS, Sekyia FS, Bottino CMC. Prevalence of dementia among brazilian population: systematic review/Revisão sistemática sobre prevalência de demência entre a população brasileira. Rev Med (São Paulo). 2015;94(3):154-61.
9. Ellis C, Urban S. Age and aphasia: A review of presence, type, recovery and clinical outcomes. Top Stroke Rehabil. 2016;23(6):430-39.
10. Engelter ST, Gostynski M, Papa S, Frei M, Born C, Ajdacic-Gross V et al. Epidemiology of aphasia attributable to first ischemic stroke: Incidence, severity, fluency, etiology, and thrombolysis. Stroke. 2016;37(6):1379-84.
11. Damasio AR. Aphasia. N Engl J Med. 1992;326(8):531-39.
12. McNeil MR, Doyle PJ. Reconsidering the hegemony of linguistic explanations in aphasia: the challenge for the beginning of the millennium. Brain Lang. 2000;71(1):154-56.
13. Duffy JR. Apraxia of speech. In: Duffy JR. Motor Speech Disorders: substrates, differential diagnosis, and management. 3rd ed. St Louis: Elsevier; 2013.
14. Cera ML, Ortiz KZ, Bertolucci PHF, Minett TSC. Manifestações da apraxia de fala na doença de Alzheimer. Rev Soc Bras Fonoaudiol. 2011;16(3):337-43.

15. Souza TNU, Payão LMC. Apraxia da fala adquirida e desenvolvimental: semelhanças e diferenças. Rev Soc Bras Fonoaudiol. 2008;13(2):193-202.
16. Cera ML, Minett TSC, Ortiz KZ. Apraxia of speech in Portuguese speakers. Dement Neuropsychol. 2010;4(2):98-103.
17. Duffy JR. Defining, understanding, and categorizing motor speech disorders. In: Duffy JR. Motor Speech Disorders: substrates, differential diagnosis, and management. 3th ed. St Louis: Elsevier; 2013.
18. Carrillo L, Ortiz KZ. Análise vocal (auditiva e acústica) nas disartrias. Pró-Fono. 2007;19(4):381-6.
19. Barreto SS, Ortiz KZ. Medidas de inteligibilidade nos distúrbios da fala: revisão crítica da literatura. Pró-Fono R Atual Cient. 2008;20(3):201-6.
20. Kent RD, Duffy JR, Slama A, Kent JF, Clift A. Clinicoanatomic studies in dysarthria: review, critique, and directions for research. J Speech Lang Hear Res. 2001;44(3):535-51.
21. Tjaden K, Wilding GE. Rate and loudness manipulations in dysarthria: acoustic and perceptual findings. J Speech Lang Hear Res. 2004;47(4):766-83.
22. Ribeiro AF, Ortiz KZ. Perfil populacional de pacientes com disartria atendidos em hospital terciário. Rev Soc Bras Fonoaudiol. 2009;14(4):446-53.
23. Carthery MT. Caracterização dos distúrbios de escrita na doença de Alzheimer. São Paulo. Dissertação (Mestrado em Neurociências e Comportamento) – Universidade de São Paulo; 2000.
24. Carthery MT, Parente MAMP, Nitrini R, Bahia VS, Caramelli P. Spelling tasks and Alzheimer's disease staging. Eur J Neurol. 2005;12:907-11.
25. Lecours AR, Parente MAMP. Dislexia: implicações do Sistema de Escrita do português. São Paulo: Artes Médicas; 1997.
26. Carthery MT, Parente MAMP. Agrafias adquiridas – Introdução histórica e classificação. In: ORTIZ, Karin Zazo (Org.). Distúrbios Neurológicos Adquiridos. Barueri: Manole; 2010.
27. Ellis AW. Leitura, escrita e dislexia: uma abordagem cognitiva. Porto Alegre: Artes Médicas; 1995.
28. Rodrigues JC, Fontoura DR, Salles JF. Disgrafias adquiridas em adultos após acidente vascular cerebral unilateral nos hemisférios direito e esquerdo. Dement Neuropsychol. 2014;8(3):236-42.
29. Rodrigues JC, Pawlowski J, Müller JL, Bandeira DR, Salles JF. Comparação dos erros na escrita de palavras entre adultos após AVC unilateral nos hemisférios cerebrais. Neuropsicologia Latinoamericana. 2013;5(4):1-14.
30. Lecours AR, Delgado AP, Pimenta MAM. Distúrbios adquiridos da leitura e da escrita. In: LL Mansur, Rodrigues N, editors. Temas em neurolinguística. São Paulo: Tec Art; 1993.
31. Senaha MLH, Martin MGM, Amaro Jr E, Campi C, Caramelli P. Patterns of cerebral activation during lexical and phonological reading in Portuguese. Braz J Med Biol Res. 2005;38(12):1847-56.
32. Myers PS. Right hemisphere damage: Disorders of communication and cognition. San Diego: Singular Publishing Group; 1999.
33. Fournier NM, Calverley KL, Wagner JP, Poock JL, Crossley M. Impaired Social Cognition 30 years after hemispherectomy for intractable epilepsy: The importance of the right hemisphere in complex social functioning. Epilepsy, Behavior. 2008;12(3):460-71.
34. Joanette Y, Ansaldo AI, Kahlaoui K, Côté H, Abusamra V, Ferreres A, Roch-Lecours A. Impacto de las lesiones del hemisferio derecho sobre las habilidades lingüísticas: perspectivas teórica y clínica. Rev Neurología. 2008;46(8):481-88.
35. Fonseca RP, Fachel JMG, Chaves MLF, Liedtke FV, Parente MAMP. Right hemisphere damage: Communication processing in adults evaluated by the Brazilian Protocole MEC – Bateria MAC. Dement Neuropsychol. 2007;1(3):266-75.
36. Kerr MS, Pagliarin KC, Mineiro A, Ferré P, Joanette Y, Fonseca RP. Bateria Montreal de Avaliação da Comunicação – versão portuguesa: efeito da idade e escolaridade. CoDAS. 2015;27(6):550-56.

37. Ribeiro AF, Mansur LL, Radanovic M. Impairment of inferencial abilities based on pictoria stimuli in patients with right-hemisphere damage. Appl Neuropsychol Adult. 2015;22(3):161-9.
38. Silagi ML, Radanovic M, Conforto AB, Mendonça LIZ, Mansur LL. Inference comprehension in text reading: Performance of individuals with right- versus left-hemisphere lesions and the influence of cognitive functions. PLoS One. 2018;13(5):e0197195.
39. Radanovic M. Neurologia básica para profissionais da área da saúde. São Paulo: Editora Atheneu; 2015.
40. Cotrena C, Figueiredo AL, Fonseca RP. Perfil Neuropsicológico Pós-Traumatismo Cranioencefálico: há sempre extensas sequelas cognitivas? Ciências, Cognição. 2015;20(1)110-22.
41. Cecatto RB, Jucá SH, Nacarato MI, Maeda FRG, Prieto FF. Alterações de comunicação e linguagem de pacientes portadores de lesão encefálica adquirida – Estudo descritivo retrospectivo. Acta Fisiatr. 2006;13(3):136-46.
42. Pistono A, Jucla M, Barbeau EJ, Saint-Aubert L, Lemesle B, Calvet B. Pauses during autobiographical discourse reflect episodic memory processes in early Alzheimer's disease. J Alzheimers Dis. 2016;50:687–98.
43. Toledo CM, Aluísio SM, Dos Santos LB, Brucki SMD, Trés ES, de Oliveira MO, Mansur LL.Analysis of macrolinguistic aspects of narratives from individuals with Alzheimer's disease, mild cognitive impairment, and no cognitive impairment. Alzheimers Dement (Amst). 2017;10:31-40
44. Lira JO, Minett TSC, Bertolucci PHF, Ortiz KZ. Analysis of word number and content in discourse of patients with mild to moderate Alzheimer's disease. Dement Neuropsychol. 2014;8(3):260-65.
45. Lima TM, Brandão L, Parente MMAP, Peña-Casanova J. Alzheimer's disease: cognition and picture-based narrative discourse. Rev CEFAC. 2014;16(4):1168-77.
46. Mansur LL, Carthery MT, Caramelli P, Nitrini R. Linguagem e cognição na doença de Alzheimer. Psicologia: Reflexão e Crítica. 2005;18(3):300-307.
47. Mesulam M. Primary progressive aphasia. Ann Neurol. 2001;49:425-432.
48. Gorno-Tempini ML, Hillis AE, Weintraub S, Kertesz A, Mendez M, Cappa SF et al. Classification of primary progressive aphasia and its variants. Neurology. 2011;76(11):1006-14.
49. Senaha M, Caramelli P, Brucki SD, Smid J, Takada L, Porto CS et al. Primary progressive aphasia: classification of variants in 100 consecutive Brazilian cases. Dementia & Neuropsychologia. 2013;7(1):110-121.
50. Mansur LL, Goulart MTC, Bahia VS, Bak TH, Nitrini R. Semantic memory: nouns and action verbs in cognitively unimpaired individuals and frontotemporal lobar degeneration. Dementia & Neuropsychologia. 2013;7(1):48-54.
51. Brandão L, Silagi ML, Costa TMG, Mansur LL. Afasias Progressivas Primárias. In: Miotto EC, de Lucia MCS, Scaff M. (Org.). Neuropsicologia Clínica v. 1. 2. ed. São Paulo: Gen/Roca; 2017. p. 266-279.
52. Wajman JR, Cecchini MA, Bertolucci PHF, Mansur LL. Quanti-qualitative components of the semantic verbal fluency test in cognitively healthy controls, mild cognitive impairment, and dementia subtypes. Applied Neuropsychology-Adult. 2018;29:1-10.
53. Watila MM, Balarabe SA. Factors predicting post-stroke aphasia recovery. J Neurol Sci. 2015 May 15; 352(1-2):12-8.
54. Sul B, Kim JS, Hong BY, Lee KB, Hwang WS, Kim YK, Lim SH. The Prognosis and Recovery of Aphasia Related to Stroke Lesion. Ann Rehabil Med. 2016; 40(5):786-93.
55. Stern Y. Cognitive reserve: implications for assessment and intervention. Folia Phoniatr Logop. 2013; 65(2):49-54.
56. Mansur LL, Radanovic M. Neurolingüística: princípios para a prática clínica. São Paulo: Edições Inteligentes; 2004

57. Parente MAMP, Baradel RR, Fonseca RP, Pereira N, Carthery-Goulart MT. Evolution of language assessment in patients with acquired neurological disorders in Brazil. Dement Neuropsychol. 2014; 8(3):196-2.
58. Goodglass H, Kaplan E, Barresi B. Boston Diagnostic Aphasia Examination. 3a ed. Lippincott Williams & Wilkins; 2001.
59. Radanovic M, Mansur LL. Performance of a Brazilian population sample in the Boston Diagnostic Aphasia Examination: a pilot study. Braz J Med Biol Res. 2002;35(3):305-17.
60. Radanovic M, Mansur LL, Scaff M. Normative data for the Brazilian population in the Boston Diagnostic Aphasia Examination: influence of schooling. Braz J Med Biol Res. 2004;37:1731-38.
61. Mansur LL, Radanovic M, Taquemori L, Greco L, Araújo GC. A study of the abilities in oral language comprehension of the Boston Diagnostic Aphasia Examination – Portuguese version: a reference guide for the Brazilian population. Braz J Med Biol Res. 2005;38:277-292.
62. Parente MAMP, Fonseca RP, Pagliarin KC, Barreto SS, Soares-Ishigaki ECS, Hubner LC et al. Coleção MTL - Brasil – Bateria Montreal Toulouse de Avaliação da Linguagem. Ed Vetor; 2016.
63. Fonseca RP, Parente MAMP, Joanette Y, Côté H, Ska B. Bateria MAC – Bateria Montreal de Avaliação da Comunicação. São Paulo. Pró-Fono; 2008.
64. Casarin FC, Scherer LC, Parente MAMP, Ferré P, Coté H, Ska B, Joanette Y, Fonseca RP. Bateria Montréal de Avaliação da Comunicação Breve – versão abreviada – MAC Breve. São Paulo: Pro-Fono; 2014.
65. Kaplan E, Goodglass H, Weintraub S. The Boston naming test. Philadelphia: Lippincott Williams & Wilkins; 2001.
66. Mansur LL, Radanovic M, Araújo GC, Taquemori LY, Greco LL. Teste de nomeação de Boston: desempenho de uma população de São Paulo. Pró-Fono Rev Atual Cient. 2006;18(1):13-20.
67. Miotto EC, Sato J, Lucia MC, Camargo CH, Scaff M. Development of an adapted version of the Boston Naming Test for Portuguese speakers. Rev Bras Psiquiatr. 2010;32:279-282.
68. Brucki SM, Rocha MS. Category fluency test: effects of age, gender and education on total scores, clustering and switching in Brazilian Portuguese-speaking subjects. Braz J Med Biol Res. 2004;37(12):1771-77.
69. Senhorini MC, Amaro Júnior E, Ayres AM, Simone A, Busatto GF. Phonemic fluency in Portuguese-speaking subjects in Brazil: ranking of letters. J Clin Exp Neuropsychol. 2006;28:1191-1200.
70. Fichman HC, Fernandes CS, Nitrini R, Lourenço RA, Paradela EMP, Carthery-Goulart MT et al. Age and educational level effects on the performance of normal elderly on category verbal fluency tasks. Dement Neuropsychol 2009;3(1):49-54.
71. Machado TH, Fichman HC, Santos EL et al. Normative dat for healthy elderly on the phonemic verbal fluency task-FAS. Dement Neuropsychol. 2009;3(1):55-60.
72. Passos VM, Giatti L, Barreto SM et al. Verbal fluency tests reliability in a Brazilian multicentric study, ELSA-Brasil. Arq Neuropsiquiatr. 2011;69:814-6.
73. Bertola L, Lima MLC, Romano-Silva MA, Moraes EN, Diniz BS, Malloy-Diniz LF. Impaired generation of new subcategories and switching ina semantic verbal fluency test in older adults with mild cognitive impairment. Front Aging Neurosci. 2014;6:141.
74. De Renzi E, Faglioni P. Development of a shortened version of the Token test. Cortex. 1978;14(1):41-9.
75. Fontanari JL. O Token Test: elegância e concisão na avaliação da compreensão do afásico. Validação da versão reduzida de De Renzi para o português. Neurobiologia. 1989;52(3):177-218.
76. Moreira L, Schlottfeldt CG, Paula JJ, Daniel M, Paiva A, Cazita V et al. Normative study of the Token Test (short version): preliminary data for a sample of Brazilian seniors. Rev Psiquiatr Clín. 2011;38(3):97-101.
77. Carvalho SA, Barreto SM, Guerra HL, Gama AC. Oral language comprehension assessment among elderly: a population based study in Brazil. Prev Med. 2009;49(6):541-5.
78. Rodrigues JC, Miná CS, Salles JF. Coleção Anele 3 – Tarefa de Escrita de Palavras e Pseudopalavras – TEPP. São Paulo: Ed Vetor; 2017.

79. Rodrigues JC, Miná CS, Salles JF. Coleção Anele 4 – Tarefa de Leitura de Palavras e Pseudopalavras – TLPP. São Paulo: Ed Vetor; 2017.
80. Fratalli C, Thompson C, Holland A, Wohl C, Ferketic M. Functional Assessment of Communication Skills for Adults (ASHA FACS). Rockville (MD): American Speech-Language-Hearing Association; 1995.
81. Carvalho IA, Mansur LL. Validation of ASHA-FACS – functional assessment of communication skills for Alzheimer disease population. Alzheimer Dis Assoc Disord. 2008;22(4):375-81.
82. Garcia FHA, Mansur LL. Habilidades funcionais de comunicação: idoso saudável. Acta Fisiatr 2006;13(2):87-9.
83. Bayles KA, Tomoeda CK. Arizona battery for communication disorders of dementia (ABCD). Tucson: Canyonlands Publishing; 1994.
84. Freitas MIA, Porto C, Oliveira MO, Brucki SMD, Mansur LL, Nitrini R, Radanovic M. Linguistic abilities in major vascular cognitive impairment: a comparative study with Alzheimer´s disease. Acta Neurologica Belgica. 2018;118(3):465-73.
85. Novaretti TM, Freitas MID, Mansur LL, Nitrini R, Radanovic M. Comparison of language impairment in late-onset depression and Alzheimer's disease. Acta Neuropsychiatrica. 2011;23(2):62-8.
86. Auzou P, Özsancak C, Hannequin D. Les dysarthries. Ed Médias Flashs; 1999.
87. Duffy JR. Examination of motor speech disorders. In: Duffy JR. Motor Speech Disorders: substrates, differential diagnosis, and management. 3rd ed. St Louis: Elsevier; 2013.
88. Martins FC, Ortiz KZ. Proposta de protocolo para avaliação da apraxia de fala. Fono Atual. 2004;7(30):53-61.

# TRIAGEM AUDITIVA NEONATAL

CAPÍTULO 4

Hannalice Gottschalck Cavalcanti
Monique Ramos Paschoal
Thalita da Silva Oliveira
Soraya Balbino Dutra
Luciana Pimentel Fernandes

O crescimento da triagem auditiva neonatal ocorreu nesta última década não somente por estar diretamente ligado à evolução da tecnologia, mas também pela necessidade de consolidar a Política de Atenção à Saúde Auditiva. Há diversos fatores que contribuem para que um número satisfatório de recém-nascidos seja triado, promovendo a identificação de perdas auditivas o mais cedo possível a fim de diagnosticar e reabilitar estes bebês. É imprescindível incluir as famílias neste processo para que ocorra adesão a todas as etapas do programa. Neste capítulo abordaremos os fatores importantes para que um programa de triagem auditiva neonatal alcance estes objetivos.

## HISTÓRICO E LEGISLAÇÃO DA TRIAGEM AUDITIVA

Desde 1940, a triagem auditiva na população infantil é estudada por diversos pesquisadores. As técnicas utilizadas até a década de 1980 eram de natureza comportamental e, a partir de então, foram recomendadas as técnicas eletrofisiológicas. Até meados de 1990, a triagem auditiva neonatal (TAN) era realizada de forma inconsistente e assistemática em todo o mundo, principalmente em razão do alto custo.[1] No ano de 1993, o National Institute of Health (NIH) recomendou que a TAN fosse realizada em todos os recém-nascidos, pois apenas 50% das crianças nascidas vivas e que apresentavam perda auditiva eram diagnosticadas por meio de TAN realizada exclusivamente em bebês com indicadores de risco.[2] Recomendou, também, a utilização das Emissões Otoacústicas Evocadas (EOE) para todos os recém-nascidos, por ser um procedimento não invasivo, rápido e confiável quando comparado aos demais testes realizados na avaliação audiológica, e que não é com base em respostas comportamentais. O Joint Committee of Infant Hearing (JCIH), Comitê Americano com representantes da Academia Americana de Pediatria, Academia Americana de Otorrinolaringlologia e Cirurgia de Cabeça e Pescoço, Associação Americana de Fala, Linguagem e Audição, Academia Americana de Audiologia, Conselho de Educação do Surdo e diretores de programas de fala e audição atuantes em municípios e estados, é responsável por publicar recomendações que resumem o Estado da arte e das ciências no que se refere à audição em crianças. O JCIH estabelece, em suas publicações, indicadores de qualidade dos programas de triagem auditiva neonatal (PTAN), consideram alguns aspectos fundamentais, podendo destacar: 1. Os índices de triagens realizadas devem ser superiores a 95% dos nascidos vivos, preferencialmente alcançar os 100%; 2. as triagens devem ser realizadas no máximo no primeiro mês de vida; 3. ter índice inferior a 4% de neonatos encaminhados para diagnóstico; 4. devem ser alcançados os 90% dos neonatos encaminhados para diagnóstico, com conclusão do diagnóstico até os 3 meses de vida; 5. recomenda-se que 95% dos lactentes confirmados com perdas auditivas bilaterais permanentes iniciem o uso da amplificação sonora no prazo máximo de um mês após o diagnóstico.[3]

Um marco brasileiro na área da audiologia foi a Política Nacional de Atenção à Saúde Auditiva - PNASA (Portaria MS nº 2.073, de 2004) que aprimorou as ações de saúde auditiva do Sistema Único de Saúde (SUS) e propôs a organização de uma rede hierarquizada, regionalizada e integrada entre a atenção básica, a média e a de alta complexidade, buscando garantir o diagnóstico e a reabilitação auditiva. Essa política definiu que os serviços de Atenção à Saúde Auditiva na Média Complexidade deveriam atuar na realização de triagem auditiva neonatal e no monitoramento da audição em neonatos.[4]

O Comitê Multiprofissional de Saúde Auditiva (COMUSA), em 2010, publicou um parecer com o intuito de nortear as ações dos profissionais envolvidos nos programas de triagem, no âmbito da prevenção, do diagnóstico e da reabilitação da perda auditiva.[1]

Em 2 de agosto de 2010, a Lei Federal n° 12.303 tornou obrigatória a realização gratuita do exame denominado Emissões Otoacústicas Evocadas (EOAE) em todos os hospitais e maternidades, nas crianças nascidas em suas dependências. Também garantiu que todas as crianças nascidas fora da maternidade ou do hospital fizessem o exame antes dos 3 meses de vida.[5] O Decreto Federal nº 7.612 de 2011 tratou do Plano Nacional dos Direitos à Pessoa com Deficiência – Viver sem Limite, que envolve todos os entes federados e ações da educação, inclusão social, acessibilidade e atenção à saúde. Este plano lançou a Rede de Cuidados à Pessoa com Deficiência, onde foram criados e qualificados serviços de saúde auditiva. A Portaria nº 1.459, de 24 de junho de 2011, incluiu a aquisição de equipamentos para triagem auditiva neonatal em todo o território brasileiro.[6]

Inserido nesse contexto, o Ministério da Saúde publicou uma cartilha com as Diretrizes de Atenção à Triagem Auditiva Neonatal, que oferecer orientações às equipes multiprofissionais para o cuidado da saúde auditiva na infância, em especial à Triagem Auditiva Neonatal, nos diferentes pontos de atenção da rede. Orientam quanto ao uso de protocolos, em relação à presença ou ausência de indicadores de risco para a deficiência auditiva-IRDA.[7]

Estudos no Brasil apontam que os indicadores de qualidade dos programas estão aquém do recomendado. O diagnóstico auditivo da perda auditiva nos bebês e a intervenção nos casos confirmados com perda auditiva ocorrem bem mais tarde do que o sugerido.[8] A não adesão das famílias às etapas da triagem auditiva ou nas etapas seguintes, de monitoramento e diagnóstico auditivo, contribuem para a não eficiência dos PTAN.[9] Existe, ainda, uma baixa cobertura da TAN e uma distribuição irregular no território brasileiro, o que pode estar associado à carência de profissionais fonoaudiólogos inseridos no SUS, centros de referência em saúde auditiva e número de maternidades.[10-12]

É a partir desses estudos que é possível identificar, monitorar e avaliar ações para subsidiar as decisões de planejamento em saúde pública.

## CAUSAS E FATORES DE RISCO DA PERDA AUDITIVA INFANTIL

As diretrizes de atenção da triagem auditiva neonatal,[7] publicadas pelo Ministério da Saúde, citam os seguintes indicadores de risco para a perda auditiva do bebê:[3]

- Preocupação dos pais com o desenvolvimento da criança, da audição, fala ou linguagem.

- Antecedente familiar de surdez permanente, com início desde a infância, sendo assim considerado como risco de hereditariedade. Os casos de consanguinidade devem ser incluídos neste item.
- Permanência na UTI por mais de 5 dias, ou ocorrência de qualquer uma das seguintes condições, independente do tempo de permanência na UTI: ventilação extracorpórea; ventilação assistida; exposição a drogas ototóxicas como antibióticos aminoglicosídeos e/ou diuréticos de alça; hiperbilirrubinemia; anóxia perinatal grave; Apgar neonatal de 0 a 4 no primeiro minuto, ou 0 a 6 no quinto minuto; peso ao nascer inferior a 1.500 gramas.
- Infecções congênitas (toxoplasmose, rubéola, citomegalovírus, herpes, sífilis, HIV).
- Anomalias craniofaciais envolvendo orelha e osso temporal.
- Síndromes genéticas que geralmente expressam deficiência auditiva (como Waardenburg, Alport, Pendred, entre outras).
- Distúrbios neurodegenerativos (ataxia de Friedreich, síndrome de Charcot-Marie-Tooth).
- Infecções bacterianas ou virais pós-natais como citomegalovírus, herpes, sarampo, varicela e meningite.
- Traumatismo craniano.
- Quimioterapia.

No Brasil, um estudo avaliou uma população com deficiência auditiva após a falha na TAN e relacionou a permanência do bebê em UTIN como um dos Indicadores de Risco para a Deficiência Auditiva (IRDA) mais associados à perda auditiva sensorioneural (32,2%), seguido por história de perda auditiva na família e prematuridade (19,4%), alteração genética (16,1%), hipóxia neonatal e consanguinidade (9,7%), ototoxicidade e hiperbilirrubinemia (6,5%), infecção congênita (6,5%) por citomegalovírus e toxoplasmose.[13]

As causas genéticas são responsáveis por grande parte das perdas auditivas em crianças em países desenvolvidos. Em torno de 20% dos bebês que nascem com perda auditiva genética possuem uma síndrome associada.[14]

## IMPLEMENTAÇÃO DE UM PROGRAMA DE TRIAGEM AUDITIVA NEONATAL

Os PTAN devem seguir as diretrizes estabelecidas por Comitês Nacionais e internacionais, mas também devem estar de acordo com a realidade e a rotina de cada serviço e, assim, atender a determinados parâmetros a fim de garantir seu objetivo final, que é o de identificar o mais precocemente possível a deficiência auditiva nos neonatos e lactentes. De forma geral, as diretrizes referem que um PTAN deve considerar:

- Período e local de realização: existe um consenso de que a TAN realizada nas primeiras 24 horas de vida aumente a chance de um resultado inadequado pela presença do vérnix na orelha do bebê e,[15] portanto, a TAN, após este período, deve ser considerada a fim de evitar retornos necessários. Para decidir após quantas horas pós-parto a triagem deve ser feita, o profissional precisa considerar a rotina do hospital e analisar as seguintes situações: o tempo de permanência da mãe na maternidade e a escala de trabalho dos fonoaudiólogos responsáveis pela triagem. O local da TAN pode ser, ainda, na maternidade, antes da alta hospitalar ou agendada para a avaliação no ambulatório ainda no primeiro mês de vida, se este oferecer melhores condições para a triagem.
- Manuseio do bebê: o bebê deve estar, preferencialmente, dormindo em ambiente tranquilo, sem a presença de grande número de pessoas e, portanto, com pouco ruído no momento da avaliação.

- Etapas a serem cumpridas: para a realização do procedimento é importante considerar: a identificação dos indicadores de riscos para deficiência auditiva no histórico do bebê, o acolhimento dos pais antes da triagem, a realização do exame propriamente dito, a entrega do resultado e a devolutiva aos pais. No momento de acolhimento, os pais devem receber todas as informações sobre os procedimentos da TAN, a saber: o objetivo da avaliação proposta (que se trata de triagem e não de diagnóstico), os resultados possíveis (passa e falha) e o que os mesmos significam (encaminhamentos possíveis e importância de monitoramento do desenvolvimento da criança) e como o exame é realizado (introdução da sonda na orelha do bebê enquanto ele dorme, tempo do exame, que o mesmo é indolor). Em relação ao exame propriamente dito, convém considerar avaliação do tamanho do conduto auditivo do bebê para seleção do tamanho ideal da sonda, controle de ruído e registro dos resultados (que devem, preferencialmente, ser apresentados em forma de relatório e/ou anotados na caderneta de saúde do bebê), que devem ser entregues aos pais num momento de devolutiva adequado, considerando as orientações relacionadas com o monitoramento e o acompanhamento do desenvolvimento da audição e da linguagem da criança e, sempre que necessário, as orientações sobre a realização de reteste e diagnóstico.[16] O acompanhamento desses passos certamente garante melhor adesão dos pais aos programas de triagem neonatal como relatados nas Diretrizes de Atenção à Triagem Auditiva Neonatal elaboradas pelo Ministério da Saúde em 2012. A literatura confirma que quanto maior o conhecimento dos pais sobre indicadores de risco, sobre a triagem auditiva e sobre marcos do desenvolvimento de audição e de linguagem, maior será a adesão da família ao PTAN, garantindo a efetividade de todo o processo de diagnóstico e intervenção em alterações auditivas na população infantil.[17,18]
- O protocolo de avaliação deve ser orientado pela presença ou ausência de IRDA ou pela presença do recém-nascido em alojamento comum ou unidade de terapia intensiva neonatal (UTIN). Para os neonatos e lactentes sem indicador de risco recomenda-se o exame de Emissões Otoacústicas Evocadas (EOE) ou Potencial Evocado Auditivo do Tronco Encefálico (PEATE). Caso não se obtenha resposta satisfatória (falha), repete-se o teste, podendo ser antes da alta hospitalar ou durante um retorno para o ambulatório, ainda no primeiro mês de vida. Quando a falha persiste, realizar de imediato o Potencial Evocado Auditivo de Tronco Encefálico (PEATE-Automático ou em modo triagem) nas triagens que usam somente EOE. Para os neonatos e lactentes com indicador de risco, utiliza-se o teste de PEATE-Automático ou em modo triagem desde a primeira avaliação. Não obstante, é importante considerar que a escolha do protocolo ainda depende de fatores como: (i) recursos disponíveis, (ii) logística, rotina e infraestrutura do serviço hospitalar e, por último, mas não menos importante, (iii) o acesso e a adesão das famílias ao programa de triagem.[19] Por esse motivo, os protocolos nacionais e internacionais podem diferir em alguns aspectos, indicando que, na verdade, não existe um protocolo padrão, mas indicadores de qualidade que devem ser atendidos quando se deseja implantar um PTAN, além da proposição de mecanismos de avaliação permanente das ações a fim de garantir a atenção integral à saúde auditiva na infância. Exemplos de protocolos estão ilustrados nas Figuras 4-1 a 4-4. A Figura 4-1 mostra o fluxograma para bebês nascidos sem e com risco para deficiência auditiva. É o protocolo que consta nas diretrizes de atenção da triagem auditiva neonatal do Ministério de Saúde.[7] As Figuras 4-2 e 4-3 já são propostas da Associação Americana de Fala, Linguagem e Audição (American Speech Language Hearing Association – ASHA) de um protocolo para bebês que nasceram em alojamento comum usando EOAE ou PEATE. A Figura 4-4

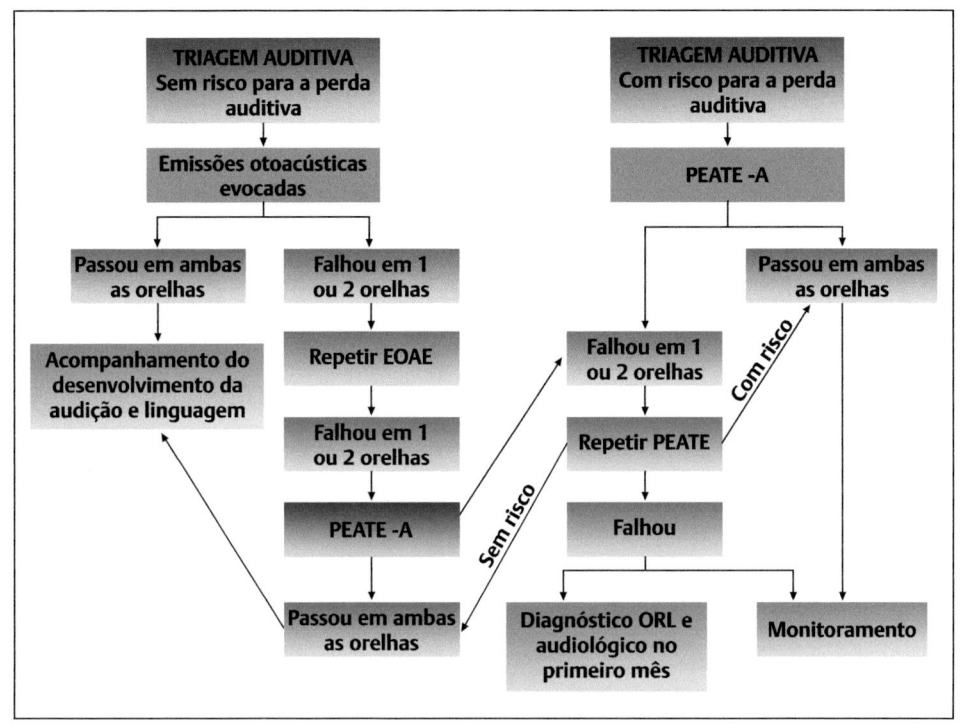

**Fig. 4-1.** Fluxograma da triagem auditiva neonatal para bebês sem e com indicador de risco para a perda auditiva, segundo as diretrizes de atenção da triagem auditiva neonatal do Ministério de Saúde, 2012. (Fonte: http://bvsms.saude.gov.br/bvs/publicacoes/diretrizes_atenção_triagem_auditiva_neonatal.pdf.)

descreve o protocolo de bebês que permaneceram no mínimo 24 horas na UTIN. Os protocolos americanos podem ser encontrados na página da Associação Americana de fala, linguagem e audição – American Speech and Hearing Association (ASHA).
- O monitoramento dos bebês triados: todo PTAN deve considerar o princípio de que triagem, diagnóstico funcional e reabilitação fazem parte de um processo contínuo e indissociável. Sendo assim, para que se atinja o resultado esperado, é imprescindível que o programa considere, além da realização do teste e reteste, a realização das etapas de avaliação diagnóstica das crianças que falharam no processo, bem como a adoção das subsequentes medidas de intervenção, garantindo possibilidade de desenvolvimento pleno de crianças com alterações auditivas. Outro ponto diz respeito à importância de todo PTAN adotar medidas de monitoramento e de acompanhamento do desenvolvimento da audição e da linguagem das crianças. Tais medidas precisam ser adotadas durante todo o processo de triagem, por meio de ações de comunicação e esclarecimento voltadas especificamente às famílias que precisam ser conscientizadas a respeito do papel indiscutível do acompanhamento das crianças durante os primeiros anos de vida, uma vez que problemas auditivos que podem ocorrer durante os primeiros anos de vida são considerados fundamentais ao desenvolvimento auditivo e de linguagem.
- O gerenciamento dos dados: a dificuldade em registrar todas as etapas em um banco de dados depende de como o PTAN foi estabelecido. Quando todas as etapas ocorrem

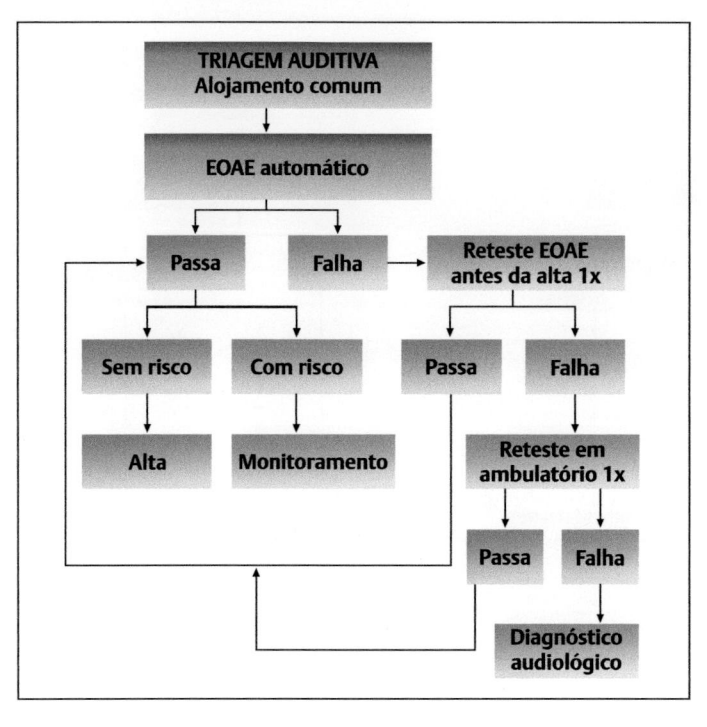

**Fig. 4-2.** Fluxograma da TAN, pela American Speech language Hearing Association (ASHA), em bebês de alojamento comum usando emissões otoacústicas evocadas. (Fonte: https://www.asha.org/PRPSpecificTopic.aspx?folderid=8589935234&section=Key_ Issues # Protocols.)

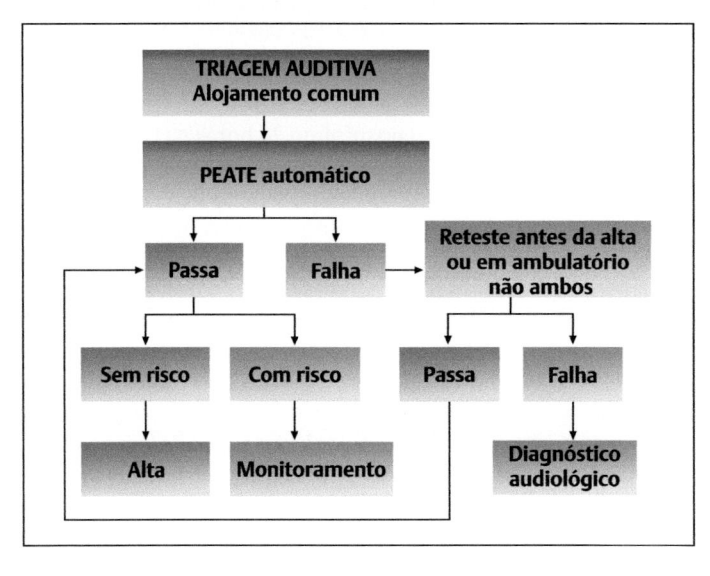

**Fig. 4-3.** Fluxograma da TAN, pela American Speech Language Hearing Association (ASHA), em bebês de alojamento comum usando Potencial evocado auditivo. (Fonte: https://www.asha.org/PRPSpecificTopic.aspx?folderid=8589935234&section= Key_ Issues # Protocols.)

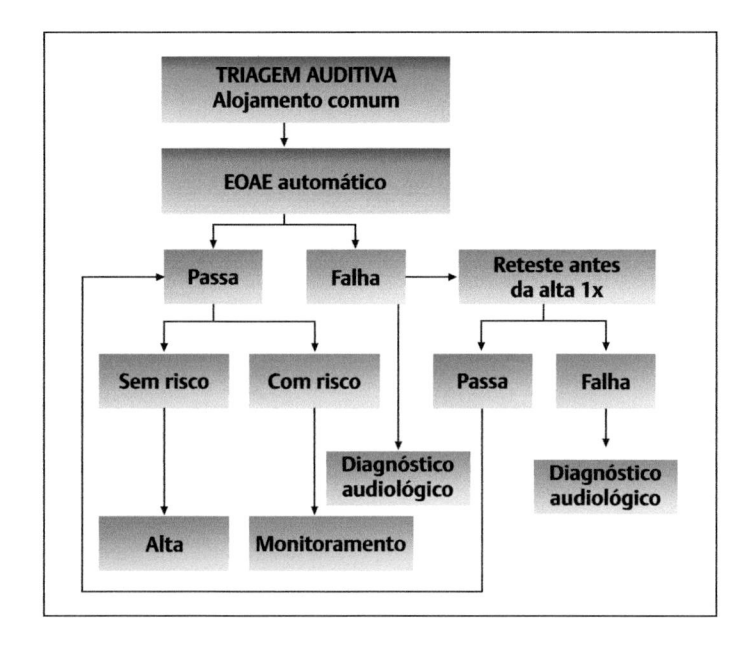

**Fig. 4-4.** Fluxograma da TAN, pela American Speech Language Hearing Association (ASHA), em bebês de Unidade de terapia intensiva neonatal (UTIN) usando potencial evocado auditivo. (Fonte: https://www.asha.org/PRPSpecificTopic.aspx?folderid=8589935234&section= Key_ Issues # Protocols.)

no mesmo local, o registro se torna bem mais fácil. Na maioria dos casos, porém, cada etapa é realizada em local diferente e nestes casos o acompanhamento dos bebês é bem mais desafiador e difícil. O gerenciamento dos dados é fundamental para garantir que os bebês, identificados com perda auditiva, sejam incluídos, o mais rápido possível, na intervenção. O programa deve alertar pais e profissionais sobre as datas marcadas para reteste ou diagnóstico e gerar dados sobre a qualidade do programa. A administração desses dados possibilita o acompanhamento dos resultados do programa de triagem auditiva neonatal (PTAN) encontrado mensalmente e serve como instrumento para resgatar os bebês que não concluíram as etapas do programa. A partir da análise de um banco de dados também é possível orientar atividades, realizar planejamentos, realizar implementação e avaliação de programas e formular hipóteses de pesquisas.[3] Os *softwares* podem ser confeccionados pela equipe de tecnologia da informação dos estados e municípios que realizaram o PTAN. Infelizmente, no Brasil, esses sistemas ainda não são uma realidade em todos os centros de atendimentos, muitas instituições ainda deixam a desejar no aspecto do gerenciamento de dados. Encontramos alguns *softwares* nacionais que utilizam um banco de dados informatizado, como o HERA, ainda em fase de implementação, produzido pelo laboratório de inovação tecnológica em saúde (LAIS) da Universidade Federal do Rio Grande do Norte (UFRN).[20] Este *software* surgiu após diversas reuniões com as fonoaudiólogas atuantes na triagem auditiva e o produto se baseou nas demandas destes profissionais. Em Contagem, Minas Gerais, outro *software* para gerenciamento do PTAN foi desenvolvido, que permite a integração, em *software*, das informações do paciente, das consultas (histórico, avaliação, diagnóstico) e condutas realizadas.[21] Para a construção do *software* também foram consultados os profissionais que atuam na Triagem Auditiva Neonatal (TAN) e o programa inclui os padrões de normalidade, possibilidade de personalização dos campos de laudo e inclusão dos indicadores de risco e a análise estatística dos indicadores de qualidade do PTAN.

Nos Estados Unidos existem inúmeros *softwares* comerciais que podem ser consultados no *site* do National Center for Hearing Assessment and Management.

Assim sendo, os indicadores de qualidade de um PTANe, segundo o JCIH, são:[3]

1. Indicadores de qualidade da triagem auditiva:
   - Porcentagem de todos os recém-nascidos que completam a TAN até 1 mês de idade deve ser de no mínimo 95%.
   - Porcentagem de todos os recém-nascidos que falham no TAN ou em testes subsequentes e anterior aos diagnósticos não deve ultrapassar 4%.
2. Indicadores de qualidade da confirmação da perda auditiva:
   - Diagnóstico audiológico realizado em 90% dos bebês que falharam na TAN ou em reteste subsequente.
   - Para aquelas famílias que optam pelo uso de aparelho de amplificação sonora (AAS), a porcentagem dos bebês com diagnóstico de perda auditiva bilateral confirmada e recebimento do AAS após, no máximo, 1 mês após o diagnóstico, deve ser de 95%. A intervenção não deve ocorrer tão tarde quanto com 6 meses de vida.
   - Existem muitos desafios para que um PTAN seja efetivo e atinja o objetivo da identificação o mais cedo possível, com diagnóstico e intervenção antes de desenvolvimento da linguagem oral. A inadimplência das famílias nas diferentes etapas do programa, necessidade de profissionais com *expertise* na triagem, diagnóstico e acompanhamento das crianças com perda auditiva, acompanhamento dos bebês por meio de um sistema de gerenciamento de dados, estudos de prevalência e etiologia das perdas auditivas na criança e maior investimento das entidades Federais, Estaduais e Municipais são exemplos de dificuldades que precisam ser superadas.

## REFERÊNCIAS BIBLIOGRÁFICAS

1. Lewis DR, Marone SAM, Mendes BCA, Cruz OLM, Nóbrega M. Comitê multiprofissional em saúde auditiva COMUSA. Braz J Otorhinolaryngol 2010 jan-feb;76(1):121-8.
2. National Institutes of Health. Early identification of hearing loss in infants and Young children. Consensus development Conference of early identification of hearing loss in infants and Young children. Bethesda. National Institutes of Health; 1993.
3. Joint Committee on Infant Hearing. Executive Summary of Joint Committee on Infant Hearing Year 2007. Position Statement: principles and guidelines for early hearing detection and intervention programs Internet. [acesso em 27 nov 2018]. Disponível em: http://www.jcih.org/ExecSummFINAL.pdf.
4. Brasil. Ministério da Saúde, Secretaria de Atenção à Saúde, Política Nacional de Atenção à Saúde Auditiva. Portaria nº 587, de 7 de outubro de 2004. Brasília, 2004. [acesso em 11 março 2019]. Disponível em: http://bvsms.saude.gov.br/bvs/saudelegis/sas/2004/prt0587_07_10_2004.html.
5. Brasil. 12.303, de 2 de agosto de 2010. I Dispõe sobre a obrigatoriedade de realização do exame denominado Emissões Otoacústicas Evocadas. Diário Oficial da União 03 out 2010.
5. Brasil. Decreto Federal 7.612 de 2011. Institui o Plano Nacional dos Direitos da Pessoa com Deficiência - Plano Viver sem Limite. Diário Oficial da União 2011;18 n.
6. Brasil. Ministério da Saúde, Secretaria de Assistência à Saúde, Departamento de Ações Programáticas. Diretrizes de Atenção da Saúde Auditiva Neonatal. Brasília, 2012. [acesso em 26 nov 2018]. Disponível em: http://bvsms.saude.gov.br/bvs/publicacoes/diretrizes_atencao_triagem_auditiva_neonatal.pdf.
7. Pinto MM, Raimundo JC, Samelli AG, Carvalho ACM, Matas CG, Ferrari GMS et al. Idade no diagnóstico e no início da intervenção de crianças deficientes auditivas em um serviço público de saúde auditiva brasileiro. Arq Int Otorrinolaringol 2012;16(1):44-9.

8. Alvarenga KF, Araújo ES, Melo TM, Martinez MA, Bevilacqua MC. Questionário para monitoramento do desenvolvimento auditivo e de linguagem no primeiro ano de vida. CoDAS 2013;25(1):16-21.
9. Cruz LRL da, Ferrite S. Estimated coverage of newborn hearing screening among users of the Brazilian National Health System, 2008-2011. Rev Bras Saude Mater Infant [online]. 2014;14(4):401-11.
10. Dias WCFGS, Paschoal MR, Cavalcanti HG. Análise da cobertura da triagem auditiva neonatal no Nordeste brasileiro. Audiol Commun Res [Internet]. 2017 [acesso em 11 mar 2019];22:e1858.
11. Paschoal MR, Cavalcanti HG, Ferreira MAF. Análise espacial e temporal da cobertura da triagem auditiva neonatal no Brasil (2008-2015). Ciênc Saúde Coletiva [Internet] 2017 Nov [acesso em 11 mar 2019];22(11):3615-24.
12. Costa KC. Etiologia da perda auditiva em neonatos diagnosticados em um programa de triagem auditiva neonatal, 2016. Dissertação (Mestrado) – Universidade Estadual de Campinas, Faculdade de Ciências Médicas, Campinas, SP. Disponível em: http://www.repositorio.unicamp/handle/REPOSIP/312575. Acesso em: 21 dez. 2018.
13. Morton CC, Nance WE. Newborn hearing screening: a silent revolution. N Engl J Med 2006; 354:2151-64.
14. Ribas A, Cabral J, Gonçalves V, Gonçalves CGO, Kozlowski L. Programa de triagem auditiva neonatal: influência do tempo de vida dos recém-nascidos na pesquisa das emissões otoacústicas transientes. Rev CEFAC [Internet] 2013 Aug [acesso em 12 mar 2019];15(4):773-7. Disponível em: http://www.scielo.br/scielo.php?script=sci_arttext&pid=S1516-18462013000400005&lng=en.
15. Piazolato RA, Fonseca LMM, Fernandes AY, Lefévre F, Maximino L. Vigilância do desenvolvimento da linguagem da criança: conhecimentos e práticas de profissionais da atenção básica à saúde. REV CEFAC 2016;18(5):1109-20.
16. Sabbag JC, Lacerda A. Rastreamento e monitoramento da Triagem Auditiva Neonatal em Unidade de Estratégia de Saúde da Família: estudo-piloto. CoDAS 2017 Aug. 10;29(4):e20160102.
17. Jardim JB, Hahn GV. Triagem auditiva neonatal: conhecimento das mães sobre o teste da orelhinha. Pediatr Mod 2014;50:453-60.
18. Amisha K, Khoza-Shangase K, Moroe N. Newborn hearing screening protocols and their outcomes: a systematic review. International. J Ped Otorhinolaryng 2018 Dec.;115:104-9.
19. Monteiro LAC. Análise da implementação de inovação na triagem neonatal. Revista Brasileira de Inovação Tecnológica em Saúde 2018;8(2).
20. Mariz VF, Azevedo JV. Experiência na Elaboração de Um Software para o Banco de Dados de Um Programa de Triagem Auditiva Neonatal. Rev Tecer 2014;7:168-80.

# AVALIAÇÃO E DIAGNÓSTICO AUDIOLÓGICO NA PRIMEIRA INFÂNCIA

CAPÍTULO 5

Eliene Silva Araújo
Bárbara Cristiane Sordi Silva
Maria Taiany Duarte de Oliveira
Kátia de Freitas Alvarenga

A primeira infância é um período essencialmente relevante para o desenvolvimento de ações voltadas à saúde auditiva infantil, uma vez que a identificação e a intervenção da deficiência auditiva nos primeiros anos de vida propiciam condições favoráveis ao desenvolvimento das habilidades auditivas e da linguagem oral.

A atuação do fonoaudiólogo no primeiro ano de vida da criança perpassa tanto pela triagem auditiva neonatal (TAN) quanto pelas etapas posteriores, já que se preconiza que a reabilitação seja iniciada até os 6 meses de idade.[1] Além disso, o monitoramento auditivo de crianças com resultado que passaram na TAN, mas que apresentam indicadores de risco para a deficiência auditiva (IRDA) é previsto até o primeiro ano de vida.[2]

A TAN, regulamentada no Brasil pela Lei federal nº 12.303,[3] e a própria maximização do conhecimento sobre a saúde auditiva e a importância do diagnóstico precoce, refletiram uma modificação no perfil de crianças atendidas nos serviços de saúde auditiva, sendo cada vez maior o quantitativo de neonatos e lactentes nos primeiros meses de vida para avaliação. Todavia, o profissional ainda se depara, rotineiramente, com a situação de avaliar crianças com idade acima de 1 ano, o que ocorre tanto pelo fato de que a TAN por si só não garante o acesso das crianças ao serviço de referência no período adequado, quanto pela possibilidade de ocorrência de perdas auditivas adquiridas ou de manifestação tardia. Deve-se considerar, também, a elevada ocorrência de alterações condutivas nesta população.[4,5] Adicionalmente, o diagnóstico audiológico infantil requer reavaliação periódica da criança, visto que, em razão do processo maturacional, podem-se observar mudanças nos limiares psicoacústicos.

Alvarenga e Araújo (2015)[6] propuseram um protocolo para avaliação audiológica da criança na faixa etária de 0 a 1 ano de idade, incluindo procedimentos comportamentais, eletroacústicos e eletrofisiológicos, norteados pelo princípio *cross check*, em que o resultado de um teste deve ser aceito após ser confirmado por outro independente.[7] Os autores apresentaram detalhadamente o conteúdo referente à entrevista fonoaudiológica, à avaliação do comportamento auditivo, à audiometria com reforço visual (VRA, sigla em inglês), às emissões otoacústicas evocadas (EOE), ao potencial evocado auditivo de tronco encefálico (PEATE) e ao potencial evocado auditivo de estado estável (PEAEE).

No presente capítulo, busca-se apresentar uma continuidade a este protocolo, com enfoque na avaliação audiológica até os 5 anos de idade (Quadro 5-1).

**Quadro 5-1.** Protocolo de Avaliação Audiológica Infantil (1 a 5 anos)

| Protocolo de avaliação audiológica | Princípio *cross-check* | Procedimentos complementares |
|---|---|---|
| <ul><li>Entrevista fonoaudiológica</li><li>Inspeção visual do conduto auditivo externo</li><li>Medida da imitância acústica (timpanometria e reflexo acústico)</li><li>Emissões otoacústicas evocadas por transientes (EOE-t)</li><li>Avaliação do comportamento auditivo (até 2 anos de idade no processo diagnóstico)</li><li>Audiometria com reforço visual (até 2 anos e 6 meses) ou Audiometria condicionada (de 2 anos e 6 meses a 5 anos)</li></ul> | <ul><li>Potencial evocado auditivo de tronco encefálico – clique por condução aérea</li><li>**Realizado para confirmar a alteração em quaisquer uns dos procedimentos do protocolo proposto**</li></ul> | <ul><li>Potencial evocado auditivo de tronco encefálico (PEATE) – clique por condução óssea</li><li>Emissões otoacústicas evocadas – produto de distorção (EOE-PD)</li><li>Potencial Evocado Auditivo de Tronco Encefálico (PEATE) com frequência específica e/ou Potencial Evocado Auditivo de Estado Estável (PEAEE)</li><li>**Realizado para caracterizar a alteração constatada nos procedimentos do protocolo proposto**</li></ul> |

## AUDIOMETRIA TONAL LIMINAR CONDICIONADA

Também denominada como audiometria lúdica,[8] a audiometria tonal liminar (ATL) condicionada consiste na realização do teste com a utilização de jogos, brinquedos e histórias, dentre outros recursos, que favoreçam a interação e o envolvimento da criança. Este procedimento pode ser realizado a partir dos 30 meses de idade, ou seja, período em que a criança possui desenvolvimento linguístico adequado para compreender a atividade lúdica apresentada pelo profissional. É importante ressaltar que se deve levar em consideração não apenas a idade cronológica, mas também o nível de desenvolvimento cognitivo e outras alterações associadas, uma vez que, dependendo do comprometimento apresentado, a criança pode não conseguir realizar este tipo de exame, sendo indicados procedimentos de avaliação para idades inferiores, como o VRA.[9] Por outro lado, na prática clínica observam-se crianças com nível de desenvolvimento que permite a realização do procedimento em idades inferiores à sugerida na literatura.

Nesta ATL, o profissional deve condicionar a resposta da criança frente à apresentação do estímulo sonoro, que pode ser o tom puro, o *Warble* ou a fala. Na prática, o estímulo *Warble* é comumente utilizado pois, além de ser mais atrativo para a criança quando comparado ao tom puro, minimiza a interferência da reverberação no teste realizado em campo livre.[10]

A definição da estratégia mais apropriada para favorecer o condicionamento da criança, em que esta apresenta um ato motor como resposta à estimulação sonora, deve considerar a faixa etária e seus interesses. Apesar de haver uma técnica estabelecida, por vezes, o comportamento da criança durante o procedimento requer *insigths* do profissional para alcançar o resultado esperado. Neste contexto, em crianças pequenas e com perda auditiva, a instrução verbal pode não ser suficiente, sendo recomendado que o profissional execute a ação motora solicitada possibilitando a imitação, ou segure sua mão para conduzi-la na atividade proposta, até que, após algumas repetições, a criança a realize de maneira independente.

A interação com a criança nos momentos iniciais do atendimento e as próprias informações obtidas na entrevista fonoaudiológica fornecerão subsídios para determinar a intensidade inicial para o condicionamento. Em casos em que há ausência de respostas, o profissional pode-se questionar quanto à possibilidade de a criança não estar condicionada ou realmente não ouvir o estímulo sonoro, mesmo na intensidade máxima do equipamento. Nesta situação, pode-se tentar o condicionamento utilizando as frequências de 250 ou 500 Hz, uma vez que, nas perdas auditivas sensorioneurais, a audição residual costuma ser maior nas frequências mais baixas; ou ainda, utilizar a sensação tátil para verificar se a criança estaria condicionada ou não.[11] Neste caso, propõe-se utilizar o vibrador ósseo posicionado na mão da criança, para que esta realize a ação motora proposta frente à sensação tátil. Após o condicionamento, volta-se a apresentar o estímulo sonoro no fone, na perspectiva de que a criança realize a mesma ação caso detecte o som.

É fundamental que a pesquisa dos limiares psicoacústicos seja iniciada apenas quando o profissional estiver certo de que a criança foi condicionada. Além disso, pode acontecer de a criança se cansar, perder a atenção e deixar de responder ao longo do exame. Caso isto ocorra, será necessário modificar a atividade proposta e/ou finalizar o exame em uma outra sessão.

A técnica descendente para a pesquisa dos limiares psicoacústicos deverá ser a mesma utilizada para a realização da ATL convencional.[12] No entanto, a fim de otimizar o tempo da avaliação, sugere-se a diminuição gradual da intensidade de 20 em 20 dB. Em razão do menor tempo de atenção da criança quando comparado ao adulto, torna-se incerta a possibilidade de se obter os limiares psicoacústicos nas frequências comumente pesquisadas, 250 a 8.000 Hz, em ambas as orelhas. Desta forma, é importante priorizar a obtenção dos limiares psicoacústicos nas frequências dos sons de fala (500 a 4.000 Hz).[13]

A fim de determinar minimamente as informações das frequências graves e agudas, na perspectiva de definição do diagnóstico audiológico, preconiza-se a pesquisa dos limiares psicoacústicos em decibel nível de audição (dB NA) nas frequências de 500 e 4.000 Hz, em cada uma das orelhas, pois a partir destes pode-se inferir os limiares psicoacústicos de 1.000 e 2.000 Hz, com base na configuração audiométrica. Frente à colaboração da criança, deve-se dar continuidade à obtenção dos limiares psicoacústicos nas frequências de 1.000 e 2.000 Hz, assim como nas demais frequências.

Nos casos em que for constatada perda auditiva permanente, o processo de amplificação pode prosseguir com base nos limiares estimados de 500 e 2.000 Hz. Assim, deve-se priorizar a obtenção dos limiares nestas frequências, o que possibilitará a prescrição da amplificação de forma mais assertiva.[14]

Em relação aos transdutores, para a obtenção dos limiares psicoacústicos por condução aérea, pode-se utilizar tanto os fones supra-aurais (TDH-39) quanto o fone de inserção. Contudo, para os primeiros anos de vida, na maioria dos casos, o fone de inserção constitui a melhor opção, uma vez que apresenta melhor aceitação pelas crianças e maior conforto, além de reduzir a necessidade do uso do mascaramento contralateral, em razão dos maiores valores de atenuação interaural.[15] Uma estratégia para favorecer a aceitação do fone de inserção consiste em deixá-lo fora do campo visual da criança, fixando o fio à roupa da criança na parte das costas. Ademais, a audiometria condicionada pode ser realizada em campo livre, no entanto, a utilização de fones deverá ser priorizada uma vez que permitirá a obtenção dos limiares psicoacústicos em cada orelha separadamente.

Por outro lado, para se determinar os limiares psicoacústicos por condução óssea utiliza-se o vibrador ósseo, com o intuito de verificar a presença de alteração sensorioneural e, consequentemente, caracterizar o tipo da perda auditiva. Nesse sentido, sempre que há alteração dos limiares psicoacústicos por condução aérea ou tem-se achados característicos de alteração condutiva na timpanometria, deve-se pesquisar os limiares psicoacústicos por condução óssea a fim de obter informações para definir o tipo de perda auditiva. Destaca-se que, nos casos em que o arco do vibrador ósseo não se ajusta de modo adequado na cabeça da criança, pode-se utilizar uma faixa com fixação e pressão precisas.[16]

Em relação às perdas auditivas bilaterais assimétricas ou unilaterais, pode ser necessária a utilização do mascaramento contralateral a fim de evitar a ocorrência da audição cruzada. Em nossa prática clínica, temos a experiência de que o uso do mascaramento na avaliação audiológica infantil é possível, desde que o condicionamento seja mantido e a criança associe que a resposta deverá ocorrer somente para o tom puro e não para o ruído mascarador.

De acordo com o Sistema de Conselhos de Fonoaudiologia (2017),[17] para classificar o grau de perda auditiva em crianças, deve-se utilizar a classificação proposta por Northern e Downs (2002)[18] ou pela Organização Mundial da Saúde (2014).[19]

## LOGOAUDIOMETRIA

Ao considerar que na primeira infância as crianças estão em fase de aquisição e desenvolvimento da linguagem oral, estas podem não apresentar as habilidades necessárias à realização da logoaudiometria convencional.

Nesse sentido, uma estratégia que pode ser utilizada para determinar o limiar de reconhecimento de fala (LRF), também conhecido pela sigla em inglês *speech recognition threshold* (SRT), é substituir a repetição de palavras pelo reconhecimento de ordens ou perguntas simples, como identificar partes do corpo, perguntar o nome de pessoas da família, solicitar que "dê tchau" ou "mande beijo", entre outras. Contudo, preliminarmente, é necessário certificar-se com a família de que a criança seja capaz de reconhecer o conteúdo da estratégia utilizada.

A avaliação deverá ser feita em cabina acústica, com o mesmo transdutor utilizado ou em campo livre, utilizando a técnica proposta por Momensohn-Santos e Russo (2013),[20] para a determinação do LRF. De acordo com as autoras, o LRF permite verificar se os limiares psicoacústicos obtidos estão corretos ou não, pois deverá ser igual ou 10 dB acima da média tritonal (500, 1.000 e 2.000 Hz) dos limiares psicoacústicos, com exceção da perda auditiva neural.

O Índice Percentual de Reconhecimento de Fala (IPRF) também deve ser incluído nos protocolos de avaliação infantil, sempre que possível. A técnica a ser utilizada, bem como a análise realizada deverá ser a proposta por Momensohn-Santos e Russo (2013).[20] Para uma análise complementar dos resultados obtidos, o Sistema de Conselhos em Fonoaudiologia (2017)[17] classifica a dificuldade de compreensão da fala de acordo com Jerger, Speaks e Trammell (1968).[21]

No entanto, caso a criança apresente alterações fonéticas e/ou fonológicas que interfiram na análise do desempenho, o profissional poderá utilizar-se de figuras ou de uma lista de pares mínimos. A realização do teste com figuras torna-se mais fácil, pois a criança realizará uma tarefa de reconhecimento em conjunto fechado. Assim, a criança deverá reconhecer e apontar a figura solicitada pelo profissional. Neste contexto, um aspecto relevante a ser considerado é o número de figuras, pois quanto menor for a quantidade, maiores serão as probabilidades de a criança acertar ao acaso. Além disso, para que cada imagem não corresponda a um percentual elevado, o ideal seria utilizar 25 figuras de palavras foneticamente balanceadas, valendo 4% cada. No entanto, muitas vezes torna-se inviável operacionalizar esta quantidade de figuras com uma criança dentro da cabina.

Desta forma, no protocolo proposto, recomenda-se a apresentação de uma lista de palavras com 25 pares mínimos, a fim de que a criança desempenhe uma tarefa de discriminação auditiva. Esta estratégia poderá ser utilizada apenas nas crianças que possuam o conceito de "igual" e "diferente" de forma abstrata, necessário à execução do teste. O profissional apresentará um par mínimo, exemplo "faca e vaca" e a criança precisará julgar se as palavras ditas foram iguais ou diferentes. Esta lista deverá conter pares de palavras que se diferenciam por traços mínimos e pares de palavras idênticas.[12]

Na impossibilidade de realizar o LRF, como quando a criança não é capaz de reconhecer a fala, deve-se pesquisar o limiar de detecção de voz (LDV) para a confirmação dos limiares psicoacústicos. Como se trata de uma tarefa de detecção, a mesma habilidade auditiva necessária para responder aos estímulos sonoros na audiometria deverá utilizar o mesmo condicionamento, com exceção do estímulo sonoro empregado, que passa a ser a fala por meio da emissão de "/papapa/". A técnica descendente a ser utilizada não difere da utilizada para avaliação convencional, proposta por Momensohn-Santos e Russo (2013),[20] bem como a análise que prevê que o LDV seja igual ao melhor limiar psicoacústico obtido na faixa de frequência de 500 a 4.000 Hz, com possível contribuição da frequência de 250 Hz.

Sugere-se que a pesquisa do LRF ou do LDV anteceda a realização da ATL pelo fato de os sons da fala serem mais atrativos para a população infantil, quando comparados ao tom puro ou o *warble*. Além disso, o limiar obtido poderá auxiliar o profissional a determinar a intensidade do estímulo sonoro para iniciar o condicionamento na ATL.

## MEDIDAS DA IMITÂNCIA ACÚSTICA
As medidas da imitância acústica compreendem a timpanometria e a pesquisa do reflexo acústico do músculo estapédio.

### Timpanometria
A timpanometria é um procedimento fundamental no processo de diagnóstico audiológico infantil, ao verificar a mobilidade da membrana timpânica mediante à variação de pressão introduzida no meato acústico externo, o que permite inferir sobre a funcionalidade do sistema tímpano-ossicular. Isso porque as alterações de orelha média (OM) constituem uma condição frequente em crianças nos primeiros anos de vida, com impacto no desenvolvimento da função auditiva, além de dificultar a interpretação dos resultados dos exames empregados rotineiramente na avaliação audiológica.[22]

Na prática clínica, para a análise dos timpanogramas, tem-se utilizado como referência a classificação proposta por Jerger (1970, 1972)[23,24], todavia, é importante considerar a faixa etária incluída nestes estudos. Assim, em nossa experiência com a população infantil, observamos que a compliância acima de 0,3 mL indica integridade do sistema tímpano-ossicular, e abaixo de 0,2 mL, alteração, sendo que valores entre 0,2 e 0,3 mL cursam com alteração para algumas crianças e normalidade para outras. Nesse sentido, a análise dos resultados deve ser realizada com cautela e em conjunto com os demais procedimentos, permeada pelo princípio *cross-check*. Destaca-se que a literatura na área preconiza a utilização da sonda de 226 Hz em crianças acima de 6 meses de idade, visto sua adequada sensibilidade e especificidade a partir desta faixa etária.[25]

Adicionalmente, com o avanço da tecnologia, advieram as medidas de imitância acústica de banda larga, que compreendem um conjunto de medidas, incluindo aquelas com base em energia e impedância acústica, o que é considerado um avanço na área, ao auxiliar na avaliação da integridade do sistema tímpano-ossicular com maior acurácia.[26] No entanto, estas medidas não são empregadas de modo rotineiro na prática clínica.

## Reflexo Acústico do Músculo Estapédio

O limiar do reflexo acústico (RA) consiste na menor intensidade sonora capaz de originar uma alteração detectável na imitância acústica da orelha média (OM), ou seja, na presença de um estímulo sonoro que cause forte sensação de intensidade, a impedância da orelha média aumenta em razão da contração involuntária do músculo estapédio, o que permite o registro do RA.[27]

Nesse contexto, para a captação do reflexo se faz necessária a integridade do sistema tímpano-ossicular e das demais estruturas que compõem a via auditiva aferente e eferente do arco reflexo. Desse modo, a ausência do RA do músculo estapédio pode indicar alteração de OM, perda auditiva coclear acentuada, perda auditiva retrococlear, quando considerada a via aferente; e disfunção do nervo facial, músculo estapédio e alteração de OM no caso da via eferente, assim como uma alteração do tronco encefálico.[27,28] Por outro lado, os reflexos acústicos são considerados anormais se o limiar do reflexo acústico for maior que 95 dB NA para 500 e 4.000 Hz ou maior que 100 dB NA para 1.000 e 2.000 Hz.[13]

Deve-se ter cuidado com o nível máximo de estímulo utilizado para a pesquisa do reflexo acústico, tendo em vista a possibilidade de perda auditiva induzida por ruído decorrente do estímulo apresentado.[29] Assim, recomenda-se que este não exceda 105 dB de sensação.[13]

## AVALIAÇÃO DO COMPORTAMENTO AUDITIVO

No protocolo de avaliação de crianças no primeiro ano de vida,[6] foi descrita a avaliação do comportamento auditivo por meio da habilidade de detecção dos seis sons do Ling, realizados em nossa prática clínica com base nas técnicas propostas por Ewing & Ewing e McCormick, com inúmeras adaptações.[30,31] Atualmente, o referido teste não é recomendado para crianças com idade acima dos 36 meses, apesar de não existir uma limitação de idade máxima para sua realização. Uma das razões em não recomendá-lo fundamenta-se no fato de que, no decorrer do desenvolvimento, a criança percebe mais facilmente a presença do profissional, o que pode influenciar na localização do estímulo sonoro.[32] Para este protocolo, recomenda-se a realização do teste até a idade de 18 meses. Destaca-se que a detecção dos sons do Ling não descarta a possibilidade da ocorrência de perda auditiva bilateral de grau leve/moderado ou unilateral, independentemente do grau, pois a apresentação à viva voz, em intensidade habitual de fala, ocorre em torno de 60 decibéis nível de pressão sonora (dB NPS),[33] que corresponde a aproximadamente 40 dB NA.

Outra habilidade auditiva avaliada é a localização sonora, que fornecerá informações importantes sobre a maturação do tronco encefálico.[22] Para Azevedo, Vieira e Vilanova (1995),[34] assim como para Northern e Downs (2005),[22] a criança desenvolve esta habilidade progressivamente, sendo que, no segundo ano de vida, é capaz de localizar os sons apresentados em quaisquer direções. Assim, um comportamento auditivo aquém do esperado sugere um atraso no desenvolvimento da função auditiva, ainda que a criança detecte o estímulo sonoro.

No final do primeiro ano de vida surge também a habilidade de reconhecimento auditivo, inicialmente para comandos verbais simples, com evolução em termos de complexidade até os 18 meses (Azevedo, Vieira, Vilanova, 1995).[34] Dos 18 aos 24 meses há evolução para a compreensão auditiva de histórias e perguntas simples (Azevedo e Angrisani, 2015).[35]

## COMENTÁRIOS FINAIS

O princípio *cross-check* deve permear o diagnóstico audiológico na primeira infância. Assim, para cada faixa etária, o profissional deverá definir um protocolo de avaliação, envolvendo procedimentos comportamentais, eletroacústicos e eletrofisiológicos que possibilitem definir a existência de perda auditiva e caracterizá-la quanto ao tipo, grau e configuração audiométrica.

A realização de uma avaliação cuidadosa e de um diagnóstico preciso é fundamental para que a intervenção seja iniciada de forma adequada. Além disso, quando constatada a perda auditiva, o acompanhamento audiológico é essencial.

Por fim, ressalta-se a importância da devolutiva à família quantos aos resultados e à conduta a ser assumida, bem como a necessidade do acolhimento, visto o impacto do diagnóstico da deficiência auditiva.

A seguir serão apresentados os casos clínicos que ilustram os procedimentos existentes para avaliação audiológica na primeira infância, bem como o raciocínio clínico para determinar o diagnóstico audiológico.

## CASOS CLÍNICOS

### Caso 1

Criança com 18 meses. Realizou TAN na maternidade com EOE-t com resultado "passa" bilateralmente. Atualmente, encontra-se em processo de diagnóstico em decorrência da ausência de linguagem oral. De acordo com a família, a criança não responde quando chamada, contudo, frente a alguns sons, mesmo que não possua forte intensidade, assusta-se. Ausência de indicadores de risco para a deficiência auditiva. Desenvolvimento psicomotor normal. Otoscopia: sem alterações (Fig. 5-1).

- *Avaliação do comportamento auditivo:* a criança não reagiu aos Sons do Ling e ao nome. Observou-se presença do reflexo cocleopalpebral (RCP) para o instrumento agogô, além de tampar as duas orelhas com as mãos.
- *Audiometria com Reforço Visual (VRA, sigla em inglês):* a criança aceitou a colocação dos fones, contudo, não interagiu com o examinador e não foram observadas respostas frente ao som que permitissem conduzir o condicionamento.

**a**

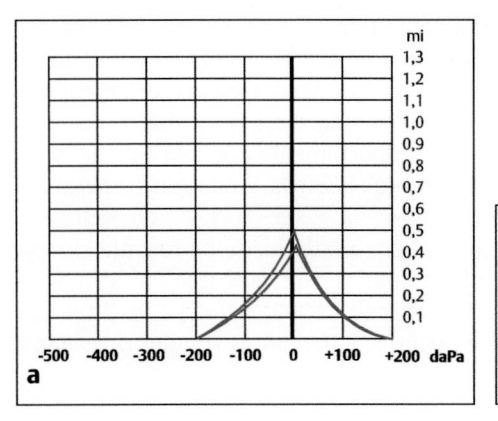

|  | OD | OE |
|---|---|---|
| Pressão | +10 daPa | 0 daPa |
| Complacência | 0,42 mL | 0,50 mL |

**b**

**Orelha direita**
Half octave band OAE power

| Freq (kHz) | Signal (dB spl) | Noise (dB spl) | SNR (dB) |
|---|---|---|---|
| 1,0 | 15,4 | 5,5 | 9,9 |
| 1,4 | 14,6 | 2,5 | 12,1 |
| 2,0 | 15,7 | -5,4 | 21,0 |
| 2,8 | 11,8 | -1,7 | 13,4 |
| 4,0 | 10,1 | -6,5 | 16,6 |

Resp = -21,0 dB   Noise = 12,1 dB   Stim = 83,6 dBpe SPL
Num = 260   NumHi = 91   Correl = 88%   Stab = 99%

**Orelha esquerda**
Half octave band OAE power

| Freq (kHz) | Signal (dB spl) | Noise (dB spl) | SNR (dB) |
|---|---|---|---|
| 1,0 | 14,5 | -2,2 | 16,6 |
| 1,4 | 16,7 | -6,7 | 23,4 |
| 2,0 | 14,7 | -6,2 | 20,9 |
| 2,8 | 12,9 | -3,4 | 16,3 |
| 4,0 | 16,7 | -5,1 | 21,8 |

Resp = -22,3 dB   Noise = 4,8 dB   Stim = 84,5 dBpe SPL
Num = 260   NumHi = 2   Correl = 98%   Stab = 99%

**c**

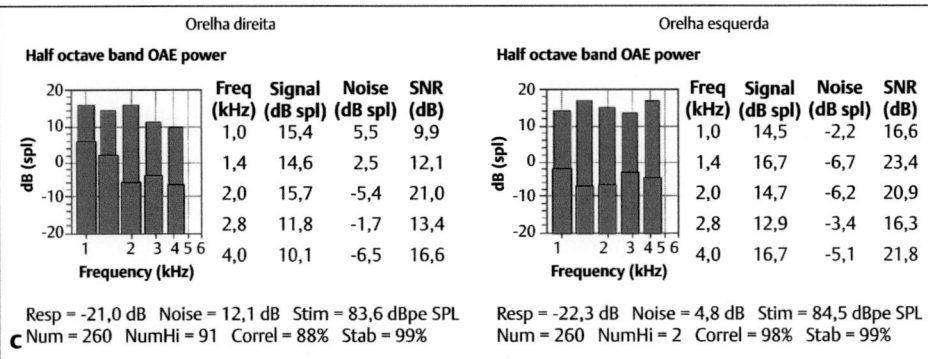

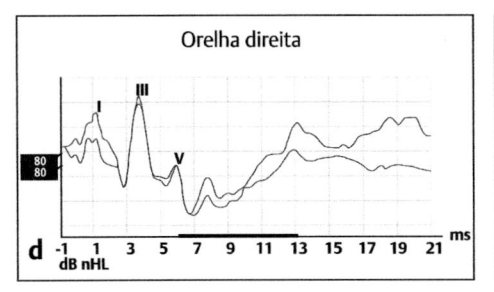

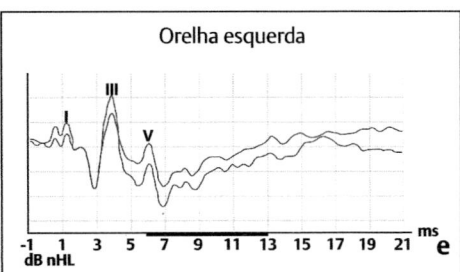

**Fig. 5-1. (a, b)** Medida da imitância acústica com sonda de 226 Hz. Reflexo acústico do músculo estapédio ipsilateral e contralateral presentes (até 90 dB), bilateralmente. **(c)** Emissões otoacústicas evocadas por estímulo transiente. **(d, e)** Potencial evocado auditivo de tronco encefálico com estímulo clique, por condução aérea, com fone de inserção ER3A.

## Comentários

A presença do RCP demonstrou que a criança teve a sensação do som, e que, portanto, é pouco provável a presença de deficiência auditiva sensorial bilateral de grau profundo, além de comprometimento neural bilateral, visto que a via aferente do reflexo acústico e do RCP é a mesma. Este último dado foi confirmado nas medidas de imitância acústica, que demonstrou integridade do sistema tímpano-ossicular e da via do reflexo acústico, além do fato de o limiar do reflexo acústico estar em 90 dB em todas as frequências, o que sugere limiar psicoacústico normal, ou perda auditiva coclear recrutante. A presença das EOE-t demonstrou a existência de funcionalidade de células ciliadas externas (CCE), o que diminuiu a possibilidade de haver alteração coclear, visto que a lesão nas CCE é a mais prevalente nas alterações sensoriais. Enfatiza-se a necessidade dos procedimentos eletroacústicos e eletrofisiológicos nesta faixa etária, especialmente em casos como este, em que não é possível realizar a avaliação comportamental de forma adequada, ou quando a resposta obtida sugere haver perda auditiva, mas ao mesmo tempo uma hipersensibilidade para o som instrumental. Ao considerar o exposto, foi realizado o PEATE clique para neurodiagnóstico, com a obtenção das latências absolutas e intervalos interpicos normais, o que confirma a hipótese de funcionalidade normal do sistema auditivo periférico ao tronco encefálico, bilateralmente, levantada anteriormente. Frente a estes achados, faz-se necessário realizar a pesquisa do limiar eletrofisiológico? A resposta é não, porque mesmo não tendo sido realizado qualquer procedimento que avaliasse diretamente a funcionalidade das Células Ciliadas Internas (CCI), podemos inferir normalidade a partir do momento que na intensidade de 80 dB nNA a onda I foi registrada com amplitude e latência normais, o que não aconteceria frente à alteração de CCI, responsável pela despolarização do nervo coclear. Assim foi constatada funcionalidade normal de orelha média, orelha interna (CCE e CCI), nervo coclear e tronco encefálico. Entretanto, é importante ressaltar que estes achados não descartam a possiblidade de haver perda auditiva em frequências extremas, sejam graves ou agudas, uma vez que praticamente em todos os procedimentos foi utilizado o estímulo clique, que possui a faixa de frequência de 1 a 4 kHz. Por outro lado, a existência de perda auditiva nestas frequências não justificaria, por si só, o quadro de ausência de oralidade.

Diante dos resultados obtidos e considerando a ausência de IRDA, a conduta assumida foi a alta do setor audiológico, com orientação da família sobre a importância da continuidade do processo de diagnóstico relacionado com o neurodesenvolvimento.

Observação: ressalta-se a importância de que na avaliação comportamental de crianças com suspeita ou diagnóstico de Transtorno do Espectro Autista (TEA) sejam priorizadas as estratégias de condicionamento que exijam menor contato físico possível. Além disso, é necessário ter cuidado com a intensidade ao iniciar o exame, visto a possibilidade de alterações sensório-perceptuais. Nestas situações, a técnica de apresentação ascendente do estímulo pode-se mostrar uma opção interessante.

## Caso 2

Criança com 24 meses. Realizou TAN na maternidade com PEATE, tendo obtido resultado "falha" na orelha direita e "passa" na orelha esquerda. Na época, a família não deu continuidade ao processo diagnóstico, sendo que recentemente a mãe solicitou avaliação audiológica com a queixa de que a criança distrai-se com muita facilidade, principalmente em ambientes ruidosos. Indicadores de risco para a deficiência auditiva: antecedente familiar de surdez permanente, com início desde a infância. Desenvolvimento neuropsicomotor normal. Otoscopia: sem alterações (Fig. 5-2).

- *Avaliação do comportamento auditivo:* localizou os fonemas /a/, /u/ e /m/ e o nome bilateralmente. Os fonemas /ʃ/, /i/ e /s/ foram localizados à esquerda, independentemente de a apresentação do estímulo sonoro ter ocorrido na orelha direita ou esquerda. Na avaliação do desenvolvimento da função auditiva com o guizo, o paciente apresentou, em ambas as orelhas, localização lateral e direta para baixo, com localização direta para cima na orelha esquerda e indireta para cima na orelha direita.
- *VRA:* a criança não aceitou a colocação dos fones, contudo, interagiu com o examinador, o que permitiu que o condicionamento fosse realizado em campo livre.
- *Logoaudiometria:* realização do LRF com ordens simples.

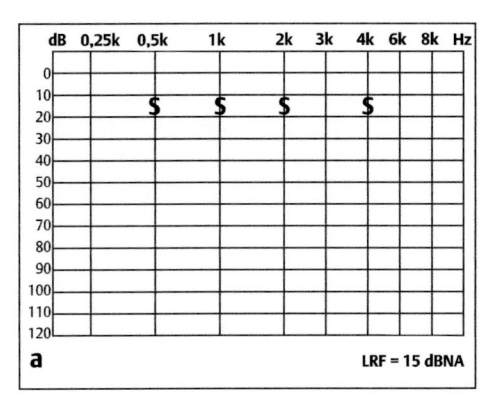

**a** LRF = 15 dBNA

**b** Timpanometria

| | OD | OE |
|---|---|---|
| Pressão | -20 daPa | 0 daPa |
| Complacência | 0,40 mL | 0,60 mL |

**c** Reflexo acústico estapediano

| Frequência | Orelha direita | | Orelha esquerda | |
|---|---|---|---|---|
| Hz | Ipsilateral | Contralateral | Ipsilateral | Contralateral |
| 500 | 95 | 95 | 90 | 95 |
| 1.000 | 95 | 95 | 90 | 95 |
| 2.000 | 95 | 100 | 100 | 100 |
| 4.000 | 100 | 100 | 95 | 100 |

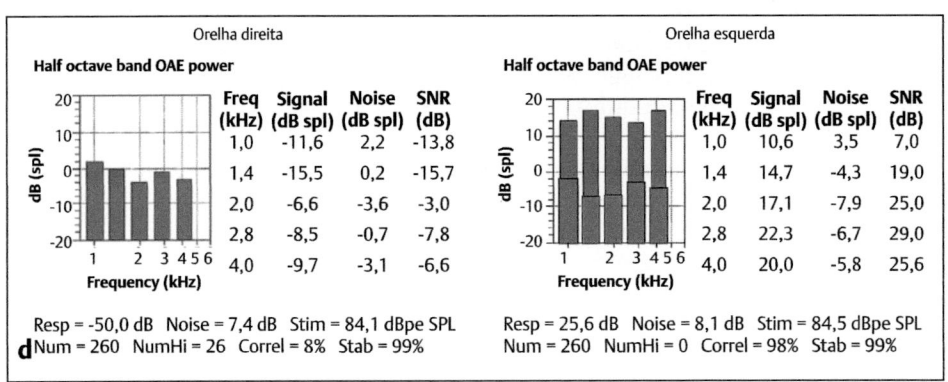

**d** Orelha direita — Half octave band OAE power

| Freq (kHz) | Signal (dB spl) | Noise (dB spl) | SNR (dB) |
|---|---|---|---|
| 1,0 | -11,6 | 2,2 | -13,8 |
| 1,4 | -15,5 | 0,2 | -15,7 |
| 2,0 | -6,6 | -3,6 | -3,0 |
| 2,8 | -8,5 | -0,7 | -7,8 |
| 4,0 | -9,7 | -3,1 | -6,6 |

Resp = -50,0 dB  Noise = 7,4 dB  Stim = 84,1 dBpe SPL
Num = 260  NumHi = 26  Correl = 8%  Stab = 99%

Orelha esquerda — Half octave band OAE power

| Freq (kHz) | Signal (dB spl) | Noise (dB spl) | SNR (dB) |
|---|---|---|---|
| 1,0 | 10,6 | 3,5 | 7,0 |
| 1,4 | 14,7 | -4,3 | 19,0 |
| 2,0 | 17,1 | -7,9 | 25,0 |
| 2,8 | 22,3 | -6,7 | 29,0 |
| 4,0 | 20,0 | -5,8 | 25,6 |

Resp = 25,6 dB  Noise = 8,1 dB  Stim = 84,5 dBpe SPL
Num = 260  NumHi = 0  Correl = 98%  Stab = 99%

**Fig. 5-2.** (a) Audiometria com reforço visual realizada em campo livre, pois a criança não aceitou a colocação dos fones. (b, c) Medida da imitância acústica com sonda de 226 Hz, com pesquisa do reflexo acústico do músculo estapédio ipsilateral e contralateral. (d) Pesquisa das emissões otoacústicas evocadas por transientes de ambas as orelhas. *(Continua.)*

| Intensidade do estímulo (dBNA) | Latência absoluta (ms) | | | | | | Intervalos interpicos (ms) | | | | | |
|---|---|---|---|---|---|---|---|---|---|---|---|---|
| | Orelha direita | | | Orelha esquerda | | | Orelha direita | | | Orelha esquerda | | |
| | I | III | V | I | III | IV | I-III | III-V | I-V | I-III | III-V | I-V |
| 80 | 1,6 | 3,7 | 5,8 | 1,5 | 3,6 | 5,7 | 2,1 | 2,1 | 4,2 | 2,1 | 2,1 | 4,2 |
| 70 | | | 6,0 | | | | | | | | | |
| 65 | | | 6,1 | | | | | | | | | |
| 60 | | | 6,2 | | | | | | | | | |

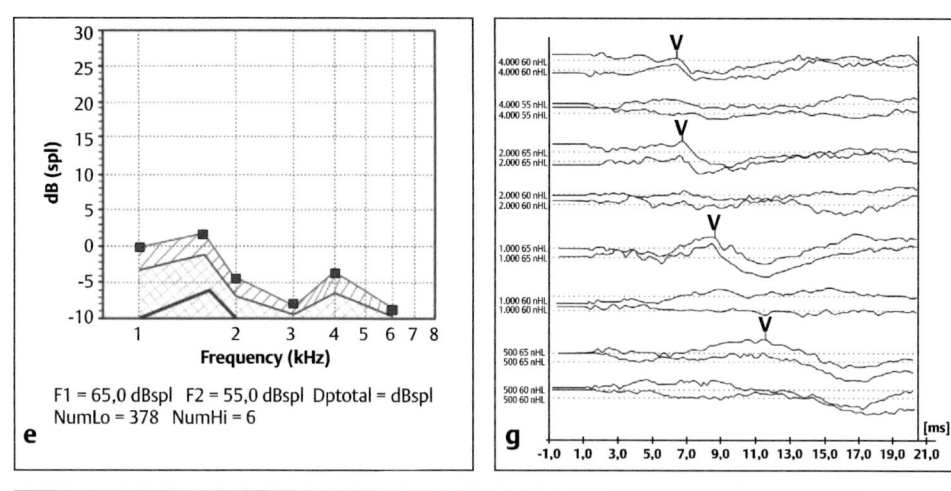

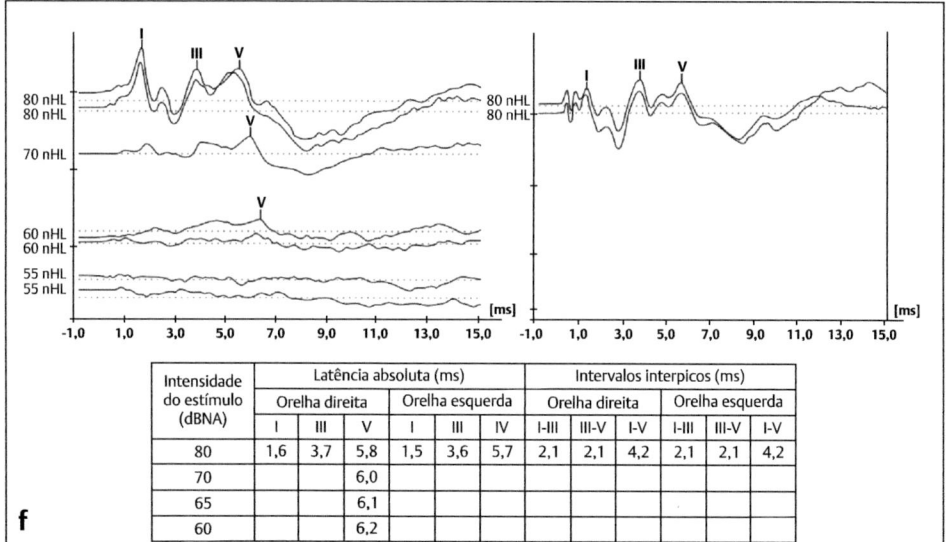

**Fig. 5-2.** *(Cont.)* **(e)** Pesquisa das emissões otoacústicas evocadas – produto de distorção DP-GRAM na orelha direita. **(f)** Potencial evocado auditivo de tronco encefálico com estímulo clique, por condução aérea. **(g)** Potencial evocado auditivo de tronco encefálico com estímulo *tone burst*, por condução aérea da orelha direita.

## Comentários

Na análise quantitativa do comportamento auditivo, verificou-se que a criança detectou todos os sons de Ling e o nome, o que excluiu a possibilidade de perda auditiva bilateral de graus severo ou profundo, visto que os mesmos foram apresentados em uma intensidade normal de fala, em torno de 60 dB NPS, o que corresponde a 40 dB NA, aproximadamente. Por outro lado, na análise qualitativa, observou-se um comportamento diferente quando comparadas as respostas das orelhas direita e esquerda, sendo que os fonemas de frequências médias e altas foram localizados para a orelha oposta à apresentação, o que pode ser interpretado como um indicativo de perda auditiva uni ou bilateral assimétrica, com configuração, provavelmente, descendente. Ademais, constatou-se atraso no desenvolvimento da função auditiva, tendo em vista que, de acordo com a idade cronológica da criança, ela já deveria localizar diretamente para cima na orelha direita. Não se fez necessário pesquisar as EOE-PD na orelha esquerda, pois a presença das EOE-t comprovou a funcionalidade das CCE, sendo o teste de maior sensibilidade. Desse modo, utilizando-se do raciocínio inverso, foi realizada a pesquisa das EOE-PD na orelha direita, pois a ausência de EOE-t, na presença de timpanometria normal, sugeriu alteração na funcionalidade de CCE, ainda que parcial. A ausência de EOE-PD na orelha direita, associada à integridade do sistema tímpano-ossicular, demostra que não há funcionalidade de CCE. No caso de a ausência de funcionalidade ser decorrente de lesão de CCE, ou seja, de uma perda auditiva sensorial, estima-se que o grau seja superior a 40 dB NA. Esta hipótese foi confirmada na pesquisa do PEATE, ao se obter o limiar eletrofisiológico na orelha direita em 60 dB nNA, que evidenciou a existência de perda auditiva na faixa de frequência de 1 a 4 kHz (estímulo clique). Frente à constatação da existência de perda auditiva no PEATE clique, é imprescindível a obtenção de limiares com especificidade de frequência, obtidos por meio do PEATE com estímulo *tone burst* ou do PEAEE, uma vez que a criança não aceitou a colocação dos fones no VRA para a avaliação das orelhas de forma independente. Na análise PEATE *tone burst* é possível observar que quanto mais grave a frequência do estímulo sonoro, maiores foram os valores da latência absoluta da onda V, o que se justifica pelo tonotopismo coclear. A determinação dos limiares eletrofisiológicos permitiu a predição dos limiares psicoacústicos e, consequentemente, da configuração audiométrica, informação fundamental ao processo de seleção e adaptação do aparelho de amplificação sonora individual (AASI). Sabe-se que, na vigência de perda auditiva sensorioneural unilateral, é necessário excluir a possibilidade de comprometimento retrococlear, que foi descartado ao se constatar a integridade neurofisiológica de vias auditivas periféricas e de tronco encefálico em ambas as orelhas. Ademais, na orelha direita, o desaparecimento abrupto das ondas, além da onda V com latência absoluta semelhante à da orelha esquerda em 80 dB nNA, configurou o recrutamento eletrofisiológico, característico de lesão coclear. O fenômeno do recrutamento também pôde ser observado na pesquisa do reflexo acústico do músculo estapédio, presente em níveis de intensidades normais e semelhantes em ambas as orelhas. Além disso, os achados das medidas da imitância acústica demonstraram a ausência de componente condutivo bilateralmente, motivo pelo qual o PEATE por condução óssea não foi realizado. Esta informação é importante para otimizar o tempo da avaliação audiológica, especialmente em crianças nesta idade que, comumente, dispõem de um tempo de sono reduzido em relação às faixas etárias menores. A ausência de perda auditiva na orelha esquerda justifica os níveis mínimos de resposta encontrados na audiometria com reforço visual, realizada em campo livre, bem como o LRF obtido na logoaudiometria. É importante destacar que o profissional deve assegurar-se de que a criança é capaz de compreender a estratégia proposta para a obtenção do LRF, que neste caso foi o reconhecimento de ordens simples, como: "manda um beijo" e "dá tchau", entre outras. Adicionalmente, salienta-se a importância e a necessidade da utilização do mascaramento contralateral para evitar a audição cruzada nos casos de perda auditiva unilateral e assimétricas significativas, principalmente, em crianças com faixa etária acima de 24 meses, visto o fechamento fisiológico das fontanelas cranianas, que reduz os valores de atenuação interaural. O mascaramento contralateral não foi utilizado neste caso, pois o PEATE foi realizado com o fone de inserção, que possui maiores valores de AI, e a criança apresentava perda auditiva unilateral de grau moderado. Diante do exposto, o diagnóstico audiológico obtido foi o de perda auditiva sensorioneural unilateral de grau moderado à direita e a conduta assumida foi a adaptação de AASI na orelha direita, terapia fonoaudiológica e o acompanhamento audiológico. Destaca-se a necessidade do acompanhamento audiológico a fim de se obter melhor precisão diagnóstica na medida em que a criança responder melhor aos métodos comportamentais, além de verificar a ocorrência de progressão da perda auditiva e/ou início da perda auditiva na orelha que, a princípio, encontra-se normal.

## Caso 3

Criança com 4 anos e 8 meses foi encaminhada para avaliação audiológica pela atenção básica em razão da queixa de "às vezes não responder quando é chamado e pedir para repetir o que foi falado". A mãe referiu que a criança tem quadros de gripe constante e que não foi submetida à TAN. Ausência de indicadores de risco para deficiência auditiva. Desenvolvimento psicomotor normal. Desenvolvimento de linguagem: produz narrativas com frases complexas e adequada estruturação, no entanto, apresenta simplificações fonológicas não esperadas para a idade. Otoscopia: membrana timpânica opaca bilateralmente (Fig. 5-3).

## *Comentários*

O procedimento recomendado para a avaliação audiológica nessa faixa etária é a audiometria tonal liminar condicionada, uma vez que a criança já é mais participativa e pode responder de forma mais precisa ao estímulo apresentado. Os limiares audiológicos obtidos com o fone de inserção demonstraram a existência de perda auditiva, sendo fundamental a pesquisa dos limiares de via óssea para a análise da integridade da cóclea e a determinação do tipo da perda auditiva. Assim, constatou-se perda auditiva condutiva decorrente de alteração de orelha média, tendo em vista que na inspeção visual do conduto auditivo externo foi descartada a presença de "rolha de cera" ou qualquer outra alteração de orelha externa. A obtenção dos limiares por condução óssea e o uso de mascaramento foi possível nesta faixa etária, mantendo o condicionamento lúdico durante todo o exame. Na determinação dos limiares psicoacústicos por condução óssea é importante destacar a utilização do Weber audiométrico, a fim de otimizar o tempo da avaliação audiológica, em especial em crianças que, geralmente apresentam tempo menor de atenção. Verificou-se que a criança lateralizou para a orelha esquerda nas frequências de 0,5 e 1 kHz, com resposta indiferente para 2 e 4 kHz. Assim, foi necessário mascarar apenas os limiares de 0,5 e 1 kHz. Como o paciente apresentava simplificações fonológicas, na logoaudiometria o LRF foi realizado com perguntas e ordens simples, com resultado confirmando os limiares tonais e o IPRF foi realizado com pares mínimos, demonstrando discriminação de 96 e 92% nas orelhas direita e esquerda, respectivamente. A avaliação do sistema tímpano-ossicular por meio da timpanometria com sonda de 226 Hz confirmou os achados da audiometria tonal, com a obtenção de valores de compliância e pressão alterados. Frente à ausência do reflexo acústico do músculo estapédio ipso e contralateral em casos de perda auditiva condutiva bilateral, por vezes, é impossível definir se este achado justifica-se pela via aferente ou eferente do reflexo. É importante lembrar que o reflexo acústico pode ser desencadeado mesmo havendo perda auditiva condutiva na aferência quando os limiares psicoacústicos estiverem menor do que 40 dB NA e/ou o *gap* aéreo-ósseo for ≤ 30 dB, mas não se pode afirmar que isto ocorreu, pois dependerá do nível de sensação necessário naquele indivíduo para desencadear o reflexo acústico, que pode variar de 70 a 90 dB NS.

## Weber audiométrico

| Freq. | 500 Hz | 1.000 | 2.000 | 4.000 | Hz |
|---|---|---|---|---|---|
| OD | → | → | ←→ | ←→ | OE |

LRF
OD - 30 dBNA
OE - 40 dBNA

IPRF
OD - 96%
OE - 92%

**LRF realizado com pergunras/ordens simples e
IPRF realizado com pares mínimos**

a

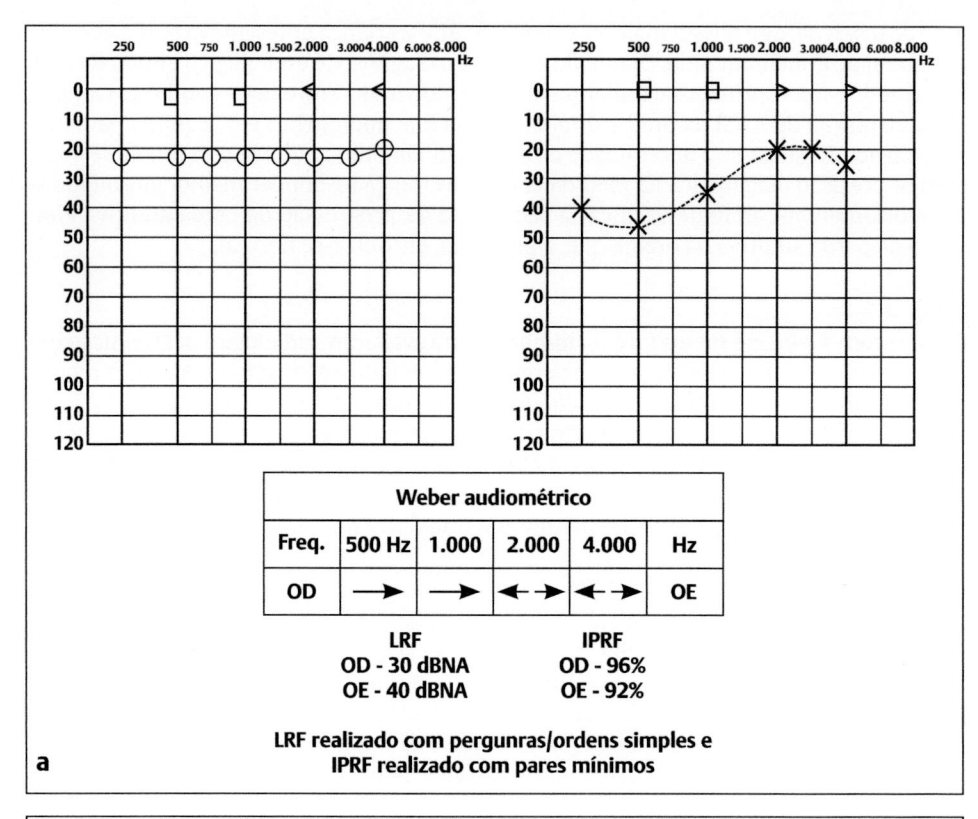

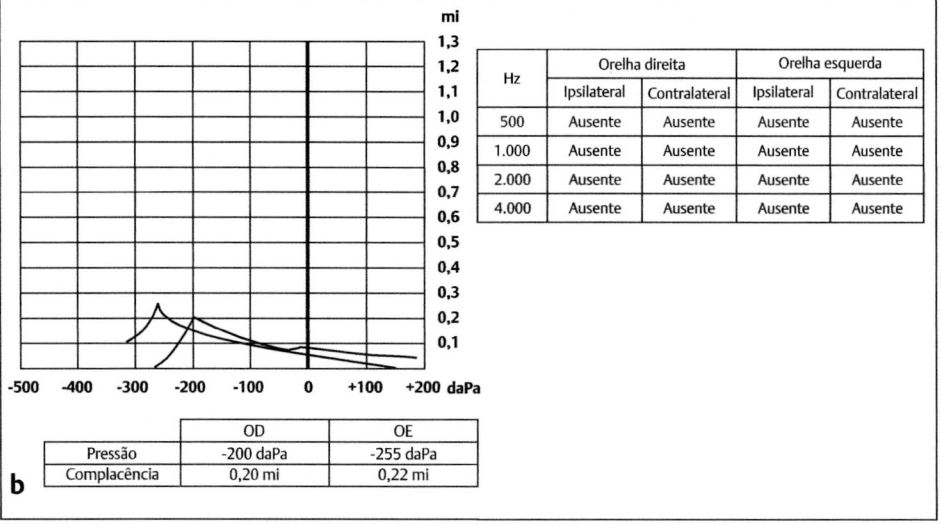

| Hz | Orelha direita | | Orelha esquerda | |
|---|---|---|---|---|
| | Ipsilateral | Contralateral | Ipsilateral | Contralateral |
| 500 | Ausente | Ausente | Ausente | Ausente |
| 1.000 | Ausente | Ausente | Ausente | Ausente |
| 2.000 | Ausente | Ausente | Ausente | Ausente |
| 4.000 | Ausente | Ausente | Ausente | Ausente |

| | OD | OE |
|---|---|---|
| Pressão | -200 daPa | -255 daPa |
| Complacência | 0,20 mi | 0,22 mi |

b

**Fig. 5-3.** (**a**) Audiometria tonal liminar condicionada e logoaudiometria. (**b**) Medida da imitância acústica com sonda de 226 Hz, com pesquisa do reflexo acústico do músculo estapédio ipsilateral e contralateral.

No caso, os achados demonstraram perda auditiva do tipo condutiva de grau leve bilateral. A conduta assumida foi o encaminhamento para avaliação, conduta com o médico otorrinolaringologista e o retorno posterior para reavaliação audiológica.

Observação: Neste caso o uso do fone de inserção possibilitou a obtenção dos limiares de orelhas separadas e, além disso, foram obtidos os limiares por condução óssea de forma comportamental. Tais informações afastam a necessidade da avaliação eletrofisiológica por condução aérea e óssea para a obtenção dos limiares com especificidade de frequência para estimar os limiares psicoacústicos.

## REFERÊNCIAS BIBLIOGRÁFICAS

1. Joint Committee on Infant Hearing (JCIH). Year 2007 position statement: principles and guidelines for early hearing detection and intervention programs. Pediatrics. 2007;120:898-921.
2. Brasil. Ministério da Saúde. Secretaria de Atenção à Saúde. Departamento de Ações Programáticas Estratégicas. Diretrizes de Atenção da Triagem Auditiva Neonatal [Online], 2012. (Acesso em 10 Fev 2019). Disponível em: http://bvsms.saude.gov.br/bvs/publicacoes/diretrizes_atencao_ triagem_ auditiva_neonatal.pdf.
3. Brasil. Lei n° 12.303, de 2 de agosto de 2010. Dispõe sobre a obrigatoriedade de realização do exame denominado Emissões Otoacústicas Evocadas, 2010. (Acesso em 12 fev 2019). Disponível em: www.planalto.gov.br/ccivil_03/_Ato2007-2010/2010/Lei/L12303.htm.
4. Tos M. Epidemiology and natural history of secretory otitis. Am J Otol. 1984;5(6):459-62.
5. Martines F, Bentivegna D, Di Piazza F, Martinciglio G, Sciacca V, Martines E. The point prevalence of otitis media with effusion among primary school children in Western Sicily. Eur Arch Otorhinolaryngol. 2010;267:709-14.
6. Alvarenga KF, Araújo ES. Avaliação audiológica de 0 a 1 ano de idade. In: Boechat EM. Tratado de Audiologia. 2. ed. Rio de Janeiro: Guanabara Koogan; 2015. p. 395-406.
7. Jerger J, Hayes, D. The cross-check principle in pediatric audiometry. Arch Otolaryngol Head Neck Surg. 1976;102:614-20.
8. Momensohn-Santos TM. Diagnóstico Audiológico em Crianças. In: Boechat EM. Tratado de Audiologia. 2. ed. Rio de Janeiro: Guanabara Koogan; 2015. p. 615-23.
9. Azevedo MF. Avaliação audiológica infantil. In: Marchesan IQ, Silva HJ, Tomé MC. Tratado das Especialidades em Fonoaudiologia. Rio de Janeiro: Roca; 2014. p. 1546-55.
10. Oda AK, Bernardi APA, Azevedo MF. Comparação dos Limiares Auditivos Tonais Determinados por tom puro e por tom modulado. Rev CEFAC. 2003;5:149-56.
11. Bruner AP. Avaliação da audição na criança. In: Campiotto AR, Levy CCAC, Redondo MC, Anelli WA. Novo Tratado de Fonoaudiologia. 3. ed. São Paulo: Editora Manole Ltda; 2013. p. 348-66.
12. Momesonh-Santos TM, Russo ICP. Prática da Audiologia Clínica. 5. ed. São Paulo: Cortez; 2005.
13. American Academy of Audiology. Assessment of Hearing in Infants and Young Children: Audiologic Guidelines; 2012. (Acesso em 10 Fev 2019). Disponível em: https://www.asha.org/articlesummary.aspx?id=8589961387.
14. Ontario Ministry of Children and Youth Services Ontario Infant Hearing Program. Ontario Infant Hearing Program: a guidance document, 2014. (Acesso em 10 Maio 2019). Disponível em: https://www.dslio.com/wp-content/uploads/2015/05/DSL5-Pediatric-Protocol.2014.01.pdf.
15. Killion MC, Wilber LA, Gudmundsen GI. Insert earphones for more interaural attenuation. Hearing Instruments. 1985;36(2):1-2.
16. Hulecki LR, Small SA. Behavioral bone-conduction thresholds for infants with normal hearing. J Am Acad Audiol. 2011;22(2):81-92.
17. Sistema de Conselhos de Fonoaudiologia. Guia de Orientações na Avaliação Audiológica Básica, 2017. (Acesso 10 Jun 2019). Disponível em: https://www.fonoaudiologia.org.br/cffa/wp-content/ uploads/2013/07/Manual-de-Audiologia.pdf.
18. Northern JL, Downs MP. Hearing in children, 5.ed. Philadelphia: Lippincott, Williams e Wilkins; 2002.

19. Organização Mundial de Saúde – OMS [Online], 2014. (Acesso em 10 Abr 2017). Disponível em: http://www.who.int/pbd/ deafness/hearing_impairment_grades/en/
20. Momensohn-Santos TM, Russo ICP. Prática da audiologia clínica. 8. ed. 1. Impressão. São Paulo: Cortez; 2013.
21. Jerger J, Speacks C, Trammell J. A new approach to speech audiometry. J Speech Hear Disord. 1968;33:318.
22. Northern JL, Downs MP. Audição na infância. 5. ed. Rio de Janeiro: Guanabara Koogan; 2005.
23. Jerger J, Jerger S, Mauldin L. Studies in impedance audiometry 1. Normal and sensorineural ears. Arch Otolaringol. 1972;96(6):513-23.
24. Jerger J. Clinical experience whith impedance audiometry. Arch Otolaryngol. 1970;92(4):311-24.
25. Carmo MP, Almeida MG, Lewis DR. Timpanometria com tons teste de 226 Hz e 1 kHz em um grupo de lactentes com indicadores de risco para deficiência auditiva. Rev Soc Bras Fonoaudiol. 2012;17(1):66-72.
26. Feeney MP, Hunter LL, Kei J, Lilly DJ, Margolis RH, Nakajima HH et al. Consensus statement: eriksholm workshop on wideband absorbance measures of the middle ear. Ear Hear. 2013;34 Suppl 1:78s-9s.
27. Emanuel DC, Henson OEC, Knapp RR. Survey of audiological immittance practices. Am J Audiol. 2012;21(1):60-75.
28. Jerger J, Harford E, Clemis J, Alford B. The acoustic reflex in eighth nerve disorders. Arch Otolaryngol. 1974;99(6):409-13.
29. Hunter LL, Ries DT, Schlauch RS, Levine SC, Ward WD. Safety and clinical performance of acoustic reflex tests. Ear Hear. 1999;20:506-14.
30. Ewing IR, Ewing AWG. The ascertainment of deafness in infancy and early childhood. J Laryngol Otology. 1944;59:309-38.
31. McCormick B. Behavioural hearing tests 6 months to 3;6 years. In: McCormick B (Ed.). Practical aspects of audiology. Paediatric audiology 0-5 years. London: Whurr Publishers Ltd.; 1993.
32. British Society Of Audiology. Practice Guidance Assessment Guidelines for the Distraction Test of Hearing [Online]. 2018 Disponível em: www.thebsa.org.uk/. (Acesso em 10 Fev 2019).
33. Koishi HU, Tsuji DH, Imamura R, Sennes LU. Vocal intensity variation: a study of vocal folds vibration in humans with videokymography. Rev Bras Otorrinolaringol. 2003;69(4):464-70.
34. Azevedo MF, Vieira RM, Vilanova LCP. Desenvolvimento auditivo de crianças normais e de risco. São Paulo: Editora Plexus; 1995.
35. Azevedo MF, Angrisani RG. Desenvolvimento das habilidades auditivas. In: Boechat EM. Tratado de Audiologia, 2.ed. Rio de Janeiro: Guanabara Koogan; 2015. p. 373-80.

# AVALIAÇÃO E DIAGNÓSTICO AUDITIVO EM ADULTOS

CAPÍTULO 6

Marine Raquel Diniz da Rosa
Amanda Câmara Miranda
Thais Mendonça Maia Wanderley Cruz de Freitas
Fatima Cristina Alves Branco-Barreiro

A audição é essencial para a comunicação humana. A deficiência auditiva não tratada, em qualquer fase da vida, pode comprometer o processo de comunicação e a socialização, e afetar negativamente a qualidade de vida do indivíduo.[1] Em adultos, a deficiência auditiva tem sido associada a risco aumentado de depressão[2] e demência.[3]

Segundo o mais recente censo demográfico, realizado no ano de 2010, 4,2% das pessoas entre 15 e 64 anos, residentes no Brasil, declararam apresentar algum grau de deficiência auditiva.[4]

Os principais fatores para a deficiência auditiva no adulto são o aumento da idade, exposição prolongada a ruído excessivo,[5] doença cardiovascular e/ou diabetes e fatores relacionados com o estilo de vida, como tabagismo.[6]

Nos últimos anos, o avanço tecnológico tem contribuído para o desenvolvimento e para o aprimoramento de técnicas e estratégias de diagnóstico audiológico para a investigação da função auditiva na população adulta.

A audiometria tonal liminar, a logoaudiometria e as medidas de imitância acústica, no entanto, continuam sendo importantes na avaliação da audição. Isto posto, outros procedimentos comportamentais e eletrofisiológicos têm sido utilizados nos anos recentes.

O presente capítulo inicia o estudante de graduação em fonoaudiologia no conhecimento dos procedimentos mais utilizados no diagnóstico audiológico do adulto com base na literatura atual e disponível.

## AUDIOMETRIA TONAL LIMINAR

A audiometria tonal liminar, método mais usado para a avaliação da audição, é uma medida da sensibilidade auditiva para tons puros apresentados por oitava de frequência de 250 a 8.000 Hz e duas interoitavas (3.000 e 6.000 Hz), realizada em um equipamento eletrônico denominado audiômetro.

Na audiometria tonal liminar é determinado o limiar de audibilidade, ou seja, a menor intensidade sonora na qual o paciente detecta 50% dos tons puros apresentados, por frequência.[7]

Os níveis de audição no audiômetro são calibrados com referência aos níveis de pressão sonora que descrevem a sensibilidade típica de adultos jovens normais quando avaliados em ambiente silencioso.[7]

Os tons puros são geralmente apresentados ao paciente examinado por meio de fones (via aérea), permitindo a avaliação de cada orelha separadamente, embora possam ser introduzidos por uma caixa de som (alto-falante).[7] Independentemente do modo como o som é apresentado, é necessário que os tons puros sejam calibrados, segundo a norma internacional ISO 8253-1.[8]

A técnica mais usada para determinação dos limiares auditivos é a descendente-ascendente, ou seja, os estímulos iniciais são apresentados em intensidade audível para o paciente e à medida que este sinaliza ter ouvido, essa intensidade é diminuída em passos de 5 dB. O paciente é instruído ouvir atentamente aos tons puros e responder (levantando a mão ou apertando um botão) todas as vezes que achar que ouviu o estímulo. Quando o paciente deixa de responder, a intensidade é então aumentada de 5 dB em 5 dB até que volte a responder. O limiar auditivo é a intensidade em que o paciente detecta corretamente 50% dos estímulos apresentados, ou seja, duas de quatro apresentações.[9]

A determinação dos limiares auditivos é iniciada em 1.000 Hz, segundo as recomendações da ANSI e da ISO. Em seguida são determinados os limiares de 2.000 a 8.000 Hz e, por último, 500 e 250 Hz. Se houver diferença maior ou igual a 20 dB entre os limiares de 500 e 1.000 Hz e entre 1.000 e 2.000 Hz, os limiares de 750 Hz e 1.500 Hz (frequências intraoitavas) devem ser determinados.[9]

A audiometria tonal liminar também deve ser realizada com estímulo apresentado por meio de vibrador ósseo, posicionado na região da mastoide (via óssea). Os resultados da audiometria são registrados em um gráfico denominado audiograma, que mostra o limiar auditivo na ordenada, em decibel nível de audição (dB NA) (-10 a 120 dB NA), em função da frequência sonora, em Hertz (Hz) na abcissa (125 a 8.000 Hz) (Fig. 6-1).[10,11]

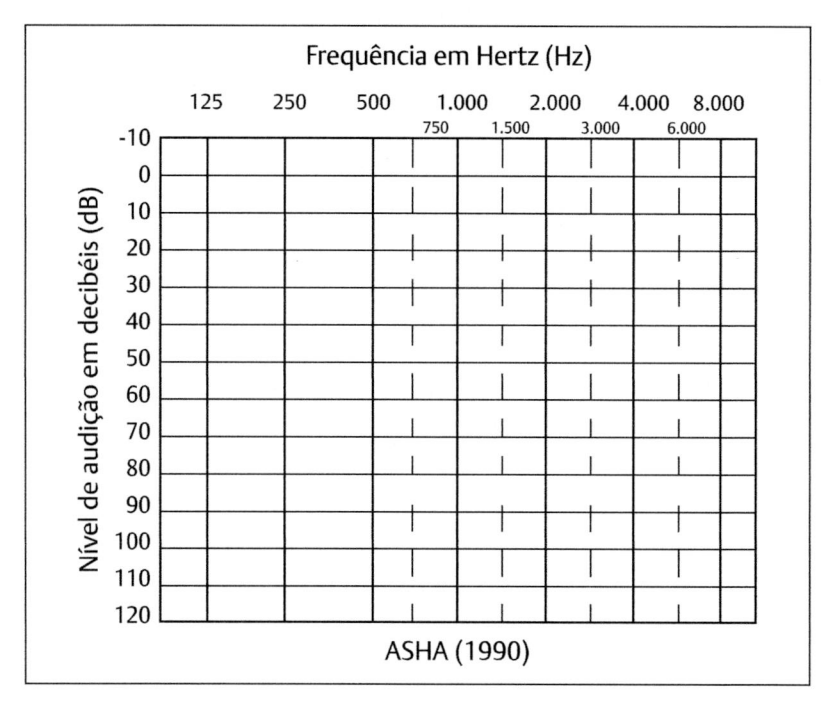

**Fig. 6-1.** Audiograma recomendado pela ASHA (1990)[10] e pelo Conselho Federal de Fonoaudiologia (2017).[11]

Para minimizar a interferência de ruído ambiental, a audiometria é realizada em cabine acústica, que também deve seguir a norma internacional ISO 8253-1.[8]

Para adultos, limiares auditivos até 20 dB NA são considerados normais, enquanto a média dos limiares de 500 a 2.000 Hz estiver entre 25 e 40 dB NA é considerado perda auditiva de grau leve, entre 41 a 55 moderado, 56 e 70 moderadamente severo, 71 e 90 severo e maior ou igual a 91 profundo.[12] Existem outras classificações como a da Organização Mundial de Saúde (2014)[13] e a do Bureau International d'ÁudioPhonologie (BIAP) (1996),[14] que leva em conta o limiar auditivo de 4.000 Hz. No Guia de Orientações na Avaliação Audiológica Básica do Conselho Federal de Fonoaudiologia (2017),[11] é determinado que a escolha da classificação a ser adotada fica a critério do profissional, mas é enfatizada a necessidade da indicação da classificação adotada.

Durante a determinação dos limiares auditivos, se um som mais intenso do que 40 dB NA for apresentado a uma orelha por meio de fone supra-aural, é possível que a energia acústica atravesse de um lado a outro da cabeça e estimule a orelha que não está sob teste, ocasionando, assim, a curva sombra (orelha melhor responde pela pior). Este fenômeno é chamado de audição "cruzada" e pode acontecer em perdas auditivas unilaterais ou bilaterais assimétricas. A energia que atinge a orelha que não está sob teste é sempre inferior à intensidade apresentada por condução aérea, por fones TDH 39, na orelha em teste. Essa diminuição de energia é chamada atenuação interaural e varia de 35 (125 Hz) a 50 dB (8000 Hz).[15]

Na condução óssea, a atenuação interaural é insignificante, não excedendo 10 dB NA, sendo com isso, considerada zero na prática clínica.[15]

Quando existe o risco da orelha que não está sob teste responder pela orelha em teste, é utilizado o chamado mascaramento, para impedir a audição cruzada.[16]

O mascaramento é um fenômeno no qual um som deixa de ser percebido quando outro som é apresentado simultaneamente em intensidade superior. Para o mascaramento do tom puro, o ruído de banda estreita (*Narrow Band Noise*) é o mais utilizado, pois seu espectro é centrado na região da frequência em teste.[15]

A comparação dos limiares auditivos determinados por via aérea e por via óssea auxilia na determinação do tipo de perda auditiva. Se houver gap aéreo-ósseo, ou seja, diferença maior ou igual a 15 dB entre os limiares auditivos por via aérea e por via óssea, a perda auditiva é do tipo condutiva. Se não houver esse gap, a perda auditiva é do tipo neurossensorial. A perda auditiva mista é determinada pela presença de *gap* maior ou igual a 15 dB, porém com rebaixamento também dos limiares por via óssea.[17]

A configuração do audiograma está relacionada com as frequências afetadas pela perda auditiva. Quando a perda auditiva acomete as frequências altas, mas os limiares auditivos são melhores para as frequências baixas, denominamos curva descendente (piora entre 5 e 10 dB por oitava em direção às frequências altas). Já na curva ascendente, a perda auditiva afeta mais os limiares das frequências baixas do que os das frequências altas (melhora igual ou maior que 5 dB por oitava em direção às frequências altas). A configuração horizontal é caracterizada por limiares alternando melhora ou piora de 5 dB por oitava em todas as frequências. Quando os limiares das frequências baixas e altas são melhores (diferença ≥ 20 dB) que as frequências médias, a configuração do audiograma é em U e quando os limiares das frequências baixas e altas são piores (diferença ≥ 20 dB) que as frequências médias, a configuração do audiograma é em U invertido. Se houver descendência acentuada em uma frequência isolada com recuperação na frequência a subsequente na curva horizontal, denominamos entalhe.[17]

## LOGOAUDIOMETRIA

A logoaudiometria avalia o quanto uma pessoa detecta e reconhece os sinais de fala, confirmando os limiares auditivos determinados na audiometria tonal.[18]

Na rotina clínica três testes são utilizados: o limiar de reconhecimento de fala (LRF), o limiar de detecção de voz (LDV) o índice percentual de reconhecimento de fala (IPRF). São realizados usualmente por meio de fones e dentro de cabine acústica. Cada orelha é avaliada separadamente.

O LRF é a menor intensidade na qual o paciente consegue identificar 50% dos estímulos de fala apresentados (palavras dissilábicas, trissilábicas ou polissilábicas no português). A técnica é semelhante à da audiometria: descendente-ascendente-descendente, sendo a intensidade inicial 40 dB acima do limiar esperado. Existe alta correlação entre o LRF e a média dos limiares auditivos de 500 a 2.000 Hz. O resultado do LRF deve ser igual ao da média tritonal ou até 10 dB acima desta.[18]

O LDV é a intensidade em que o paciente detecta 50% das apresentações de fala. A tarefa é de apenas detectar a presença ou não do estímulo, que geralmente é a repetição de uma sílaba sem sentido ("Pa; Pa; Pa..."). É realizado quando não é possível determinar o LRF, geralmente por dificuldade extrema no reconhecimento de fala, que pode ocorrer em perda auditiva neurossensorial severa e profunda.[18]

O IPRF indica a porcentagem de um material de fala específico em uma intensidade que permita o melhor desempenho possível. Fornece medida da "inteligibilidade de fala". São utilizadas palavras monossilábicas foneticamente balanceadas e, quando o paciente demonstra dificuldade, é utilizada também uma lista de dissílabos. Na prática, o IPRF é realizado na intensidade de 40 dB NS a partir da média tritonal, porém em pacientes com perda auditiva neurossensorial essa intensidade pode ser "muito forte", sendo assim possível realizar a pesquisa na intensidade de máximo conforto, que será a de maior inteligibilidade.[18]

Se o paciente consegue repetir todas as palavras, seu escore é de 100% no teste. A cada erro é descontado 4%. Espera-se que uma pessoa sem dificuldade para entender a fala tenha IPRF de 92 a 100%. Escores de 80 a 88% nesse teste apontam para ligeira/discreta dificuldade para compreender a fala, de 60 a 76% dificuldade moderada, 52 a 56% dificuldade acentuada e abaixo de 50% incapacidade para acompanhar conversa.[19]

Na maioria dos serviços no Brasil, estes testes são aplicados à viva voz, isto é, o examinador lê as palavras e solicita que o paciente as repita, uma vez que existem poucos testes logoaudiométricos gravados.[18]

Assim como na audiometria tonal, se houver a possibilidade de a orelha não avaliada ouvir o estímulo apresentado na orelha em avaliação, é necessário o uso de mascaramento. Nesse caso, o ruído utilizado é o de banda larga, mais especificamente o ruído de fala (*speech noise*) ou o ruído branco (*white noise*).[15]

Existem testes comportamentais especiais, que utilizam sons linguísticos e não linguísticos, com e sem algum tipo de distorção ou introdução de ruído de fundo, para a investigação da função auditiva central. Essa bateria de testes é complementar à avaliação audiológica básica e é denominada avaliação comportamental do processamento auditivo central.

## MEDIDAS DE IMITÂNCIA ACÚSTICA

Imitância é uma técnica objetiva de avaliação da função da orelha média por meio de três procedimentos: imitância estática, timpanometria e medida do reflexo acústico. Esse termo está relacionado com duas propriedades da orelha média: a impedância, que é a resistência ao som que entra através do sistema auditivo, e a admitância, que é a facilidade com que o som entra através do sistema auditivo.[20]

Nas medidas de imitância acústica, o meato acústico externo (MAE) é vedado com uma oliva de borracha posicionada sobre uma sonda conectada a um equipamento chamado imitanciômetro, que é um equipamento eletroacústico. Essa sonda contém três aberturas: uma correspondente ao alto-falante, que emite um tom de frequência baixa (geralmente 226 Hz) a aproximadamente 85 dB NPS (nível de pressão sonora), uma ao manômetro, que controla a variação de pressão do ar no MAE e uma ao microfone, que capta o som refletido pela membrana timpânica.

A compliância estática (ou seja, a rigidez) é a medida do volume do MAE sob duas condições físicas: a primeira a (+) 200 da Pa (volume 1, corresponde ao volume da orelha externa mais o da orelha média) e a segunda que ocorre no valor de máxima compliância da membrana timpânica (volume 2). Em condições normais a máxima compliância ocorre quando a pressão atmosférica é igual dos dois lados da membrana timpânica. Se o valor do volume 2 for subtraído do volume 1 é encontrado o valor da compliância estática da orelha média.[20]

A timpanometria é uma medida dinâmica da compliância da membrana timpânica à medida que a pressão de ar aumenta ou diminui. Avalia, portanto, a mobilidade do sistema tímpano-ossicular em função da variação da pressão de ar. Nesse teste, um tom de 226 Hz é introduzido no ouvido do paciente via alto-falante, enquanto o manômetro varia a pressão no MAE de +200 a -400 daPa.[20]

O gráfico no qual são registrados os resultados da timpanometria se chama timpanograma. A compliância da orelha média, a componente dominante da imitância, medida em termos de volume equivalente em mililitros (mL) é a dimensão vertical do gráfico (eixo Y), enquanto a dimensão horizontal mostra a variação de pressão (eixo X).[20]

O teste é iniciado ao se introduzir +200 daPa no MAE do paciente. Nessa condição, o sistema tímpano-ossicular é deslocado medialmente e a membrana do tímpano se enrijece, ou seja, a impedância é alta e a admitância é baixa. À medida que a pressão de ar é diminuída e se aproxima da pressão de ar da orelha média, o sistema tímpano-ossicular assume sua posição habitual e a membrana timpânica atinge seu ponto de relaxamento máximo (pico de máxima compliância), sendo nesse ponto a admitância alta e a impedância baixa. Nessa condição, a pressão de ar do MAE é igual à da orelha média.[20]

Para a classificação do resultado da timpanometria, o Conselho Federal de Fonoaudiologia (2017)[11] recomenda a classificação de Jerger (1970)[21] e de Jerger, Jerger e Maudlin (1972).[22] Nela, o timpanograma normal, denominado tipo A, tem pico de máxima compliância entre +100 e -100 daPa e volume de orelha média entre 0,3 e 1,6 mL, consistente com mobilidade normal do sistema tímpano-ossicular. O timpanograma do tipo B, segundo a mesma classificação, não apresenta pico de máxima compliância, denotando ausência de mobilidade do sistema tímpano-ossicular. No timpanograma tipo C, o volume é variável e a pressão do pico de máxima compliância está deslocado para pressões negativas (inferior a -100 daPa). Existem duas variações do timpanograma A: o Ad, com volume acima de 1,6 mL e pressão entre -100 e +100 daPa e o Ar, com volume abaixo de 0,3 mL e pressão entre -100 e +100 daPa, que apontam respectivamente para hipermobilidade e baixa mobilidade do sistema tímpano-ossicular.

Outro parâmetro que tem sido estudado na timpanometria é o gradiente, que é a expressão quantitativa da forma do timpanograma na área vizinha ao pico (intervalo de 50 daPa em cada lado do pico), ou seja, descreve a inclinação da forma timpanométrica. Os valores variam de 0,0 a 1 mL. Gradientes menores que 0,2 são considerados anormalmente baixos e estão associados à presença de líquido na orelha média.[23]

A contração do músculo estapédio para sons de forte intensidade (geralmente 80 dB ou mais) altera as características da imitância acústica da orelha média por meio de enrijecimento do sistema, diminuindo, portanto, o fluxo de energia. É um fenômeno bilateral, ou seja, se um som intenso é introduzido em uma orelha, tanto o músculo do estapédio dessa orelha quanto o da orelha contralateral irão contrair de modo reflexo.[20]

O limiar de reflexo acústico é considerado o menor nível em dB NA no qual o reflexo pode ser eliciado. Em uma orelha normal ocorre aproximadamente a 80-90 dB NA.[20]

Pode ser medido nas condições ipsilateral (estímulo introduzido via sonda) e contralateral (estímulo introduzido via fone) nas frequências de 500 a 4.000 Hz.[24]

Na modalidade ipsilateral, o estímulo é transmitido pelo nervo auditivo (VIII par craniano) ao núcleo coclear ventral ipsilateral, seguindo em direção ao complexo olivar superior, porém, o impulso também segue em direção ao núcleo motor no nervo facial (VII par) para fazer sinapse com os neurônios motores do músculo estapédio.[24]

Na modalidade contralateral, o estímulo também é transmitido pelo nervo auditivo ao núcleo coclear ventral, seguindo em direção ao complexo olivar superior medial, porém segue em direção ao núcleo motor no nervo facial (VII par) contralateral para fazer sinapse com os neurônios motores do músculo estapédio contralateral.[24]

Para que ocorra o reflexo acústico do músculo estapédio é necessário, portanto, que haja integridade da via aferente (VIII par craniano), da de associação (tronco encefálico) e da eferente (VII par craniano).

Se a diferença entre o limiar do reflexo acústico e o limiar auditivo for menor ou igual a 60 dB denota a presença de recrutamento de Metz, que acontece em disfunções cocleares.[24]

A medida de manutenção do reflexo acústico, ou seja, por quanto tempo pode ser mantida a contração do músculo durante estimulação contínua é chamada de pesquisa do *Decay* do reflexo e quando positiva (presença do declínio do reflexo) sugere presença de disfunção retrococlear.

Embora a imitância acústica da orelha média geralmente seja avaliada em apenas uma ou duas frequências, esta é uma visão restrita das características do sistema, muitas vezes inadequada para entender o efeito de uma doença nas propriedades de transmissão. Estudos mostram que a timpanometria multifrequência fornece informações clínicas valiosas não obtidas de medidas em uma única frequência.[25,26]

## EMISSÕES OTOACÚSTICAS

Uma das formas para auxiliar no topodiagnóstico das perdas auditivas é por meio do exame de emissões otoacústicas (EOAs). Consiste num teste objetivo, fácil, rápido e não invasivo, é utilizado para monitorar a função da cóclea e apresenta maior sensibilidade para detectar lesão das células ciliadas externas.[27,28]

São originadas nas células ciliadas externas, a partir de suas propriedades biomecânicas, tendo em vista que possuem a capacidade de dois tipos de contração, lenta ou rápida. Essa capacidade constitui um amplificador coclear, influenciando no mecanismo de amplificação do estímulo sonoro. Este determinará o funcionamento das células ciliadas internas, as unidades receptoras e codificadoras cocleares das frequências sonoras. E as EOAs são uma resposta à contração rápida, base do mecanismo ativo induzido pelos deslocamentos dos estereocílios.[29]

As emissões otoacústicas são sinais tonais de banda estreita originados na cóclea de modo espontâneo (EOAs espontâneas) ou em resposta a um estímulo acústico (EOAs evocadas) e que podem ser detectados no meato acústico externo.[30]

As EOAs espontâneas são energias acústicas de banda estreita, provenientes da cóclea, sem que haja estimulação específica. Porém, a importância clínica das emissões otoacústicas espontâneas ainda é desconhecida, especialmente pelo fato de não estarem presentes na maioria dos indivíduos com audição normal e também por não serem indicativo de limiares auditivos normais, uma vez que podem surgir em perdas auditivas sensorioneurais. Deste modo, volta-se a atenção para o outro tipo de EOA na prática clínica, a seguir.[31]

As EOAs evocadas são amplamente utilizadas na prática clínica para identificar um indício de alteração, mesmo com o audiograma dentro dos padrões de normalidade, verificando a ocorrência de alterações da função coclear, identificando o mais cedo possível uma alteração e/ou o avanço de uma perda auditiva já adquirida, e ainda, na prevenção de uma futura perda auditiva. Ocorrem em resposta a um estímulo acústico, pela liberação de energia sonora originada na cóclea, mais precisamente nas células ciliadas externas, que se propaga pela orelha média, até alcançar o meato acústico externo, sendo a resposta captada por um microfone sonda inserido nessa região.[31]

Há dois tipos de EOAs evocadas: a transiente e a produto de distorção. Na transiente é apresentado um clique como estímulo acústico, geralmente com amplitude de 80 dB NPS. As respostas podem ser repetidas 260 vezes, sendo calculada e gerada uma média. É realizada em ambas as orelhas em bandas de frequência, de 1 a 4 KHz, sendo consideradas presentes quando as mesmas obtiverem uma relação sinal-ruído maior ou igual a 3 dB para adultos. Já para bebês até 3 meses, as frequências de 2, 3 e 4 KHz devem ter relação sinal-ruído maior ou igual a 6 dB (triagem auditiva). Para crianças de 3 meses a 12 anos, as frequências de 1, 1,5 KHz, relação sinal-ruído maior ou igual a 3 dB, 2, 3 e 4 KHz, relação sinal-ruído maior ou igual a 6 dB[32] (Fig. 6-2a).

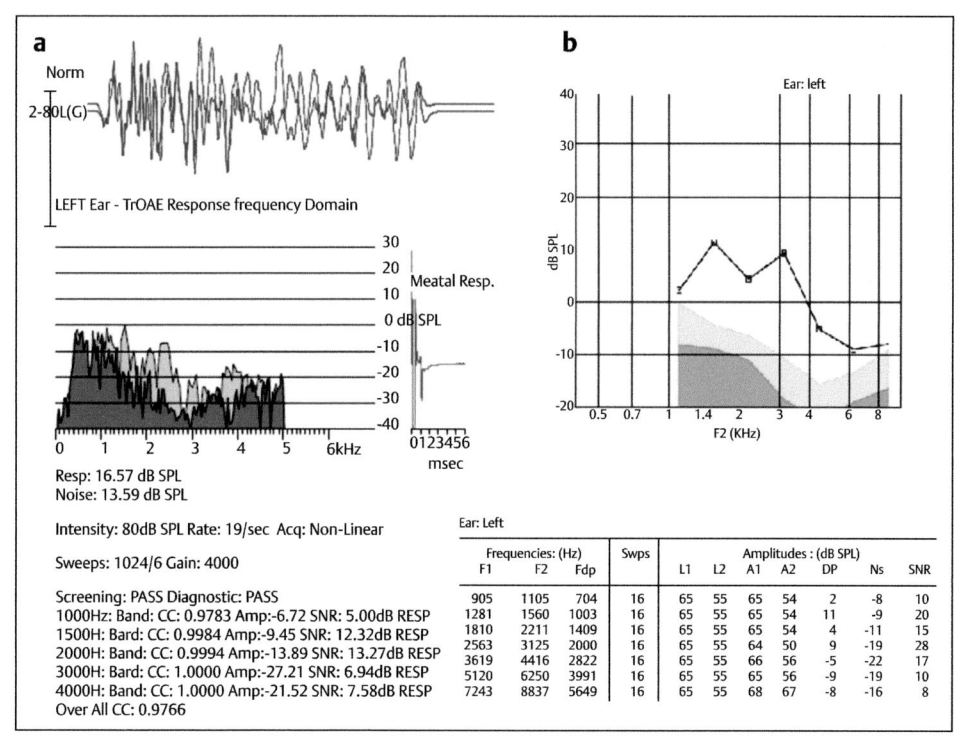

**Fig. 6-2.** Exemplo resultados de presença de respostas das emissões otoacústicas transientes (**a**) e produto de distorção da orelha esquerda (**b**). (Fonte: Equipamento disponível no comércio.)

Já a EOA produto de distorção é resultado da resposta coclear a dois estímulos tonais que são apresentados simultaneamente. Esses estímulos têm frequências designadas como f1 e f2 e níveis de intensidade como L1 e L2. Sendo avaliadas frequências de 1 KHz a 8 KHz, 65/65 dB NPS, 65/55 dB NPS e 60/53 dB NPS níveis de intensidade designada, e 1,18, 1,20, 1,22 para a relação dos índices f2/f1, como garantido para determinar os melhores parâmetros de estímulo para desencadear EOA produto de distorção maiores e mais confiáveis em humanos adultos. Portanto, o exame deve ser condizente com esses dados normativos, e a sua qualidade é dada por uma relação sinal ruído igual ou maior que 6 dB[33] (Fig. 6-2b).

Em adultos, o registro das EOAs tem sido utilizado para monitorar perdas auditivas induzidas por ruído, por medicamentos ototóxicos, queixa de zumbido ou hiperacusia e, principalmente, para diagnóstico diferencial entre perdas sensoriais e neurais, detectando e monitorando patologias relacionadas com as células ciliadas externas.[34]

## POTENCIAIS EVOCADOS AUDITIVOS

Para avaliar a via auditiva desde o tronco encefálico até o córtex auditivo existem os potenciais evocados auditivos. São registros de atividade neuroelétrica que ocorre no sistema auditivo em resposta a um estímulo acústico. Os potenciais podem ser classificados em curta, média e longa latência (Fig. 6-3). Suas respostas são registradas por meio das latências (intervalo de tempo entre a apresentação do estímulo e o surgimento da resposta, descrito em milissegundos-ms) e amplitudes (medida da atividade cerebral, descrita em microvolt-µV) das ondas captadas por eletrodos.[35]

Os potenciais evocados auditivos de curta latência incluem a eletrococleografia, as respostas auditivas de estado estável e o potencial evocado auditivo de tronco encefálico (PEATE), sendo o PEATE o mais utilizado na prática clínica em se tratando de adultos. Este é um exame objetivo e não invasivo, que avalia a atividade eletrofisiológica do sistema auditivo até o tronco encefálico, em resposta a uma estimulação acústica caracterizada por um início rápido e de breve duração, apresentando respostas bioelétricas que resultam

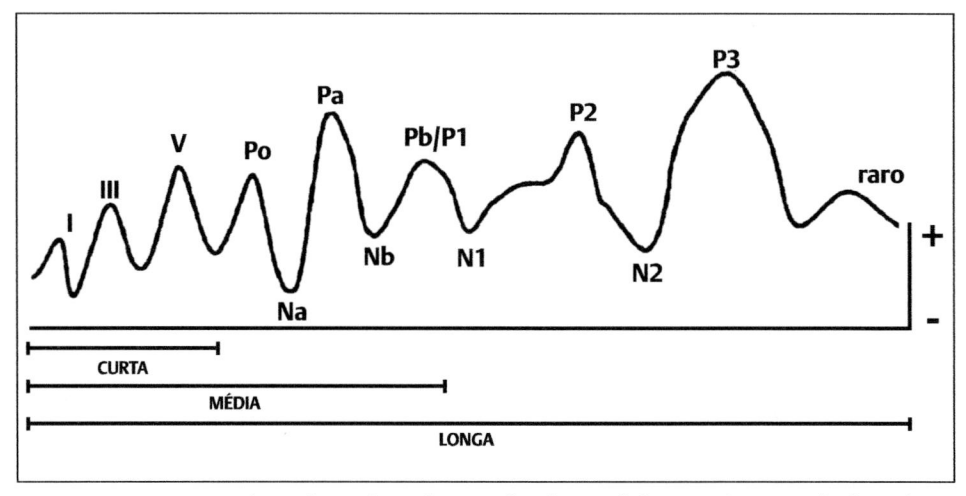

**Fig. 6-3.** Potenciais evocados auditivos ilustrados, por classificação de latência. (Fonte: Andrade *et al.* 2018.)[36]

da ativação sucessiva da cóclea e das fibras nervosas desta via. Assim, é usado para avaliar a integridade das vidas auditivas e a pesquisa do limiar auditivo eletrofisiológico.[37,38]

As respostas elétricas do tronco encefálico são desencadeadas por estímulos acústicos, estes que podem ser classificados como clique, *tone pip*, *tone burst* (também chamada de frequência específica), *chirp* ou ainda de fala, a escolha do mesmo pode variar de acordo com o objetivo do exame.[39] No que se refere à forma de apresentação do estímulo, o exame pode ser realizado por condução aérea e por condução óssea. O PEATE por condução aérea é o mais realizado na prática clínica, porém quando se utiliza do exame por condução óssea, se tem mais um recurso que auxilia no diagnóstico audiológico.[38]

O procedimento é realizado em cabina acústica para evitar a presença de artefatos que dificultem a obtenção e análise dos dados. Os eletrodos devem ser posicionados no paciente, da seguinte forma: Fz é eletrodo terra, posicionado entre as sobrancelhas; Cz e os pares (A1 e A2) e (M1 e M2) são eletrodos de referência posicionados respectivamente no vértex, nos lóbulos da orelha e na mastoide.

As respostas formadas por estes potenciais consistem numa série de sete ondas geradas em vários sítios anatômicos, onda I: porção distal ao tronco encefálico do nervo auditivo; onda II: porção proximal ao tronco encefálico do nervo auditivo; onda III: núcleo coclear; onda IV: complexo olivar superior; onda V: lemnisco lateral; onda VI: colículo inferior; onda VII: corpo geniculado medial. A análise da presença e da latência das ondas permite caracterizar o tipo de perda auditiva e a localização de uma possível lesão.[40]

Os potenciais de curta latência ocorrem nos primeiros 10 ms após a estimulação e apresentam suas latências de respostas das ondas, aproximadamente: onda I = 1,58 ms (±0,09); onda III = 3,82 ms (±); onda V = 5,59 ms (±); interpicos I-III = 2,11 ms; III-V = 1,88; I-V = 3,99 ms.[41]

Dependendo do estímulo utilizado, o PEATE avalia as frequências de 1.000-4.000 Hz (para cliques) ou frequências específicas (*tone burst* e *chirp*). Por meio da identificação da latência das ondas I, III e V e seus interpicos (I-III, I-V, III-V) verifica a integridade da via auditiva, avaliando a sincronia da função neuronal do VIII par craniano e vias auditivas do tronco encefálico. Para a pesquisa do limiar eletrofisiológico é observada apenas a onda V, pois é a única que permanece visível até em fracas intensidades.[42]

Inicialmente, a intensidade do estímulo acústico é de 80 dB NA, na qual busca-se identificar as ondas I, III, V e seus respectivos tempos de latência e para pesquisa do limiar eletrofisiológico, a intensidade é diminuída gradativamente, de 20 em 20 dB até a onda V não ser mais visualizada. Depois disso, é aumentada a intensidade de 10 em 10 dB até obter a menor intensidade na qual a onda V pode ser visualizada, sendo este ponto considerado o limiar eletrofisiológico.[35] Para via aérea, na frequência de 500 Hz, considera-se limiar eletrofisiológico com resposta da onda V até 30 dBnNA e, nas demais frequências (1.000-4.000 Hz) em 20 dBnNA. Sendo também de 20 dBnNA na via óssea.[43]

Nos casos de perdas unilaterais ou assimétricas que a intensidade do estímulo possa atingir a cóclea da orelha não testada, faz-se o uso do mascaramento com o ruído branco e a intensidade varia de acordo com o limiar eletrofisiológico de cada indivíduo avaliado, assim como fone utilizado.[42,44]

Em se tratando de adultos, geralmente é um exame utilizado para investigação da funcionalidade da via auditiva ascendente, em simuladores, no diagnóstico diferencial ou topodiagnóstico audiológico, identificando alterações cocleares ou retrococleares. Além de contribuir para o prognóstico de neurinoma do acústico, esclerose múltipla, morte encefálica, afecções vestibulares e perda auditiva induzida por ruído.[36,45-47]

Os PEAMLs são gerados com participação simultânea de múltiplos geradores tais como: colículo inferior, corpo geniculado medial, formação reticular e o lobo temporal (giro de Heschl – área auditiva primária). Além das áreas de associação, corpo caloso e formação reticular.[48]

O aparecimento das ondas pode ser observado num intervalo entre 10 e 80 ms após o início do estímulo auditivo e apresentam picos de voltagem, positivo (P) e negativo (N), respectivamente, em uma sequência: Po, Na, Pa, Nb, Pb e Nc. As mais frequentemente analisadas, por conta da maior amplitude e consistência, são Na, Pa, Nb e Pb.[49]

A forma de onda Na-Pa é mais frequentemente utilizada e pesquisada,[50] aparecendo com amplitude 1,5 a 2 μV.[51] Pa é usualmente a onda mais robusta e pode ser comparada com a onda V do PEATE, apresentando latência interpico (onda V PEATE × onda Pa PEAML) aproximada de 25 ms.[51,52] A onda Pb é altamente variável e pode não aparecer em indivíduos normais.[52]

Os PEAMLs devem ser considerados presentes quando há componente negativo seguido de outro positivo, tendo como referência a linha de base e o eletrodo positivo posicionado no vértex.[53] Levando-se em consideração as latências das ondas e sua reprodutibilidade também.

Os PEAMLs devem ser considerados presentes quando há componentes negativo seguido de outro positivo, tendo como referência a linha de base e o eletrodo positivo posicionado no vértex.[53] Levando-se em consideração as latências das ondas e sua reprodutibilidade também. Os valores de latência de cada componente dos PEAML encontram-se, aproximadamente, dentro dos seguintes intervalos:[51] Na (15-25 ms), Pa (25-36 ms), Nb (35-47 ms) e Pb (55-80 ms). Segundo Hall (2006),[52] em condições de normalidade, as ondas mais visíveis para análise são: Na, primeiro maior vale de voltagem negativa, que aparece entre 12 e 27 ms; Pa, o maior pico positivo após Na, entre 25 e 40 ms; Nb, o vale logo após Pa, entre 30 e 50 ms; Pb, o maior pico após Nb, entre 45 e 65 ms. Os PEAMLs devem ser considerados presentes quando há componente negativo seguido de outro positivo, tendo como referência a linha de base e o eletrodo positivo posicionado no vértex.[53] Levando-se em consideração as latências das ondas e sua reprodutibilidade também.

Devido aos diversos geradores neurais e à possibilidade de geração de respostas subcorticais e corticais primárias e não primárias durante a pesquisa dos PEALMs, é importante a utilização de pelo menos dois canais de registro e os mesmos devem ser colocados em cada hemisfério e não só no vértex (Cz).[49] Há a indicação de colocação da seguinte maneira: A1 (mastoide esquerda)/A2 (mastoide direita); Cz (vértex) ou frontal (Fz); C3 (temporoparietal esquerda)/C4 (temporoparietal direita).[54]

Por ser um potencial exógeno, algumas variáveis como: tipo de estímulo; parâmetros utilizados e maturação da região subcortical podem interferir na captação dos potenciais. Devido ao processo maturacional das estruturas responsáveis pela geração da resposta do PEAML, a amplitude dos componentes está altamente relacionada com a idade. O registro das ondas de média latência é mais estável e facilmente obtido em adultos. Além disso, os valores de latência e amplitudes são maiores em crianças do que em adultos, os valores de latência são maiores para indivíduos do sexo masculino e os valores de amplitude maiores para o sexo feminino.[54]

Desta forma, pela grande variabilidade de valores de latência e amplitude inter-sujeitos, o que dificulta o estabelecimento de medidas e padrões de normalidade, os PEAMLs não são largamente utilizadas na prática clínica. Para tanto, pesquisas[55,56] têm sido conduzidas no intuito de padronizar os procedimentos e critérios de normalidade das ondas e estas em sua maioria têm como população amostral crianças. Na prática clínica, os PEAML têm sido utilizados na investigação do funcionamento da via auditiva e na estimação da sensibilidade auditiva. Entretanto, para este fim restringem-se à pesquisa das frequências mais baixas (500 Hz), sendo um complemento do teste de PEATE. Além disso, nos adultos, os PEAMLs evocados por clique podem refletir o limiar audiológico do paciente, quando não se obteve resultados nos PEATE.

O potencial evocado auditivo de longa latência corresponde a respostas bioelétricas da atividade do tálamo e do córtex que ocorrem em um intervalo entre 80 e 600 ms. Tendo sido considerado um instrumento de investigação do processamento da informação (codificação, seleção, memória e tomada de decisão) e reflete a atividade cortical envolvida nas habilidades de discriminação, integração e atenção do cérebro.[57]

Classifica-se em potenciais exógenos e endógenos. Os exógenos são influenciados principalmente pelas características físicas do estímulo (intensidade, frequência) e são conhecidos pelas componentes de ondas P60, N100, P160. Por outro lado, os endógenos influenciam-se por eventos internos relacionados com a função cognitiva, sendo demonstrados por meio dos componentes N200 e P300.[52,57]

O P300 (P3) é conhecido como potencial cognitivo ou cortical, pois reflete o uso funcional do estímulo, não dependendo diretamente de suas características físicas. É a onda mais tardia que aparece logo após o complexo N1P2N2 por volta de 250-350 ms. Pode também ser chamado de potencial relacionado com eventos, já que pode ser eliciado pela discriminação entre dois estímulos sonoros diferentes entre si, sendo um apresentado de forma frequente e outro raramente.[58]

O paciente é treinado a contar mentalmente o número de estímulos raros que ouvir. Os estímulos apresentados podem ser tons puros diferenciados pela frequência (estímulo frequente – 1.000 Hz – e estímulo raro – 2.000 Hz) ou estímulos de fala diferenciados pelo traço de sonoridade (frequente–/pa/e raro –/ba/).[59]

É um potencial que reflete principalmente a atividade do tálamo e córtex, estruturas que envolvem as funções de discriminação, integração e atenção do cérebro ao som. E para a realização do exame os eletrodos devem ter distribuição centroparietal no couro cabeludo e serem posicionados em Fz, Cz e Pz, com referência ao lóbulo da orelha ou ao processo mastoide.[60] O posicionamento dos eletrodos ativos em Fz e Cz pode ser considerado um recurso a mais para auxiliar na análise clínica do P300.[61]

A literatura tem demonstrado diferentes metodologias para auxiliar na identificação do P300, sendo considerada a morfologia e a reprodutibilidade da onda, assim como intervalo de latência e amplitude.[59] Os padrões de normalidade das latências variam um pouco e podem aumentar conforme a idade.[62]

Sua aplicação clínica está relacionada com a investigação da cognição e traz informações sobre a discriminação dos estímulos. Pode ser útil na avaliação das demências, esquizofrenia, transtornos psiquiátricos, transtorno do déficit de atenção e hiperatividade e dislexia.

## CONCLUSÃO

A avaliação audiológica do indivíduo adulto é essencial para auxiliar o médico otorrinolaringologista no diagnóstico da perda auditiva. A bateria de testes audiológicos básicos (audiometria tonal/vocal e medidas de imitância acústica) determina grau, tipo e configuração da perda auditiva, que é o ponto de partida para o diagnóstico. Para uma investigação, buscando um diagnóstico diferencial, testes eletroacústicos e eletrofisiológicos, como a emissão otoacústica e os potenciais evocados auditivos, complementam essa investigação.

## REFERÊNCIAS BIBLIOGRÁFICAS
1. Gondim LMA, Balen SA, Zimmermann KJ, Pagnossin DF, Fialho IM, Roggia SM. Study of the prevalence of impaired hearing and its determinants in the city of Itajaí, Santa Catarina State, Brazil. Braz J Otorhinolaryngol. 2012;78(2):27-34.
2. Li CM, Zhang X, Hoffman HJ, Cotch MF, Themann CL, Wilson MR. Hearing Impairment Associated With Depression in US Adults, National Health and Nutrition Examination Survey 2005–2010. JAMA Otolaryngol Head Neck Surg. 2014;140(4):93-302.
3. Lin FR, Metter EJ, O'Brien RJ, Resnick SM, Zonderman AB, Ferrucci L. Hearing loss and incident dementia. Arch Neurol. 2011;68(2):214-220.
4. Instituto Brasileiro de Geografia e Estátistica (IBGE). Sistema IBGE de Recuperação Automática Sidra. Censo Demográfico 2010: População residente por tipo de deficiência, segundo a situação do domicílio, o sexo e os grupos de idade – Amostra – Características Gerais da População. [Acesso em 14 dez 2018]. Disponível em: https://sidra.ibge.gov.br/tabela/3425.
5. Isaacson JE1, Vora NM. Differential diagnosis and treatment of hearing loss. Am Fam Physician. 2003;15;68(6):1125-32.
6. Fransen E, Topsakal V, Hendrickx J, Laer LV, Huyghe JR, Eyken EV et al. Occupational noise, smoking, and a high body mass index are risk factors for age-related hearing impairment and moderate alcohol consumption is protective: a European population-based multicenter study. J Assoc Res Otolaryngol. 2008;9(3):264-76.
7. Yantis, PA. Puretone Air-Conduction Thresholds Testing. In: Katz, J. Handbook of Clinical Audiology. 4. ed. Baltimore, MD: Williams & Wilkins; 1994. p. 97-108.
8. International Organization for Standardization 8253-1: 2010. Acoustics - Audiometric test methods - Part 1: Pure-tone air and bone conduction audiometry; 1989.
9. Lopes, AC. Audiometria Tonal Liminar. In: Bevilacqua MC et al. Tratado de Audiologia. São Paulo. Santos Editora; 2011. p. 63-80.
10. American Speech-Language Associaton. Guidelines for audiometric symbols. ASHA. 1990;32:25-30.
11. Conselho Federal de Fonoaudiologia. Guia de Orientações na Avaliação Audiológica Básica. [Acesso em 16 out 2019]. Disponível em: https://www.fonoaudiologia.org.br/cffa/wp-content/uploads/2013/07/Manual-de-Audiologia.pdf.
12. Lloyd LL, Kaplan H. Audiometric interpretation: a manual of basic audiometry. Baltimore: University Park Press; 1978. p. 16.
13. Organização Mundial de Saúde (World Health Organization). Prevention of Blindness and Deafness. [Acesso em 16 out 2019]. Disponivel em: https://www.who.int/pbd/deafness/hearing_impairment_grades/en/.
14. International Bureau for Audiophonology Rec_02-1_en Page 1 of 2 BIAP Recommenda on 02/1: Audiometric Classic on of Hearing Impairments. [Acesso em 16 out 2019]. Disponivel em:http://www.biap.org/es/ recommandations/recommendations/tc-02-classification/213-rec-02-1-en-audiometric-classification-of-hearing-impairments/file.
15. Corteletti, LCBJ. Mascaramento Clínico. In: Bevilacqua, MC et al. Tratado de Audiologia. São Paulo: Santos Editora; 2011. p. 101-22.
16. Park YJ, Park KH, Jun GE, Oh SK, Lee CK. Evaluation of the Interaural Attenuation for Pure Tone Audiometry in Korean. J Audiol Otol. 2011;15(1):32-36.
17. Silman S, Silverman CA. Basic Audiologic Testing. In: Silman S, Silverman CA. Auditory Diagnosis- Principles and applications. San Diego: Singular; 1997. p. 38-58.
18. Menegotto, IH. Logoaudiometria Básica. In: Bevilacqua, MC et al. Tratado de Audiologia. São Paulo. Santos Editora; 2011. p. 80-99.
19. Jerger J, Speaks C, Trammell JL. A new approach to speech audiometry. J Speech Hear Disord. 1968;33(4):318-28.
20. Jacobson JT. The role of immittance audiometry in detecting middle ear disease. Can Fam Physician. 1981;27:103-9.

21. Jerger, J.F. Clinical experience with impedence audiometry. Archives of otolaryngology 1970;92:311-324.
22. Jerger J, Jerger SJ, Maudlin L. Studies in impedance audiometry: I. normal and sensorineural ears. Arch Otolaryngol. 1972;96:513-523.
23. Carvallo RM. Medidas de imitância acústica em crianças. In: Lichtig I, Carvallo RM. Audição abordagens atuais. Carapicuíba: Pró-Fono; 1997. p. 67-87.
24. Linares AE. In: Bevilacqua MC et al. Tratado de Audiologia. São Paulo: Santos Editora; 2011. p. 135-144.
25. Colletti V. Methodologic observations on tympanometry with regard to the probe-tone frequency. Acta Otolaryngol. 1975;80:54-60.
26. Margolis RH, Van Camp KJ, Wilson RH, Creten WL. Multifrequency tympanometry in normal ears. Audiology. 1985;24(1):44-53.
27. Frota S, Iório MCM. Emissões otoacústicas por produto de distorção e audiometria tonal liminar: estudo da mudança temporária do limiar. Rev Bras Otorrinolaringol. 2002; 68(1):15-20.
28. Silveira JAM, Brandão ALA, Rossi J, Ferreira LLA, Name MAM, Estefan P et al. Avaliação da alteração auditiva provocada pelo uso do walkman, por meio da audiometria tonal e das emissões otoacústicas (produto de distorção) estudo de 40 orelhas. Rev Bras Otorrinolaringol. 2001;67(5):650-4.
29. Oliveira JAA. O mecanismo eletrobiomecânico ativo da cóclea. Rev Bras Otorrinolaringol. 1993;59(4):236-48.
30. Figueiredo MS. Conhecimentos essenciais para entender bem Emissões Otoacústicas e Bera. 1. ed. São José dos Campos: Pulso; 2003.
31. Silva PB, Fiorini AC, Azevedo MF. Estudo das emissões otoacústicas em indivíduos expostos a ruído de bateria universitária. CEFAC. 19(5):645-53. 2017.
32. Chow KT, McPherson B, Fuente A. Otoacoustic emissions in young adults: Effects of blood group. Hear Res. 2016;333:194-200.
33. Petersen L, Wilson WJ, Kathard H. Towards the preferred stimulus parameters for distortion product otoacoustic emissions in adults: A preliminary study. South African Journal of Communication Disorders. 2018;65(1):585.
34. Durante AS, Dhar S. Mecanismos fisiológicos subjacentes à geração de emissões otoacústicas. In: Boechat EM, Menezes PL, Couto CM, Frizzo ACF, Scharlach RC, Anastasio ART. editores. Tratado de Audiologia. 2. ed. Rio de Janeiro: Guanabara Koogan; 2015. p. 96-9.
35. Figueiredo MS, Castro Jr NP de. Potenciais evocados auditivos precoces. In: Campos CAH de, Costa HOO. Tratado de otorrinolaringologia. São Paulo: Roca; 2003.
36. Andrade KCL, Pinheiro NS, Carnaúba ATL, Menezes PL. Potencial Evocado Auditivo de Tronco Encefálico: Conceitos e aplicações clínicas. In: Menezes PL, Andrade KCL, Frizzo ACF, Carnaúba ATL, Lins OG. Tratado de Eletrofisiologia para Audiologia. 1. ed São Paulo: Book toy; 2018. p. 6,73-83.
37. Souza LCA, Piza MRT, Alvarenga KF, Cóser PL. Eletrofisiologia da audição e emissões otoacústicas: princípios e aplicações clínicas. São Paulo: Tecmedd; 2008. p. 3-360.
38. Fernandes LCBC, Gil D, Maria SLS, Azevedo MF. Potencial evocado auditivo de tronco encefálico por via óssea em indivíduos com perda auditiva sensorioneural. Rev CEFAC. 2013;15(3):538-45.
39. Matas CG, Magliaro FCL. Introdução aos potenciais evocados auditivos e potencial evocado auditivo de tronco encefálico. Tratado de Audiologia. São Paulo. 2011;181-95.
40. Rocha CN, Filippini R, Moreira RR, Neves IF, Schochat E. Potencial evocado auditivo de tronco encefálico com estímulo de fala. Pró-Fono Rev Atual Cient. 2010;22(4):479-84.
41. Lot, ABO, Pereira LD. Potenciais evocados auditivos de tronco encefálico em adultos em posição de repouso e em movimentação. Audiol Commun Res. 2016;21:e1712.
42. Griz SMS, Menezes PL. Potencial Evocado Auditivo de Tronco Encefálico: parâmetros técnicos. In: Menezes PL, Andrade KCL, Frizzo ACF, Carnaúba ATL, Lins OG. Tratado de Eletrofisiologia para Audiologia. Ribeirão Preto: Book toy. 2018;5;65-72.

43. Ramos N, Lewis DR. Potencial Evocado Auditivo de Tronco Encefálico por Frequência Específica por Via Aérea e Via Óssea em Neonatos Ouvintes Normais. Rev CEFAC. 2014;16(3):757-7.
44. Toma MMT, Matas CG. Audiometria de tronco encefálico (ABR): o uso do mascaramento na avaliação de indivíduos portadores avaliação de indivíduos portadores de perda auditiva unilateral de perda auditiva unilateral. Rev Bras Otorrinolaringol. 2003;69(3):356-62.
45. Schochat E. Avaliação Eletrofisiológica da Audição. In: Ferreira LP, Befi-Lopes DM, Limongi SCO, organizadoras. Tratado de Fonoaudiologia. São Paulo: Editora Roca; 1999. p. 657-68.
46. Pinto FR, Matas CG. Comparação entre limiares de audibilidade e eletrofisiológico por estímulo tone burst. Rev Bras Otorrinolaringol. 2007;73(4):513-22.
47. Valete CM, Decoster DMH, Lima MAMT, Torraca TSS, Tomita S, Ávila Kós AOA. Distribuição por sexo e faixa etária das aplicações clínicas da PEATE por VO em perda sensorioneural. Rev CEFAC. 2013;15(3):538-545.
48. Kraus N, Mcgee T, Littman T, Nicol T. Reticular formation influences on primary and non-primary auditory pathways as reflected by the middle latency response. Brain Research. 1992;587:186-194.
49. Musiek FE, Geurkink NA, Weider DJ, Donnelly K. Past, present, and future applications of the audiometry middle latency response. Laryngoscope. 1984;94:1545-53.
50. Castro ARR, Barreto SR, Mancini PC, Resende LM. Potencial Evocado Auditivo de Média Latência (PEAML) em crianças e adolescentes brasileiros: revisão sistemática. Audiol Commun Res. 2015;20(4):384-91.
51. McPherson DL, Ballachanda BB, Kaf W. Middle and long latency evoked potentials. In: Roeser RJ, Valente M, Dunn HH. Audiology: diagnosis. New York: Thieme; 2008. p. 443-77.
52. Hall JW. New Handbook of auditory evoked responses. Allyn and Bacon: Massachusetts; 2006.
53. Kraus N, Smith DI, Reed NL, Stein LK, Cartee C. Auditory middle latency responses in children: effects of age and diagnostic category. Electroencephalogr Clin Neurophysiol. 1985;62:343-51.
54. Neves IF, Gonçalves IC, Leite RA, Magliaro FCL, Matas CG. Estudo das latências e amplitudes dos potenciais evocados auditivos de média latência em indivíduos audiologicamente normais. Rev Bras Otorrinolaringol. 2007;73(1):75-80.
55. Matas CG, Juan KR, Nakano RA. Potenciais evocados auditivos de média e longa latências em adultos com AIDS. Pró-Fono Revista de Atualização Científica, Barueri (SP). 2006;18(2):171-6.
56. Frizzo ACF, Funayama CAR, Isaac ML, Colafêmina JF. Potenciais Evocados Auditivos de Média Latência: estudo em crianças saudáveis. Rev Bras Otorrinolaringol. 2007;73(3):398-403.
57. Musiek FE, Baran JA, Pinheiro ML. Behavioral and electrophysiological test procedures. In: Musiek FE, Baran JA, Pinheiro ML. Neuroaudiology: case studies. San Diego: Singular Publishing Group; 1994;2:7-28.
58. Colafêmina JF, Fellipe ACN, Junqueira CAO, Frizzo AC. Potenciais evocados auditivos de longa latência (P300) em adultos jovens saudáveis: um estudo normativo. Rev Bras Otorrinolaringol. 2000;66(2):144-8.
59. Junqueira CAO, Colafêmina JF. Investigação da estabilidade inter e intraexaminador na identificação do P300 auditivo: análise de erros. Rev Bras Otorrinolaringol. 2002;68(4):468-78.
60. Romero ACL, Regacone SF, Lima DDB et al. Potenciais relacionados a eventos em pesquisa clínica: diretrizes para eliciar, gravar, e quantificar o MMN, P300 e N400. Audiol Commun Res. 2015;20(2):7-8.
61. Duarte JL, Alvarenga KF, Banhara MR, Melo ADP, Sás RM, Costa Filho OA. Potencial evocado auditivo de longa latência-P300 em indivíduos normais: valor do registro simultâneo em Fz e Cz. Braz J Otorhinolaryngol. 2009;75(2):231-6.
62. Portnova GV, Martynova OV, Ivanitsky GA. Age Differences of Event Related Potentials in the Perception of Successive and Spatial Components of Auditory Information. Human Physiology. 2014;40(1):20-28.

# AVALIAÇÃO E DIAGNÓSTICO NO TRANSTORNO DO PROCESSAMENTO AUDITIVO CENTRAL

CAPÍTULO 7

Sheila Andreoli Balen
Thalinny da Costa Silva
Inara Maria Monteiro Melo
Kaio Ramon de Aguiar Lima
Aryelly Dayane da Silva Nunes

## INTRODUÇÃO

A audiologia é a especialidade da fonoaudiologia responsável pela atuação na promoção em saúde, prevenção, diagnóstico e reabilitação de alterações periféricas e centrais da função auditiva e vestibular. No diagnóstico das alterações auditivas periféricas, a avaliação audiológica básica é o protocolo padrão ouro que determina a integridade do sistema auditivo bilateralmente. Através desta, o fonoaudiólogo é capaz de determinar de forma concisa o tipo, o grau e a configuração de uma eventual perda auditiva.[1] No entanto, existem indivíduos que podem apresentar níveis de audibilidade dentro dos esperados para a idade e enfrentar dificuldades em perceber ou compreender o que ouvem. No intuito de viabilizar a detecção desse tipo de alteração o mais precocemente possível, é preciso utilizar recursos de maior sensibilidade.[2]

O processamento auditivo central (PAC) refere-se à eficiência e eficácia com a qual o sistema nervoso central utiliza a informação auditiva.[3] O transtorno do processamento auditivo central (TPAC) constitui-se como um transtorno não visível na avaliação audiológica básica e, desta forma, há necessidade de uma bateria diagnóstica composta por testes comportamentais, eletroacústicos e eletrofisiológicos.[2-4]

Por definição, afirma-se que o TPAC é um déficit neural no processamento de estímulos auditivos,[3] resultado de alterações funcionais no processamento perceptual dos estímulos verbais e/ou não verbais dentro do sistema nervoso auditivo central. Esse processamento perceptual deriva da ativação sensorial partindo da via auditiva periférica juntamente com o processamento neural que integra a informação de forma ascendente, por meio do processo denominado *bottom-up*, e/ou de forma descendente, por meio do processo *top-down*.[5-7] As influências *bottom-up* e *top-down* dependem da natureza do estímulo auditivo e da tarefa e da extensão da atividade em outros sistemas (p. ex., visão, atenção, memória, emoção). Todos estes processos são, por sua vez, dependentes do indivíduo e são influenciados por processos biológicos subjacentes, pela experiência e pela idade.[8] A maioria dos pesquisadores concorda que seja difícil, talvez impossível, separar os processos *bottow-up* e *top-down* em virtude da natureza bidirecional das conexões cerebrais.[9]

No TPAC, pode haver comprometimento no desempenho de uma ou mais habilidades auditivas (localização da fonte sonora, reconhecimento e discriminação auditiva, ordenação e resolução temporal, atenção auditiva seletiva, dividida e sustentada, memória e compreensão auditiva), trazendo impactos na compreensão da fala, dentre outros aspectos.[3,5,7] Para o diagnóstico do TPAC, conforme exposto no decorrer do capítulo, deve-se demonstrar o comprometimento de uma ou mais habilidades auditivas, identificado através da avaliação do PAC.

O TPAC pode estar presente em diferentes faixas-etárias que inclui crianças, adolescentes, adultos e idosos. Pode decorrer de diferentes etiologias que envolvem alterações funcionais no córtex auditivo; fatores neurológicos (doenças degenerativas e exposição a substâncias neurotóxicas); problemas no desenvolvimento, na comunicação e na aprendizagem; perda auditiva periférica e o envelhecimento.[4] Contudo, em geral não há identificação de lesões evidentes no sistema nervoso central (SNC).

É importante salientar que o TPAC não é causado por questões cognitivas, de linguagem ou fatores relacionados.[3] No entanto, o TPAC pode levar ou estar associado a dificuldades em funções de linguagem, aprendizagem e comunicação coexistindo com outros transtornos do desenvolvimento como o transtorno de déficit de atenção e hiperatividade (TDAH), transtorno do espectro autista (TEA), dislexia, entre outros. Nestes casos, esses transtornos podem coexistir com o TPAC.[4,5] Por essa razão, muitos dos comportamentos, sintomas e níveis de processamento dos indivíduos com TPAC são heterogêneos e não são exclusivos do TPAC, podendo ser atribuídos a transtornos de outra base etiológica e que coexistam com o mesmo. Portanto, a presença de um ou mais sintomas somente deve indicar alto risco para TPAC, não devendo ser tratado como um diagnóstico definitivo do transtorno. Ao detectar estes sinais e sintomas, é necessário encaminhar o indivíduo para avaliação audiológica periférica e, no caso de normalidade da primeira, encaminhar para avaliação do processamento auditivo central e avaliação multidisciplinar para concluir sobre o quadro diagnóstico.[5,10]

Os principais sintomas que o indivíduo com TPAC pode apresentar são:[10]

- Parece não ouvir, apesar de apresentar limiares auditivos dentro dos padrões de normalidade.
- Escuta, porém, não apreende e não compreende tudo o que lhe é dito.
- Pede constantemente para repetir a conversa.
- Demora a escutar e atender quando chamado.
- Procura pistas visuais no rosto do falante.
- Dificuldade em:
  - Compreender e seguir regras/ordens ditas sequencialmente ou mensagens muito longas.
  - Localizar a fonte sonora.
  - Entender uma conversa dentro de ambientes com muito ruído e/ou com muitas pessoas conversando ao mesmo tempo.
  - Manter a atenção auditiva por muito tempo.
  - Memorizar o que lhe é dito.
  - Aprender músicas ou ritmos.

## ETAPAS DA AVALIAÇÃO

A avaliação do processamento auditivo central deve incluir anamnese, avaliação audiológica básica, testes comportamentais do processamento auditivo, eletroacústicos,[3] eletrofisiológicos, e a devolutiva ao paciente/família. Na devolutiva há a explicação do processo e suas conclusões através da entrega de um relatório que contenha os resultados dos procedimentos aplicados, seus resultados – incluindo dados normativos, subperfis de TPAC – caso seja realizado, e conduta/encaminhamentos. Através da avaliação será possível fazer um diagnóstico do uso funcional da audição, além de orientar o processo terapêutico fonoaudiológico e/ou contribuir na prevenção dos distúrbios da comunicação humana.[10]

## Anamnese

A primeira etapa de avaliação é essencial para se chegar a um bom diagnóstico, isso porque, de acordo com a AAA (2010),[4] uma anamnese bem elaborada, abrangente e detalhada pode identificar possíveis comorbidades que podem interferir no desempenho de determinado teste. É essencial considerar uma gama de fatores, que incluem aspectos auditivos, médicos, educacionais, sociais, desenvolvimentais e comunicativos. A maior parte dos indivíduos que busca a avaliação de processamento auditivo central (PAC) são crianças e adultos com dificuldade no processamento auditivo causada por disfunção do SNC, mas sem lesões identificáveis. Assim, na anamnese, faz-se necessário analisar idade, capacidade cognitiva, comportamento geral, produção de fala, condições de linguagem e de audição para responder a avaliação, motivação e questões atencionais. Isso garante a indicação e a seleção dos testes diagnósticos mais apropriados a fornecer informações válidas e confiáveis que levem a um diagnóstico multidisciplinar preciso.[4]

Na realização da avaliação comportamental do PAC são necessárias as seguintes condições:[11]

1. Audição periférica que permita as medidas centrais, pois todos os testes são aplicados em intensidades superiores ao limiar auditivo do indivíduo.
2. Habilidades de linguagem compreensiva e expressiva para compreender e responder aos testes.
3. Função cognitiva que permita compreender as tarefas envolvidas, elaborar a resposta e permanecer envolvido/motivado durante a avaliação.

Em virtude das funções/habilidades necessárias para a avaliação, consequentes do processo maturacional, e o tempo necessário para a aplicação dos testes, em crianças menores que 7 anos os resultados comportamentais podem ser de difícil interpretação pelos valores normativos e execução das tarefas.[12] Dessa forma, recomenda-se a avaliação de crianças a partir dos 7 anos que tenham condições de responder às tarefas e o examinador deve estar ciente das influências dos efeitos maturacionais no resultado dos testes.[4] Alguns testes apresentam valores normativos/de referência a partir dos 6 anos, desta forma, podem ser aplicados, porém não se deve estabelecer o diagnóstico de TPAC antes dos 7 anos.

## Avaliação Audiológica Básica

A influência do sistema auditivo periférico na função auditiva central deve ser considerada na avaliação,[3,4] uma vez que a perda auditiva periférica pode afetar o sistema auditivo central de diferentes formas.[3] Então é importante que uma avaliação audiológica completa do sistema auditivo periférico seja realizada antes da avaliação do processamento auditivo central.[3]

A avaliação audiológica básica é composta por audiometria tonal liminar (ATL), logoaudiometria e imitanciometria.[1] No TPAC primário, isto é, desvinculado de outros transtornos, observa-se normalidade nesta avaliação. No entanto, por vezes, há inconsistência nas respostas durante a pesquisa de limiar auditivo e do reconhecimento de fala, bem como pode ser observado acústico ausente ou elevado com timpanometria tipo A e limiares auditivos dentro da normalidade.[13] Estudo recente com crianças com risco para o desenvolvimento típico e adultos encontrou limiares de reflexo mais elevados na população de risco para TPAC.[14]

## Testes Comportamentais da Avaliação de Processamento Auditivo Central

O processamento auditivo deve ser avaliado por meio de testes padronizados.[15] A bateria dos testes comportamentais deve incluir estímulos verbais e não verbais para examinar diferentes aspectos e níveis do sistema nervoso auditivo central.[3,4] Os testes em português brasileiro são comercializados na bateria de Testes Auditivos Comportamentais para Avaliação do Processamento Auditivo Central.[16] Os testes comercializados em português brasileiro contam com material teórico-prático, CDS com os testes, protocolos de registro e cartelas ilustradas.[16] São disponibilizados testes verbais e não verbais. Entre os testes não verbais, existe o *Pitch Pattern Sequence Test* (PPS), o *Duration Pattern Sequence Test* (DPS), o *Gap in noise* (GIN), o *Random Gap Detection* (RGDT) e *Masking Level Difference* (MLD) que podem ser adquiridos na Auditec, Incorporaed (https://auditec.com/). Esses últimos testes podem ser aplicados em nossa população por serem não verbais e apresentam inúmeros estudos científicos no Brasil. Neste capítulo não detalharemos os procedimentos de aplicação de cada teste e seus valores normativos sugerindo que sejam seguidas as referências originais dos testes propostos para a avaliação comportamental do PAC.[16-18]

Recomenda-se que na bateria de testes seja incluído pelo menos um teste não verbal.[5] Há ainda um direcionamento ao uso dos testes não verbais, por minimizar influências da linguagem nas tarefas e facilitar o diagnóstico entre indivíduos de diferentes línguas. No entanto é reconhecida a importância dos testes verbais na avaliação do sistema nervoso auditivo central, e que sejam na língua nativa do indivíduo a ser avaliado.[4]

O TPAC pode afetar os indivíduos de forma diferente. Por isso é sugerida uma abordagem individual na escolha da bateria de testes,[3,19] atendendo às queixas e dificuldades funcionais da pessoa.[19] No entanto, nem sempre é possível cumprir essa recomendação internacional de individualização da avaliação pela demanda ainda restrita de testes de avaliação comportamental do PAC em português ou pela dificuldade de acesso a protocolos internacionais não verbais.

São necessários para avaliação com os testes comportamentais os seguintes materiais:

- Cabina com audiômetro de dois canais, devidamente calibrados seguindo as normas do ANSI S3.1 – 1991.[20]
- Dispositivo de áudio conectado ao audiômetro, para a administração das faixas dos testes.
- Protocolos dos testes selecionados, para registro das respostas do indivíduo.

Devem-se observar as modalidades sensoriais envolvidas na tarefa a ser executada em cada teste. É importante que, durante a avaliação, sejam realizados os registros dos aspectos quantitativos de cada teste, assim como os aspectos qualitativos em relação ao tipo de resposta e o comportamento do indivíduo durante o teste.[21]

Recomenda-se que indivíduos que são medicados para ansiedade, atenção ou outros transtornos devem ser avaliados sob efeito da medicação.[3] Este aspecto deve ser informado

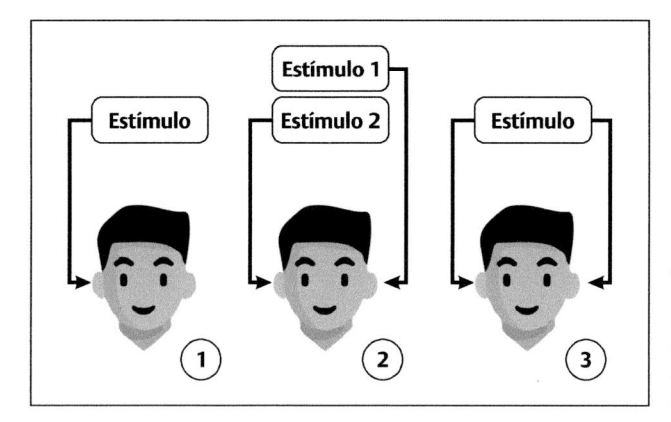

Fig. 7-1. Condições de escuta dos testes comportamentais do processamento auditivo central. *1.* Monótica: estímulos apresentados em uma orelha; *2.* dicótica: estímulos diferentes apresentados em cada orelha simultaneamente; *3.* testes dióticos: estímulos iguais apresentados em ambas as orelhas.

à família previamente e também estar em consonância com as prescrições médicas do paciente. Ao fonoaudiólogo não cabe fazer qualquer ajuste nestas condições e sugere-se registrar no relatório se o paciente estava ou não com uso de medicação segundo informações da família. A duração da sessão deve ser adequada a atenção, motivação e nível de energia do indivíduo.[3] De forma geral, de acordo a disponibilidade de tempo e cansaço do indivíduo, são necessárias de duas a três sessões para que seja aplicada toda a bateria de testes e seja fornecido o relatório com o laudo da avaliação realizada.

Cada teste comportamental irá avaliar uma ou mais habilidades auditivas. Não é necessário aplicar todos os testes disponíveis em um único indivíduo, mas devem ser selecionados testes que possam verificar tarefas monóticas, dicóticas, de interação binaural e de processamento temporal.[3]

Serão apresentadas a seguir as principais categorias de testes com a apresentação das habilidades que avaliam (Fig. 7-1).

## Testes Monoaurais de Baixa Redundância

Esse grupo de testes usado para avaliar o sistema nervoso auditivo central (SNAC) está entre os mais antigos, descritos na década de 1950 por pesquisadores italianos.[22,23] Os testes monoaurais de baixa redundância avaliam o reconhecimento de estímulos de fala degradados apresentados a uma orelha ouvido de cada vez[3] – condição monoaural.[24] São testes em que o estímulo foi degradado por modificação das características de frequência (filtragem), temporal (tempo de apresentação) ou intensidade do sinal (na competição).[3,25] A redundância facilita o processamento da informação auditiva.[24] Nesses testes é reduzida a redundância extrínseca da informação acústica (pistas ambientais e linguísticas) para avaliar a redundância intrínseca (vias auditivas)[22,26] para detecção de patologias do SNAC.[24]

Os testes monoaurais de baixa-redundância disponíveis são: fala filtrada, fala no ruído e fala comprimida, além da logoaudiometria pediátrica (PSI – *Pediatric Speech Intelligibility*) e identificação de sentenças com mensagem competitiva (SSI – *Synthetic Sentence Identification*), com mensagem competitiva ipsilateral (MCI).[16,27] Avaliam habilidades de fechamento e figura-fundo auditivo. No que se refere aos aspectos atencionais, coloca-se que é necessária selecionar um estímulo de interesse, ou parte dele, sendo necessária quando há ruído/mensagem interferente como visto na atenção seletiva.[28]

## Testes de Interação Binaural

A audição binaural melhora o desempenho em tarefas auditivas como localização e escuta no ruído em virtude da interação binaural, que ocorre inicialmente no tronco encefálico e depois é processada em áreas mais altas da via auditiva.[29]

Os testes de interação binaural avaliam processos dependentes de diferenças na intensidade ou no tempo do estímulo acústico,[3] que requerem integração eficiente da informação acústica das duas orelhas, mediando a fusão ou síntese da informação acústica que difere entre as orelhas em tempo, intensidade ou frequência. Os testes podem incluir estímulo de fala e tons. Presume-se que essa resposta ocorre no tronco encefálico,[25] em virtude da fisiologia do processamento da informação auditiva de integração entre as mensagens recebidas das duas orelhas.

Os testes mais utilizados são o *masking level difference* (MLD), que se refere a diferença em intensidade entre os limiares de detecção de sinais em dois paradigmas de mascaramento binaural[29] e o teste de fusão binaural.

## Testes de Escuta Dicótica

O processamento dicótico é considerado um importante componente da avaliação do processamento auditivo central, tanto por sua sensibilidade a disfunções do sistema nervoso auditivo central, quanto pela relação entre a escuta dicótica e a atenção seletiva.[30] Por definição, avaliam a capacidade de separar ou integrar estímulos auditivos distintos apresentados a cada orelha simultaneamente.[3] Durante uma tarefa dicótica, os indivíduos geralmente são instruídos a dirigir sua atenção para uma das orelhas e repetir o que se ouve (separação binaural) ou para repetir o que foi ouvido em ambas as orelhas (integração binaural).[30] Os testes envolvem diferentes materiais de fala ou não verbais apresentados de maneira simultânea ou sobreposta às duas orelhas.[25]

O principal achado clínico nos testes dicóticos é que o desempenho é menor na orelha contralateral à lesão/disfunção cortical, em virtude do cruzamento das fibras nervosas no processamento da informação auditiva. No entanto, quando se lida com lesões/disfunções cerebrais, deve-se ter cuidado ao inferir a localização do distúrbio, porque os resultados dos testes dicóticos também podem ser afetados por alterações do tronco encefálico e por lesões difusas das vias auditivas superiores e do corpo caloso.[31]

Kimura (1961)[32] evidenciou uma vantagem da orelha direita para estímulos linguísticos associada empiricamente à representação da linguagem do hemisfério esquerdo (Fig. 7-2). A teoria de Kimura na escuta dicótica sobre a vantagem da orelha direita mantém-se em evidência até os dias atuais, porém muito mais do que influências estruturais do processamento da via auditiva central tem-se constatado a influência dos mecanismos atencionais na escuta dicótica, incluindo atenção seletiva e focalizada, bem como inibição, memória operacional e outras facetas do processamento cognitivo.[33]

Existe um tempo maturacional normal em relação aos níveis de escuta dicótica em crianças. O desempenho adulto, geralmente, não é visto até os 10 anos de idade. Como o desempenho da orelha direita normalmente amadurece antes do desempenho da orelha esquerda para os destros, a maioria das crianças mostrará assimetrias interaurais normais em testes dicóticos verbais durante o processo de desenvolvimento. Quando essa assimetria excede o que seria esperado para uma criança de uma determinada idade, ou quando a assimetria não se resolve para níveis semelhantes aos de adultos, deve ser levantada a preocupação de que a criança não esteja seguindo o curso normal do tempo maturacional para escuta dicótica.[30] Nesta categoria estão os testes dicótico de dígitos, de dissílabos alternados (*Staggered Spondaic Word* – SSW), dicótico consoante-vogal e dicótico não verbal.

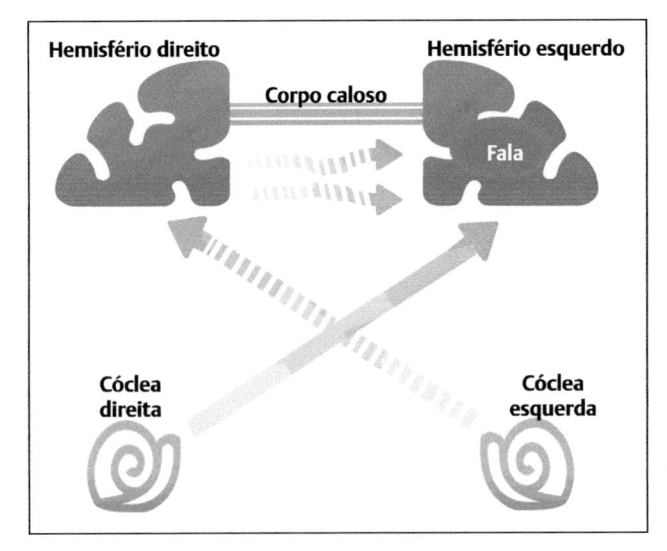

**Fig. 7-2.** Processamento dicótico verbal proposto por Kimura (1961).[31] Fonte: Weihing; Atcherson (2014).[30]

## Testes de Processamento Temporal

O processamento temporal pode ser definido como a capacidade de analisar eventos acústicos (percepção ou alteração do som) dentro de um domínio de tempo,[3] sendo considerado um componente fundamental da maioria das capacidades de processamento auditivo, em virtude das muitas, senão todas, características que englobam a informação auditiva serem de alguma forma influenciadas pelo tempo.[34]

Nesta categoria encontram-se os testes de ordenação temporal e de resolução temporal. A ordenação temporal refere-se à capacidade do indivíduo de perceber, associar e interpretar os padrões não verbais da mensagem que está sendo recebida, tais como ritmo, entonação e ênfase;[35] através do processamento de dois ou mais tipos de estímulos auditivos em uma determinada ordenação de ocorrência no tempo, diferenciando-os após uma rápida sucessão de apresentação. Esse fenômeno tem sido muito investigado pela sua importância na percepção da fala.[34] A ordenação temporal pode ser avaliada por meio da apresentação de uma sequência de três sons não verbais que diferem entre si por frequência (agudo e grave no teste de padrões de frequência) ou duração (longos e curtos no teste de padrões de duração).[36]

Na tarefa de nomeação dos testes, os processos não estão restritos a um único hemisfério, exigem a integração de informações de ambos os hemisférios no corpo caloso (Fig. 7-3). Sendo assim, tais testes são sensíveis a lesões hemisféricas, bem como a disfunção inter-hemisférica.[34]

A habilidade auditiva de resolução temporal auxilia na discriminação de pequenas variações acústicas que são importantes na diferenciação dos fonemas da fala;[37] tal habilidade é verificada por meio de estímulos não verbais, porém medindo a capacidade da pessoa em detectar pequenos intervalos de silêncio (milissegundos) entre tons puros (*Random Gap Detection Test* – RGDT)) ou em meio a segmentos de seis segundos de ruído branco com intervalos de silêncio (*Gap in noise - GIN*) com durações e posições aleatórias dentro deste ruído.[38]

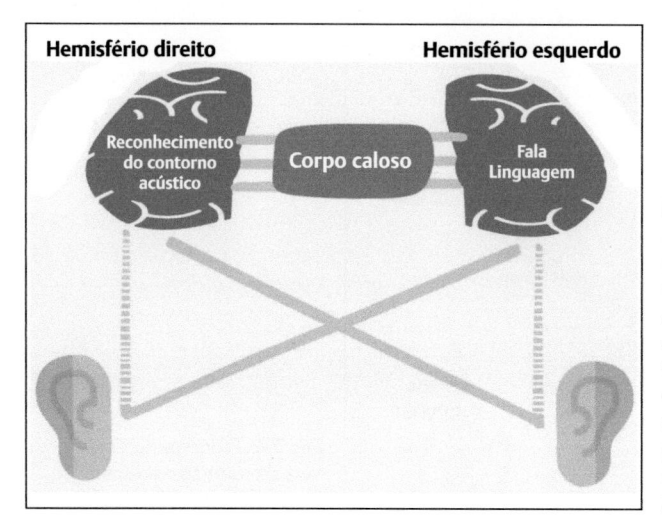

**Fig. 7-3.** Ilustração dos mecanismos fisiológicos requeridos na ordenação temporal. O reconhecimento do contorno ocorre no hemisfério direito e a informação é transferida através do corpo caloso para o hemisfério esquerdo, onde ocorre o processo de rotulação linguística. (Fonte: Weihing; Atcherson, 2014.)[30]

## Testes Eletroacústicos e Eletrofisiológicos

Os testes eletroacústicos e eletrofisiológicos são exames objetivos que estudam a função auditiva com o objetivo de verificar a integridade funcional e estrutural dos componentes das vias auditivas.[39] Esses testes também podem fazer parte da bateria audiológica no diagnóstico do transtorno do processamento auditivo central (TPAC). Os testes comportamentais, normalmente revelam déficits funcionais do processamento auditivo, já os testes eletroacústicos e eletrofisiológicos revelam a integridade e a capacidade do sistema nervoso auditivo e podem confirmar o local da lesão ou indicar a disfunção auditiva.[40,41] Sua utilização é muito útil, pois fornece subsídios para o diagnóstico diferencial. Serão abordados nesse item os potenciais evocados (eletrofisiológica) e as emissões otoacústicas (eletroacústica).

Segundo a AAA (2010),[4] esses testes são indicados quando: 1. a avaliação comportamental revela resultados incompletos, inconclusivos ou influenciados por fatores como atenção, motivação ou declínio cognitivo; 2. em crianças pequenas que possuam dificuldades em compreender os testes; 3. em pessoas com distúrbios neurológicos e 4. quando os testes comportamentais não estiverem disponíveis na língua nativa do indivíduo.

Dentre os testes eletroacústicos, as emissões otoacústicas têm efetiva importância na avaliação do PAC, uma vez que permitem a avaliação funcional da via auditiva eferente por meio da utilização da supressão contralateral e ipsilateral.[42] A ausência ou diminuição das emissões otoacústicas por supressão tem sido relacionada com o TPAC.[43]

Já em procedimentos eletrofisiológicos destacam-se o *Frequency Following Response* (FFR), os potenciais evocados de média latência, os potenciais corticais (complexo P1-N1-P2-N2), o P300 e o *Mismatch Negativity* (MMN) como sendo os principais descritos na literatura que podem contribuir com o diagnóstico dos TPAC fornecendo informações mais precisas de base neurofisiológica anormal da via auditiva central.[44-52]

Destaca-se que o uso dos potenciais evocados auditivos no monitoramento dos processos terapêuticos contribui para mensurar as evoluções terapêuticas, bem como conhecer o local da lesão ou a disfunção auditiva pode contribuir no planejamento terapêutico individualizado.[4]

## DIAGNÓSTICO DO TPAC

O primeiro passo para realizar o diagnóstico dos transtornos do processamento auditivo central (TPAC) é interpretar os testes comportamentais aplicados durante a avaliação, questionar se o TPAC é primário ou secundário a algum outro transtorno e, por último, verificar a necessidade de outras investigações em outras áreas e/ou profissionais.

A interpretação da avaliação do PAC por meio da bateria de testes comportamentais requer uma análise intrateste (comparação com valores normativos), interteste (comparação entre os testes) e com outros procedimentos não audiológicos (avaliação de linguagem, psicológicos, neurológicos, entre outros).[3]

O diagnóstico da presença ou ausência do TPAC é feito pela análise dos resultados do indivíduo em cada teste aplicado comparado com os critérios de normalidade. Já o diagnóstico do subtipo de TPAC envolve a análise comparativa do desempenho do indivíduo intra e intertestes. Tomar conhecimento sobre quais os subtipos de TPAC auxiliará no planejamento terapêutico desse indivíduo.[3] A utilização de modelos de classificação de subtipos de TPAC ainda não é concordante na prática clínica e vários autores propõem seu modelo, o que nos leva a uma gama de classificações e à necessidade de se estudar mais profundamente cada uma delas.

A partir da análise de resultados da avaliação do processamento auditivo central, recomenda-se que todos os achados encontrados sejam organizados em formato de relatório, o qual será entregue ao indivíduo ou ao seu responsável. Neste relatório deve conter informações como: dados pessoais, queixa principal, descrição de cada teste aplicado contendo os escores por orelha e condições de teste e os parâmetros de normalidade de acordo com a faixa etária da pessoa avaliada, citação das referências do material utilizado na avaliação, descrição qualitativa do desempenho do indivíduo em cada teste e citação das habilidades auditivas alteradas. Caso venha a descrever o subtipo de TPAC deve-se inserir a referência do modelo de classificação utilizado.

É importante que haja clareza na descrição dos resultados, bem como uma análise fundamentada de quais habilidades auditivas encontram-se alteradas e sugestão de conduta e de encaminhamentos.

Importante esclarecer que ao concluir que a pessoa apresenta um TPAC com base em medidas comportamentais exclusivamente, o que é comum na prática clínica, deve-se ter clareza que o avaliador está referindo-se ao conceito que TPAC é a alteração em uma ou mais habilidades auditivas. Não é possível pela avaliação comportamental definir se o TPAC é primário ou secundário a algum outro transtorno, pois seus resultados apenas descrevem sinais e sintomas de comportamentos observados e sugerem encaminhamentos para outras investigações clínicas, sejam médicas, psicológicas ou pedagógicas.

## CONSIDERAÇÕES FINAIS

Cada vez mais casos de TPAC vêm sendo diagnosticados graças a uma maior compreensão sobre os processos de avaliação das habilidades auditivas responsáveis pelo processamento auditivo central. O aprofundamento do fonoaudiólogo nesta área favorece o diagnóstico preciso do transtorno e possibilita que o profissional esteja seguro diante do processo de reabilitação fonoaudióloga envolvendo orientações à família e à escola ou ao ambiente de trabalho/lazer.

Entretanto, é fundamental para que esse processo terapêutico obtenha sucesso que o fonoaudiólogo também reconheça a importância de uma equipe multidisciplinar composta por médicos, psicólogos, neuropsicólogos, pedagogos e psicopedagogos, que trabalhe com o objetivo de melhorar as condições ambientais, emocionais e acadêmicas da pessoa com TPAC, além de investigar e esclarecer se o TPAC é primário ou secundário a outros transtornos em comorbidade.

Por fim, ressalta-se que a avaliação do processamento auditivo é um retrato funcional das habilidades auditivas no momento da avaliação sendo de extrema utilidade no tratamento dos TPAC e nos transtornos que co-ocorrem com o mesmo.

## REFERÊNCIAS BIBLIOGRÁFICAS

1. Lopes AC, Munhoz GS, Bozza A. Audiometria tonal liminar e de Altas Frequências. In: Boéchat EM, Menezes PD, Couto CM, Frizzo ACM, Scharlah RC, Anastasio ART. Tratado de audiologia. 2. ed. São Paulo, SP: Santos; 2015. p. 57-67
2. Musiek FE, Chermak GD, Bamiou DE, Shinn J. CAPD: The Most Common 'Hidden Hearing Loss': Central auditory processing disorder—and not cochlear synaptopathy—is the most likely source of difficulty understanding speech in noise (despite normal audiograms). ASHA Leader. 2018;23(3):6-9.
3. American Speech-Language-Hearing Association. (Central) Auditory Processing Disorders [internet]. 2005. [Acesso em 15 ago 2018]. Disponível em: https://www.asha.org/policy/TR2005-00043/
4. American Academy of Audiology. Clinical Practice Guidelines: Diagnosis, Treatment and Management of Children and Adults with Central Auditory Processing Disorder [internet]. 2010. [Acesso em 15 ago 2018]. Disponível em: https://audiology-web.s3.amazonaws.com/migrated/ CAPD%20Guidelines%208-2010.pdf_539952af956c79.73897613.pdf
5. British Society of Audiology. Position Statement and Practice Guidance: Auditory Processing Disorder (APD) [internet]. Seafield, Bathgate; 2018. [Acesso em 15 ago 2018]. Disponível em: <https://www.thebsa.org.uk/wp-content/uploads/2018/02/Position-Statement-and-Practice-Guidance-APD-2018.pdf>
6. Chermak G, Musiek FE. Neurological Substrate of Central Auditory Processing Disorders. In: Musiek FE, Chermak GD. Handbook of Central Auditory Processing Disorder: Auditory Neurocience and Diagnosis. vol. 1, 2nd ed. San Diego: Plural Publishing; 2014. p. 89-93.
7. Moore DR, Hunter LL. Auditory processing disorder (APD) in children: A marker of neurodevelopmental syndrome. Hearing Balance Commun. 2013;11(3):160-7.
8. Moore DR. Listening difficulties in children: Bottom-up and top-down contributions. J Commun Disord. 2012;45:411-8
9. Moore DR. Sources of pathology underlying listening disorders in children. Int J Psychophysiol. 2015;95:125-34
10. Pereira KH. Manual de orientação: transtorno do processamento auditivo – TPA. Florianópolis: DIOESC; 2014. p. 35-6.
11. Ferre JM. Processing Power – A guide to CAPD assessment and management. Communication Skill Builders. San Antonio Texas: The psychological corporation; 1997.
12. Bellis TJ. Central auditory processing disorders: assessment and management central auditory processing disorders. 2nd ed. San Diego: Singular Publishing Group; 2003.
13. Meneguello J, Domenico MLD, Costa MCM, Leonhardt FD, Barbosa LHF, Pereira LD. Ocorrência de reflexo acústico alterado em desordens do processamento auditivo. Rev Bras Otorrinolaringol. 2001 nov-dez;67(6):830-5.
14. Saxena U, Allan C, Allen P. Acoustic Reflexes in Normal-Hearing Adults, Typically Developing Children, and Children with Suspected Auditory Processing Disorder: Thresholds, Real-Ear Corrections, and the Role of Static Compliance on Estimates. J Am Acad Audiol. 2017 Jun;28(6):480-490.
15. British Society of Audiology. Practice Guidance: An overview of current management of auditory processing disorder (APD) [internet]. Seafield, Bathgate; 2011. [Acesso em 15 ago 2018]. Disponível em: <https://www.thebsa.org.uk/wp-content/uploads/2011/04/OD104-39-Position- Statement-APD-2011-1.pdf>

16. Pereira LD, Schochat E. Testes Auditivos Comportamentais para Avaliação do Processamento Auditivo Central. Barueri, SP: Pró-Fono; 2011.
17. Rabelo CM, Schochat E. Time-compressed speech test in brazilian portuguese. Clinics. 2007;62(3):261-72.
18. Zaidan E, Garcia AP, Tedesco MLF, Baran JA. Desempenho de adultos jovens normais em dois testes de resolução temporal. Pró-Fono R. Atual. Cient. 2008 jan-mar;20(1):19-2.
19. Canadian Interorganizational Steering Group for Speech Language Pathology and Audiology. Canadian Guidelines on Auditory Processing Disorder in Children and Adults: Assessment and Intervention [internet]. 2012. [Acesso em 15 ago 2018]. Disponível em: <http://www. ooaq. qc.ca/publications/doc-documents/Canadian_ Guidelines_EN.pdf>
20. American National Standards Institute. Maximum permissible ambient noise levels for audiometric test rooms (ANSI S3.1-1991). New York: Author, 1991.
21. Pereira LD. Avaliação do processamento auditivo central. In: Lopes Filho O, et al. Novo Tratado de Fonoaudiologia. 3. ed. Barueri, SP: Marole; 2013.
22. Calearo C, Lazzaroni A. Speech intelligibility in relation to speed of the message. Laryngoscope. 1957;67:410-9.
23. Bocca BE. Clinical aspects of cortical deafness. Laryngoscope. 1958;68:301-11.
24. Krishnamurti S. Monoaural low-redundancy speech testes. in: Musiek FE, Chermak GD. Handbook of Central Auditory Processing Disorder – Auditory Neuroscience and Diagnosis. 2nd ed. San Diego: Plural Publishing; 2014. p. 349-67.
25. Baran JA. Test battery considerations. In: Musiek F; Chermak GD. Handbook of Central Auditory Processing Disorder: Auditory Neuroscience and Diagnosis. San Diego, CA: Plural Singular; 2007. p. 163-92.
26. Zanchetta S. Avaliação comportamental do processamento auditivo (central). In: Zanchetta S. Marchesan IQ et al. Tratado de especialidades em fonoaudiologia. São Paulo: Guanabara Koogan; 2014. p. 491-4.
27. Pereira LD, Schochat E. Processamento auditivo central: Manual de Avaliação. São Paulo: Lovise; 1997.
28. Stavrinos G, Iliadou V, Edwards L, Sirimanna T, Bamiou D. The Relationship between Types of Attention and Auditory Processing Skills: Reconsidering Auditory Processing Disorder Diagnosis. Front Psychol. 2018;9:34.
29. Mccullagh J, Bamiou D. Measures of binaural interaction. in: Musiek FE; Chermak GD. Handbook of Central Auditory Processing Disorder: Auditory Neuroscience and Diagnosis. vol. 1, 2nd ed. Plural Publishing; 2014.
30. Weihing J, Atcherson S. Dichotic Listening Tests in: Musiek FE, Chermak GD. Handbook of Central Auditory Processing Disorder: Auditory Neuroscience and Diagnosis. vol. 1, 2nd ed. San Diego: Plural Publishing; 2014.
31. Gelfand SA. Essentials of Audiology. vol. 1, 4th ed. Rio de Janeiro: Thieme Medical Publishers; 2016.
32. Kimura D. Cerebral dominance and the perception of verbal stimuli. Can J Psychol. 1961; 15(3):166-71.
33. Hiscock M, Kinsbourne M. Attention and the right-ear advantage. Brain and Cognition. 2011;76:263-75.
34. Shinn JB. Temporal Processing Tests in: Musiek FE, Chermak GD. Handbook of Central Auditory Processing Disorder: Auditory Neuroscience and Diagnosis. vol. 1, 2nd ed. San Diego: Plural Publishing; 2014.
35. Rezende BA, Lemos SMA, Medeiros AM. Aspectos temporais auditivos de crianças com mau desempenho escolar e fatores associados. CoDAS. 2016;28(3):226-33.
36. Balen SA. Processamento auditivo central: aspectos temporais da audição e percepção acústica da fala. São Paulo. Dissertação [Mestrado em Distúrbios da Comunicação] – Pontifícia Universidade Católica; 1997.

37. Machado MS. Otite média crônica: impacto no processamento auditivo e aspectos neuropsicológicos de adolescentes. Porta Alegre. Tese. [Doutorado em Saúde da Criança e do Adolescente] – Universidade Federal do Rio Grande do Sul; 2017.
38. Musiek FE, Shinn JB, Jirsa R, Bamiou D, Baran J, Zaida E. GIN (Gaps-In-Noise) test performance in subjects with confirmed central auditory nervous system involvement. Ear Hearing. 2005;26(6):608-18.
39. Kraus N, Kileny P, Mcgee T. Middle latency auditory evoked potentials. In: Katz J. Handbook of clinical audiology. 4th ed. Baltimore: Williams & Wilkins; 1994.
40. Schochat E, Matas CG, Sanches SGG, Carvallo RMM, Matas S. Central auditory evaluation in multiple sclerosis: case report. Arq Neuro-Psiquiatr. 2006 Sep;64(3b):872-876.
41. Sanches AB. Processamento Auditivo Central em crianças com disfonia: Avaliação Comportamental e Eletrofisiológica. Campinas. Dissertação. [Mestrado em Saúde, Interdisciplinaridade e Reabilitação] – Faculdade de Ciências Médicas da Universidade Estadual de Campinas; 2016.
42. Durante AS, Carvalho RMM. Contralateral supression of otoacustic emissions in neonates. Nt J Audiol. 2002;41(4):211-5.
43. Iliadou V, Weihing J, Chermak GD, Bamiou DE. Otoacoustic emission suppression in children diagnosed with central auditory processing disorder and speech in noise perception deficits. Int J Pediatr Otorhinolaryngol. 2018;111:39-45.
44. Wiemes GRM, Kozlowski L, Mocellin M, Hamerschmidt R, Schuch LH. Potencial evocado cognitivo e desordem de processamento auditivo em crianças com distúrbios de leitura e escrita. Braz J Otorhinolaryngol. 2012 June;78(3):91-7.
45. Mendonça EBS, Muniz LF, Leal MC, Diniz AS. Aplicabilidade do teste padrão de frequência e P300 para avaliação do processamento auditivo. Braz J Otorhinolaryngol. 2013;79(4):512-21.
46. Rocha-Muniz CN, Befi-Lopes DM, Schochat E. Sensitivity, specificity and efficiency of speech-evoked ABR. Hear Res. 2014;317:15-22.
47. Schochat E. Potencial Evocado Auditivo de Média Latência. In: Boechat EM et al. Tratado de Audiologia. 2. ed. Rio de Janeiro: Guanabara Koogan; 2015. p. 135-9.
48. Santos TS, Mancini PC, Sancio LP, Castro AR, Labanca L, Resende LM. Achados da avaliação comportamental e eletrofisiológica do processamento auditivo. Audiol Commun Res. 2015; 20(3):225-32.
49. Roggia SM. Mismatch Negativity. In: Boechat EM et al. Tratado de Audiologia. 2. ed. Rio de Janeiro: Guanabara Koogan; 2015. p. 151-9.
50. Rocha-Muniz CN, Fillippini R, Neves-Lopes IF, Rabelo CM, Murphy CFB, Calarga KS et al. Can speech-evoked Auditory Brainstem Response become a useful tool in clinical practice? CoDAS 2016;28(1):77-80.
51. Schochat E, Rocha-Muniz CN, Filippini R. Understanding auditory processing disorder through the FFR. In: Kraus N et al. The frequency following response: a window into human communication v. 61. Springer Handbook of auditory research; 2017. p. 225-49.
52. Kraus N et al. The frequency following response: a window into human communication vol. 61. Springer Handbook of Auditory Research; 2017. p. 294.

# AVALIAÇÃO E DIAGNÓSTICO DO EQUILÍBRIO CORPORAL

CAPÍTULO 8

Erika Barioni Mantello
Eliza Mikaele Tavares da Silva
Vanessa da Nóbrega Dias
José Diniz Junior
Juliana Maria Gazzola

**INTRODUÇÃO**

O equilíbrio corporal depende da integração dos sistemas sensoriais, coordenação central e ajuste muscular, particularmente, da musculatura tônica. Os músculos posturais são ativados por mecanismos reflexos e controle voluntário dos movimentos corporais para manter o centro de massa dentro dos limites de estabilidade, garantindo, assim, a posição corporal desejada.[1] A integração funcional no sistema nervoso central (SNC), das informações sensoriais dos sistemas vestibular (constituído pelo labirinto, nervo vestibular, vias, núcleos e inter-relações no SNC), visual e somatossensorial desencadeia reflexos vestíbulo-oculares e vestibuloespinais para estabilizar o campo visual e manter a postura ereta.[2]

Os núcleos vestibulares do tronco encefálico recebem tais informações sensoriais conflitantes e desencadeiam a sensação errônea de movimentação do corpo, denominada de tontura ou vertigem. A tontura é caracterizada pela ilusão de movimento do próprio indivíduo ou do ambiente que o circunda, ou seja, é a sensação de desequilíbrio corporal.[3] O sintoma pode ser de origem vestibular (alterações labirínticas), mas também pode ser decorrente de distúrbios visuais, neurológicos, psíquicos, vasculares ou metabólicos.[1]

As afecções que comprometem o sistema vestibular são denominadas vestibulopatias, que podem ser periféricas (afecções da orelha interna [labirinto] e/ou do ramo vestibular do oitavo nervo craniano) ou centrais (comprometimento das estruturas, núcleos, vias e inter-relações vestibulares no SNC). As vestibulopatias são consideradas primárias (determinadas por disfunção própria das estruturas do sistema vestibular) e secundárias (correlacionadas com manifestações clínicas sediadas em outras partes do corpo humano).[4]

Detalhar a história clínica do paciente e estabelecer relação com os resultados da avaliação clínica realizada por médico otorrinolaringologista, fonoaudiólogo e fisioterapeuta permite estabelecer o diagnóstico topográfico da lesão, identificar o labirinto acometido, avaliar a intensidade do quadro clínico, reconhecer os determinantes da limitação funcional, identificar risco de quedas, orientar o tipo de tratamento e monitorar a evolução do paciente. Apresentamos, neste capítulo, a avaliação clínica não instrumental do equilíbrio, a avaliação instrumental da função vestibular, realizada por fonoaudiólogos, e a avaliação funcional do equilíbrio corporal, realizada por fisioterapeutas.

## AVALIAÇÃO CLÍNICA DO EQUILÍBRIO CORPORAL (NÃO INSTRUMENTAL)
A seguir estão descritos alguns testes que compõem a avaliação clínica do equilíbrio corporal, realizados sem necessidade de instrumentos e/ou equipamentos específicos.

### Avaliação do Equilíbrio Estático
Para a avaliação clínica do equilíbrio estático, utiliza-se o Teste de Apoio Unipodal (TAU), o teste de Romberg e o Romberg sensibilizado.

#### Teste de Fournier ou Teste do Apoio Unipodal (TAU)
Neste teste, o paciente é orientado a permanecer com os pés descalços, na posição ortostática, em apoio unipodal, com olhos fechados, por 30 segundos. Pacientes que não conseguem permanecer em apoio unipodal dentro do tempo estabelecido são classificados com alteração no equilíbrio estático.[5] O tempo de permanência nesta posição é cronometrado e considera-se o melhor de três tentativas. O teste de equilíbrio é considerado adequado quando realizado entre 21 e 30 segundos.[6]

#### Teste de Romberg
Este teste foi descrito pela primeira vez no início do século XIX por Moritz Heinrich Von Romberg, é amplamente utilizado na prática clínica e tem como objetivo verificar a presença de alterações na via proprioceptiva. É realizado durante o exame neurológico para avaliar a integridade das colunas dorsais da medula espinal (fascículos grácil e cuneiforme responsáveis por conduzir estímulos proprioceptivos, vibratórios, de tato fino e pressão dos membros inferiores e superiores para os centros superiores tronco cerebral, tálamo e córtex parietal para manter a coordenação).[7]

Neste teste, o paciente é orientado a ficar de pé, com os pés juntos em paralelo, olhos fechados e braços estendidos para frente[8] ou ao longo do corpo durante um minuto.[5] Nas lesões de origem periférica, ocorre o deslocamento ou queda do paciente para o lado da lesão (lado menos funcionante), já, nas lesões centrais, a direção da queda é variável.[9]

Ressalta-se que o teste de Romberg pode ser sensibilizado, por meio da modificação da configuração dos pés, que são posicionados um na frente do outro, diminuindo a base de sustentação, e, neste caso, o teste é denominado como teste de Romberg-Barré.[5]

É importante enfatizar que indivíduos com déficit vestibular podem apresentar desempenho normal nesses testes, entretanto aqueles com disfunção do equilíbrio poderão apresentar dificuldades, independente se decorrente de uma desordem vestibular ou não.

### Avaliação do Equilíbrio Dinâmico
Para avaliação dinâmica do equilíbrio, recomenda-se a utilização do teste de Fukuda ou prova de Fukuda, que recebeu este nome depois de estudos do seu idealizador, em 1959. Neste teste, o paciente marcha em torno de 50 passos, elevando os joelhos a aproximadamente 45°, sem sair do lugar, com os braços estendidos e os olhos fechados. É considerada alteração do equilíbrio quando o paciente se desloca por uma distância superior a um metro ou rotação superior a 30°. Os pacientes com alguma disfunção vestibular unilateral geralmente apresentam uma rotação excessiva. Ressalta-se que durante a realização dos

testes, o examinador deve permanecer atento e próximo ao paciente, observando as oscilações do equilíbrio e o risco iminente de queda.[10]

Caso o intuito seja determinar o lado da lesão, é necessário que este teste seja utilizado em conjunto com outras ferramentas, tendo em vista que não é um teste sensível para identificação do lado da lesão em pacientes com disfunções vestibulares.[10]

## Teste do Impulso Cefálico (Head Impulse Test – HIT)
O *Head Impulse test* (HIT) permite observar o reflexo vestíbulo-ocular produzido por um movimento rápido e imprevisível da cabeça com objetivo de detectar hipofunção vestibular unilateral ou bilateral.[11,12]

O examinador coloca-se de frente para o paciente e solicita para que o mesmo fixe o olhar em um ponto. Então, segura a cabeça do paciente pela região temporal com ambas as mãos, inclinando-a para frente a 30° para manter o plano do canal horizontal paralelo ao solo e rapidamente realiza movimentos de alta aceleração e pequena amplitude com a cabeça do paciente no plano horizontal, alternando as direções aleatoriamente. Em caso de HIT negativo, ou seja, RVO adequado, o paciente consegue manter a fixação no ponto, mas caso o paciente não consiga manter os olhos no alvo e o examinador perceba uma sacada corretiva do olho para refixação do alvo, o HIT é considerado positivo, e constata-se função diminuída do RVO.[13]

A principal desvantagem encontrada no HIT é ser uma avaliação subjetiva, pois, dessa forma, qualquer sinal clínico pode ser considerado resposta, já que não há um registro objetivo que verifique o movimento ocular compensatório durante a movimentação de cabeça.[13]

## Teste de Agitação Cefálica (Head Shaking Test)
O *Head Shaking Test* permite verificar o desequilíbrio dinâmico da função vestibular. O teste é executado com o paciente sentado em frente ao examinador, olhos fechados e cabeça 30° abaixo, para manter os canais semicirculares laterais horizontalizados. Então, realiza-se 20 rotações laterais da cabeça em alta velocidade, de aproximadamente 45° para cada lado. Ao final, solicita-se que o paciente abra os olhos para observar a ocorrência ou não de nistagmo.[8,14] A prova é considerada alterada quando se observa nistagmo após a abertura ocular. Nas lesões periféricas unilaterais, são visualizados nistagmos na direção horizontal e, nas lesões cerebelares, por exemplo, o nistagmo pode apresentar direção vertical.[14]

## Pesquisa do Nistagmo ou Vertigem Posicional e de Posicionamento
### Nistagmo ou Vertigem Posicional
O nistagmo posicional é pesquisado com o paciente de olhos abertos e em posição supina. A partir desta posição é realizada uma lenta movimentação da cabeça para um dos lados, após retorna-se a cabeça para a linha média e, então, é executada a manobra para o lado oposto. Caso haja nistagmo, a prova é repetida, porém, dessa vez, o paciente move-se em bloco para o decúbito lateral direito e esquerdo, para excluir um possível nistagmo de origem cervical. A ocorrência de nistagmo, neste teste, é sugestiva de disfunção vestibular.[15]

### Nistagmo de Posicionamento
A avaliação do nistagmo de posicionamento tem como objetivo verificar a presença da vertigem posicional paroxística benigna (VPPB). Atualmente, o nistagmo de posicionamento

é avaliado por meio da Manobra de Dix-Hallpike para canais verticais e manobra de Pagnini-McClure *Roll Test* ou *Supine Head Roll Test* para canais laterais.[16,17]

O critério diagnóstico, de acordo com a Bárány Society,[16] para desordens vestibulares inclui a ductolitíase do canal posterior ou lateral, cupulolitíase do canal horizontal e um provável diagnóstico de VPPB (resolvida espontaneamente). Inclui ainda outras formas mais controversas, como a ductolitíase do canal anterior, cupulolitíase do canal posterior e a litíase de múltiplos canais.[17] Entretanto, a Academy of Otolaryngology – Head and Neck Surgery Foundation Guidelines inclui como critério diagnóstico apenas a VPPB de canal posterior e de canal horizontal.[16] Na prática clínica, poucos casos não se enquadram nestes critérios.

## Manobra de Dix-Hallpike

A manobra de Dix-Hallpike foi descrita, em 1952, por Dix e Hallpike, que pesquisaram as principais características da VPPB.[18]

É realizada com o paciente inicialmente em posição sentada, com a cabeça rodada lateralmente (direita ou esquerda, conforme o lado a ser testado), em aproximadamente 45°. O examinador segura a cabeça do paciente, e promove-se um movimento brusco e rápido de deitar, em decúbito dorsal horizontal. Dessa forma, a cabeça fica pendente para trás, em aproximadamente 30° graus. O paciente fica imobilizado nessa posição, com os olhos abertos e olhar fixo por cerca de 30 a 60 segundos. A confirmação diagnóstica é obtida com o desencadeamento de vertigem e nistagmo nesta posição. Ao retornar o paciente para a posição sentada é observado, por alguns segundos, o retorno destes sintomas.[16,17]

No caso de acometimento do canal semicircular posterior, o nistagmo é torsional, vertical superior. A VPPB de canal anterior é incomum, representando 1 a 3% dos casos. Deve-se ficar atento à duração do nistagmo na avaliação do canal posterior, pois, a partir deste dado, é possível o diagnóstico da canalitíase (ou ductolitíase), nistagmos com duração de cerca de 20 segundos, ou de uma cupulotitíase, nistagmos com duração superior a um minuto. Além disso, o nistagmo da VPPB tem como característica a fatigabilidade, e então após esse tempo, na posição provocadora, a vertigem e o nistagmo desaparecem.[16]

Vale ressaltar que a manobra de Dix-Hallpike é mais sensível para o diagnóstico de VPPB de canais verticais, então caso o paciente apresente nistagmo horizontal durante a manobra, pode-se suspeitar de VPPB de canal lateral. Neste caso, o examinador deve realizar a manobra *Supine Head Roll Test*, específica para diagnosticar a VPPB de canal lateral.[17]

## Supine Head Roll Test

A manobra possui o nome de seu idealizador, Pagnini-McClure, mas também é conhecida como *Roll Test* ou *Supine Head Roll Test*. É executada com o paciente deitado e com a cabeça fletida cerca de 30° pelo examinador (deixando os canais laterais paralelos ao eixo gravitacional). Então, a cabeça do paciente é girada rapidamente para um dos lados e é observada a presença de nistagmo de direção horizontal e a queixa de vertigem. Ao término das respostas, retorna-se lentamente a cabeça do paciente a posição inicial e, em seguida, realiza-se o mesmo movimento de giro da cabeça, para o lado oposto.[16]

Na VPPB de canal lateral, são encontrados nistagmo e vertigem ao girar a cabeça para ambos os lados. A resposta nistágmica é horizontal (geotrópica ou ageotrópica), com latência de poucos segundos e característica paroxística. Nos casos de ductolitíase de canal lateral, quando o paciente é rolado para o lado afetado, ocorre um nistagmo horizontal geotrópico (movimento na direção do centro de gravidade), mais intenso em direção ao ouvido do lado que está para baixo (afetado). Quando o paciente é levado para o lado saudável (não afetado), há um nistagmo horizontal geotrópico menos intenso, novamente batendo em direção ao ouvido que está para baixo. Já na VPPB de canal lateral por cupulolitíase, mais rara, a manobra resulta em um nistagmo horizontal ageotrópico (movimento oposto à direção do centro de gravidade), menos intenso do lado afetado, batendo em direção ao ouvido que está para cima. Ao rolar para o lado oposto, observa-se o nistagmo horizontal ageotrópico, novamente batendo em direção ao ouvido mais alto.[16]

## AVALIAÇÃO FUNCIONAL DO EQUILÍBRIO CORPORAL

Diversos testes foram descritos com o intuito de avaliar funcionalmente o equilíbrio corporal. A literatura aponta seis instrumentos principais, que serão apresentados brevemente a seguir. São eles: o Teste do Alcance Funcional (TAF), a Escala do Equilíbrio de Berg (EEB), o Teste do Equilíbrio de Tinetti (Avaliação da Marcha e Equilíbrio Orientada pelo Desempenho – POMA), o *Time Up and Go* (TUG), o *Dynamic Gait Test* (DGI) e o *The Balance Evaluation Systems Test* (BesTest).

O TAF foi elaborado por Duncan *et al.* (1990)[19] e determina quanto o idoso é capaz de se deslocar dentro do limite de estabilidade anterior. É solicitado ao paciente que fique em pé, com o ombro direito próximo a uma parede, onde está presa uma fita métrica na altura do seu acrômio. Com o ombro em flexão de 90º, cotovelos e punhos estendidos, pede-se ao paciente para inclinar-se anteriormente, sem dar passos ou compensar com o quadril. O resultado do teste é dado pela média de três tentativas, da diferença entre a medida da posição inicial e a final. Valores menores que 15 cm indicam fragilidade do paciente e risco de queda.[19]

A EEB foi proposta por Berg *et al.* (1989),[20] traduzida e adaptada para o português por Miyamoto *et al.* (2004).[21] Ela é composta por 14 tarefas que procuram representar as atividades cotidianas, como ficar em pé, levantar de uma cadeira, andar, inclinar-se para a frente, transferir-se, virar-se, dentre outras. Cada item possui uma pontuação que varia de zero a quatro pontos e a pontuação total da escala é de 56 pontos. Os pontos são com base no tempo que uma posição é mantida, na distância que o membro superior é capaz de alcançar à frente do corpo e no tempo para completar a tarefa.[22] A maior pontuação está relacionada com um melhor desempenho no equilíbrio funcional.[21]

Berg afirma que a escala foi desenvolvida para atender a várias propostas na prática clínica e científica, como monitorar o estado do equilíbrio do paciente, o curso de uma doença, selecionar pacientes aptos ao processo de reabilitação e avaliar a resposta do paciente ao tratamento.[22]

A POMA foi criada em 1986 por Tinetti, com o objetivo de identificar os fatores de risco para quedas em idosos. Foi traduzida para o português e validada no Brasil por Gomes (2003).[23] Este instrumento é dividido em duas partes, uma direcionada à avaliação do equilíbrio (10 itens) e a outra para avaliação da marcha (10 itens). O teste consiste em atividades que são realizadas no dia a dia, como sentar e ficar em pé, girar 360º em torno do próprio eixo, ficar em apoio unipodal, alcançar um objeto em um local alto ou no solo.[23,24]

O TUG foi desenvolvido por Podsiadlo e Richardson, em 1991, traduzido para o português e validado para a população idosa por Dutra, Cabral e Carvalho (2016),[25] e é amplamente utilizado na pesquisa e na prática clínica. Esse teste avalia o equilíbrio sentado, a transferência de sentado para em pé, a estabilidade na deambulação e a marcha. O indivíduo deverá levantar-se da posição sentada, sem apoio das mãos, caminhar por três metros até um local demarcado no solo, girar 180º, retornar ao ponto de partida e sentar-se novamente. O tempo utilizado para realização do teste é cronometrado pelo examinador. Segundo a literatura, esperam-se valores de até: 9,0 segundos para pessoas com idade entre 60 e 69 anos, 10,2 segundos para pessoas entre 70 e 79 anos e 12,7 segundos para indivíduos entre 80 e 99 anos. Pacientes que excedem os valores citados acima possuem risco de alterações no equilíbrio, força e/ou mobilidade.[26] Vale salientar que o TUG, inicialmente, era utilizado para avaliar de risco de quedas, contudo, nos dias atuais, sabe-se que o mesmo possui capacidade limitada para essa avaliação.[27]

A Escala de Berg apresenta vantagens em relação aos demais instrumentos, porque avalia diferentes aspectos do equilíbrio e é de rápida aplicação. O TAF denota praticidade e rapidez na realização, porém avalia o movimento apenas em uma posição (anterior). Destaca-se que a POMA avalia aspectos diferentes do equilíbrio, no entanto limita-se quanto às mudanças sutis do equilíbrio. O TUG é prático e de rápida aplicação, mas avalia poucos aspectos do movimento.[28]

Para avaliação qualitativa e quantitativa da marcha, utiliza-se o *Dynamic Gait Index* (DGI), desenvolvido por Shumway-Cook, Woollacott (1995),[29] validado para a população com disfunção vestibular por Whitney *et al.* em 2003[30] e traduzido para o português por Castro, Perracini, Ganança em 2006.[31] Ele tem como finalidade avaliar o equilíbrio durante a marcha e em resposta a oito tarefas do dia a dia: 1. velocidade e instabilidade da marcha desempenhada pelo indivíduo em sua velocidade normal; 2. aceleração e desaceleração; 3. movimento de rotação cefálica; 4. movimento de flexoextensão cefálica; 5. movimento de rotação axial do corpo; 6. ultrapassagem de obstáculo (caixa de sapato); 7. circundar obstáculo (cones de trânsito) e 8. subir e descer escada. A pontuação é baseada em conceitos da disfunção ausente (três pontos), mínima (dois pontos), moderada (um ponto) ou acentuada (zero) da marcha, enquanto são desempenhadas as oitos tarefas de deambulação. A pontuação dos oito itens é somada em um escore total que varia entre zero a 24 pontos, sendo o maior escore relacionado com um melhor desempenho. Uma pontuação de 19 ou menos no DGI está associada a um maior risco de quedas em idosos.[30] Salienta-se que Taguchi *et al.* (2018)[32] propuseram o DGI-brasileiro-*brief* composto por cinco tarefas das sete do instrumento original e nota de corte igual ou inferior a 11 pontos.

Em decorrência da complexidade que envolve o controle do equilíbrio postural, Horak *et al.* (2009)[33] desenvolveram o *Balance Evaluation Systems Test (BesTest)*. Este instrumento foi criado para avaliar especificamente os subsistemas envolvidos no equilíbrio postural. Ele representa uma ferramenta versátil e que pode ser aplicada por indivíduos de qualquer idade, independente da patologia. O *BesTest* é composto por seis seções, que correspondem aos sistemas do equilíbrio, aspectos biomecânicos, limites de estabilidade e verticalidade, ajustes posturais antecipatórios, respostas posturais às perturbações externas, orientação sensorial durante a postura e estabilidade na marcha. O teste inclui 27 tarefas, somando um total de 36 itens. Cada item é pontuado em uma escala ordinal de zero a três pontos, sendo o escore máximo de 108 pontos. Quanto maior a pontuação, melhor o desempenho do indivíduo.[34]

Por ser considerado um teste longo que requer cerca de 20 a 30 minutos para aplicação, Franchignoni *et al.* (2010)[35] desenvolveram o *Mini Best Test*. Esta ferramenta contém 14 itens e sua aplicação leva de 10 a 15 minutos, o que torna mais viável sua utilização na prática clínica. Os itens são pontuados de zero a dois, sendo o escore máximo de 32 pontos. Ambos os instrumentos foram traduzidos e adaptados para o português por Maia *et al.* (2013),[36] e os autores afirmam que o *Best Test* é a única ferramenta que tem diferentes itens categorizados de acordo com a teoria dos sistemas de controle do equilíbrio e que permite aos terapeutas, além de identificarem indivíduos com risco de queda, determinarem o principal aspecto que contribui para o déficit do equilíbrio, direcionando a intervenção.[36]

## AVALIAÇÃO INSTRUMENTAL DO SISTEMA VESTIBULAR

A vestibulometria pode ser realizada por meio da eletronistagmografia (ENG), da vectoeletronistagmografia (VENG) ou, ainda, da videonistagmografia (VNG). Os testes que compõem a equilibriometria objetivam localizar a alteração vestibular, definir se ela é periférica (labirinto, nervo vestibulococlear), mista ou central (quando envolve os núcleos e inter-relações com o SNC); estabelecer o lado lesado, a intensidade da alteração, o prognóstico, e ainda monitorar a evolução da doença e os resultados do tratamento aplicado.[37]

Apesar de sua utilidade, estes testes vestibulares apresentam limitações, pois são testes funcionais, sem acesso direto ao labirinto ou nervo vestibular, não sendo capazes de avaliar todas as estruturas periféricas do labirinto e vias vestibulares centrais,[38] além de avaliarem os canais semicirculares laterais em frequências baixas, não compatíveis com as frequências e planos em que ocorrem os movimentos de cabeça.[39]

Apresenta-se uma breve conceituação destes três testes vestibulares e, em seguida, serão apresentados os vários procedimentos que os incluem.

### Eletronistagmografia (ENG)

Foi o primeiro método de captação dos movimentos oculares, no qual os eletrodos, colocados na região periorbitária, captam a variação de potencial entre a córnea e a retina quando os olhos se movimentam e a enviam ao equipamento de registro. Os equipamentos com um ou dois canais de registro captam os movimentos oculares horizontais e verticais, não sendo possível o registro dos movimentos torcionais dos olhos. A gravação dos movimentos oculares permite a medida da velocidade angular da componente lenta do nistagmo (VACL) e de outros parâmetros importantes da função vestibular.[38,40]

Ressalta-se que, com os avanços tecnológicos, este tipo de avaliação não é regularmente utilizado na prática clínica, em função das limitações técnicas e padrões de normalidade bastante divergentes dos atuais.

### Vectoeletronistagmografia (VENG)

Corresponde a uma variação da ENG que utiliza três canais de registro para gravar os movimentos oculares, que permitem a observação e registro dos movimentos oculares por meio de eletrodos posicionados na região periorbitária. Um eletrodo ativo é colocado no canto periorbitário externo de cada olho e o terceiro na linha média frontal, de modo que os três canais de registro apresentem a configuração de um triângulo isósceles. A partir dos eletrodos ativos, originam-se três derivações bipolares que permitem a identificação dos movimentos oculares horizontais, verticais e oblíquos.[41]

Os três canais de registro possibilitam a avaliação dos movimentos oculares oblíquos e melhor caracterização da velocidade do nistagmo, além de avaliar parâmetros, como latência, precisão, ganho, fase e simetria, todos por comparação entre as intensidades do estímulo e da resposta.[42]

Este é o recurso mais utilizado, principalmente, na variação computadorizada. Novas tecnologias promoveram grande sensibilidade e acurácia na captação de respostas vestibulares por meio de eletrodos de superfícies, mesmo estando reconhecidas suas limitações conforme apontamos anteriormente.

## Videonistagmografia (VNG)
Trata-se de um sistema computadorizado que, em vez de eletrodos, realiza a captação dos movimentos oculares por meio de sensores infravermelhos colocados em óculos especiais com microcâmeras. O programa de computador mede e analisa os movimentos oculares, que podem ser visualizados em um monitor de vídeo e gravados para análise posterior. Como vantagem, não sofre interferências eletromagnéticas, como problemas nos eletrodos, por exemplo.[43] A avaliação da função vestibular é realizada de modo indireto pela integração funcional vestibulovisual por meio do registro da movimentação ocular de olhos abertos, em todas as fases do exame, para registrar a dilatação da pupila.[44] Por tratar-se de equipamento mais recente, o custo de aquisição ainda continua sendo um entrave para disseminação na prática clínica otoneurológica, especialmente em serviços públicos.

## Procedimentos de Avaliação da Função Vestíbulo-Ocular
A vestibulometria compreende vários procedimentos oculomotores (calibração dos movimentos oculares, pesquisa do nistagmo espontâneo e semiespontâneo, movimentos sacádicos, rastreio pendular e nistagmo optocinético) e vestibulares (pesquisa do nistagmo posicional e de posicionamento, nistagmo per-rotatório e nistagmo pós-calórico), que juntos permitem avaliar os principais sistemas e reflexos envolvidos no equilíbrio.[45] Todos os resultados devem ser analisados e interpretados em conjunto com a história pregressa e avaliação clínica do sistema vestibular, e comparados com padrões de referência de normalidade, bem como deve-se considerar os padrões de modelo e marca do equipamento utilizado.

A seguir estão descritas brevemente as provas de avaliação da função vestíbulo-ocular.

### *Pesquisa do Nistagmo Posicional e de Posicionamento*
Estas provas correspondem à primeira etapa da vestibulometria, podem ser realizadas de forma não instrumental, a olho nu, antes da colocação dos eletrodos à VENG, ou com uso de lentes de Frenzel, ou ainda à VNG. Por se tratar de provas não instrumentais, foram descritas anteriormente.

### *Calibração dos Movimentos Oculares*
O paciente deve seguir com os olhos um estímulo luminoso apresentado na barra de *leds*, que permite um desvio ocular de 10° no plano horizontal e vertical. Apesar de ser um procedimento de calibração, deve-se ressaltar que se trata de uma resposta oculomotora de movimentação sacádica que pode refletir alterações centrais por meio de dismetrias, tremores e instabilidades.[45] Permite assegurar que todos os procedimentos sejam feitos em condições semelhantes, possibilitando a comparação segura inter e intra-indivíduos.

### *Pesquisa do Nistagmo Espontâneo e Semiespontâneo*
Pesquisa do nistagmo espontâneo (NE): define-se como o nistagmo presente na ausência de estímulos vestibulares ou visuais. O indivíduo avaliado é orientado a olhar para frente, manter olhos abertos, fixando um ponto e depois de olhos fechados (ENG ou VENG) ou de olhos abertos, sem fixação (à VNG). Avalia-se sua presença, direção, velocidade e se ocorre vertigem de forma simultânea.[41] Como aplicação clínica, a presença de NE de olhos abertos pode ser considerada indício de comprometimento visual ou vestibular. No caso da pesquisa com olhos fechados (OF), o comprometimento dependerá da velocidade

angular da componente lenta. Pode ser observado em indivíduos hígidos, com velocidade inferior a 6°/s.[46]

Pesquisa do Nistagmo Semiespontâneo/Direcional (NSE): ocorre quando o indivíduo desvia o olhar à esquerda, à direita, acima e abaixo, promovendo um desvio do olhar de 30°, em relação à posição neutra. Deve-se ter cuidado em não causar desvio extremo do olhar, uma vez que pode desencadear nistagmo fisiológico. Observa-se sua presença e direção. Pode estar presente durante a crise das vestibulopatias periféricas, com a direção oposta ao labirinto lesado e também em acometimentos centrais, como bidirecional ou múltiplo.[45]

### Pesquisa dos Movimentos Oculares Sacádicos

Avalia a integridade do sistema oculomotor nos movimentos rápidos dos olhos. O paciente é instruído a acompanhar um alvo luminoso colocado à sua frente que se desloca alternadamente de um lado para o outro, nos planos horizontal e vertical, apenas com os olhos, sem mexer a cabeça. São calculadas velocidade, precisão e latência dos movimentos sacádicos. Nas doenças centrais, podem ocorrer a desaceleração dos movimentos sacádicos e as dismetrias.[38]

### Pesquisa do Rastreio Pendular

Corresponde ao movimento de perseguição lento do estímulo captado na fóvea. O paciente é instruído a seguir um alvo visual, gerado por computador, que se movimenta lentamente no plano horizontal, em diferentes frequências, sem movimentar a cabeça e sem tentar prever o aparecimento do alvo.[38] Sua aplicação clínica é avaliar a integridade do sistema oculomotor no controle dos movimentos lentos de perseguição dos olhos, analisando alterações de ganho, simetria, fase e morfologia.[41]

A resposta normal do rastreio pendular é uma curva sinusoide regular, chamada de tipo I. Nas vestibulopatias periféricas agudas, costuma-se observar curva do tipo II, cuja sinusoide é normal, porém com algumas sobreposições do nistagmo espontâneo. Na curva do tipo III, a sinusoide aparece deformada, sobreposta por movimentos rápidos de amplitude variada, podendo ter como causa as doenças degenerativas do cerebelo ou tronco cerebral. Por fim, na curva de rastreio pendular do tipo IV, ocorre a ausência da sinusoide, possivelmente por causa das diferentes perturbações de tronco cerebral, que afetam a via oculomotora em seu trajeto.[45]

### Pesquisa do Nistagmo Optocinético

É o resultado de uma resposta oculomotora involuntária provocada por movimentos contínuos no campo visual. Quando realizado por meio da observação de uma série de luzes na direção horária e, em seguida, na anti-horária na barra de *leds* da ENG/VENG, gera um estímulo exclusivamente foveal, assim como na prova do rastreio pendular. Porém, quando o estímulo a ser seguido se trata das faixas do tambor optocinético, realmente originam-se respostas persecutórias de origem retiniana.[38] A análise de sua presença, simetria, direção, velocidade, em conjunto com a história clínica, auxiliam a análise do topodiagnóstico da disfunção vestibular.[46]

### Pesquisa do Nistagmo Per-Rotatório

Um estímulo rotatório gera uma corrente endolinfática, que excita ou inibe os canais estimulados alternadamente, produzindo uma sucessão de batimentos oculares que se alternam quanto à sua direção, desencadeando o nistagmo per-rotatório. Pode ser observado com a realização da prova rotatória pendular decrescente (PRPD), a qual exige uso de uma cadeira pendular com barra de torção que realiza movimento pendular de amplitude decrescente, 180° no sentido horário e anti-horário.[41]

Para avaliar os canais semicirculares laterais, a cabeça é fletida 30° para frente, a fim de horizontalizá-los, enquanto na avaliação dos canais semicirculares verticais anteriores e posteriores, na VENG, a cabeça é posicionada 60° para trás e 45° para um dos lados. Deve-se manter o indivíduo mentalmente ocupado em consequência da inibição cortical. Em indivíduos hígidos, os movimentos são essencialmente simétricos.[47] Esta prova avalia a ocorrência de compensação vestibular, permite identificar lesão no nervo vestibular inferior e também confirmar a arreflexia vestibular.[46]

## Pesquisa do Nistagmo Pós-Calórico

O nistagmo pós-calórico é gerado após estimulação quente ou fria do conduto auditivo externo, com a finalidade de aquecer ou resfriar a parede do canal semicircular lateral, gerando correntes na endolinfa na mesma direção da ampola ou na direção contrária, respectivamente.[48]

A prova calórica é realizada com o indivíduo na posição supina, com a cabeça elevada 30°, de forma a verticalizar os canais semicirculares laterais, possibilitando melhor estimulação calórica. Esta prova deve ser realizada com os olhos fechados. Nessa posição, é importante pesquisar a presença do nistagmo espontâneo de olhos fechados, que poderá influenciar as repostas pré-calóricas de mesma direção.[49]

Os estímulos podem ser água ou ar à estimulação bitermal. As temperaturas utilizadas na irrigação com água podem estar a 44 e 30°C, com estímulos de 40 segundos para cada orelha e vazão de 250 mL. Existem diferentes recomendações referentes às temperaturas com o uso do ar, e a recomendada por um estudo multicêntrico do Departamento de Otoneurologia da Associação Brasileira de Otorrinolaringologia (ABORL) é o estímulo a 50 e 24°C, com duração de 60 segundos para cada orelha, e fluxo de ar de 8 litros/minutos.[48] Recomenda-se também realizar cálculos com o paciente em alerta, para evitar inibição cortical.[46]

Deve ser realizada a análise quantitativa do nistagmo pós-calórico com base nos valores absolutos da velocidade angular da componente lenta (VACL) obtidos em cada prova, que reflete a intensidade da resposta vestibular, sendo classificados como hiper-reflexia, hiporreflexia ou arreflexia. São analisados também direção do nistagmo pós-calórico, presença do efeito inibidor de fixação ocular (EIFO) e os valores relativos, a partir da Fórmula de Jongkees, que resultam em predomínio labiríntico (PL) ou preponderância direcional (PD).[41,49]

O estudo de Albertino et al. (2012)[48] sugere os seguintes valores de normalidade para equipamentos digitais de ENG, VENG e VNG, para valores relativos: predomínio labiríntico (PL) > 19%; preponderância direcional (PD) > 17%; e para valores absolutos: na hiporreflexia unilateral, a soma dos valores da VACL das provas fria e quente do ouvido direito ou esquerdo < 5°/s e, na bilateral, a soma dos valores da VACL nas quatro provas < 12°/s; na hiper-reflexia unilateral, soma dos valores da VACL das provas fria e quente da orelha direita ou esquerda > 62°/s e, na hiper-reflexia bilateral, a soma dos valores da VACL nas quatro provas > 122°/s. Albertino et al. (2012)[48] acrescentam que prova calórica sem anormalidades não exclui disfunção vestibular, e os achados nesta prova devem ser interpretados em conjunto com os dados da avaliação clínica do paciente.

A ausência do EIFO, presença de nistagmo pervertido (nistagmo pós-calórico do tipo vertical presente nas quatro estimulações calóricas) e nistagmo invertido (nistagmo que aparece na direção oposta à fisiologicamente esperada) são sinais qualitativos a ser analisados na prova calórica, que, em conjunto com outros achados do exame vestibular, podem estar associados à alteração do SNC, e a investigação deve ocorrer a critério médico.[46,49]

A prova calórica possibilita a avaliação funcional de cada canal semicircular lateral separadamente, permite caracterizar a intensidade da lesão vestibular e o lado que foi acometido.[38]

## Video Head Impulse Test (vHIT)

A partir de estudos realizados por MacDougall *et al.* (2009),[50] surgiu uma câmera com sensores acoplados em óculos especiais que permite a captação dos movimentos oculares, durante a movimentação da cabeça, e transmite para *softwares* específicos que garantem medidas objetivas e precisas das sacadas oculares, durante essa movimentação da cabeça. A câmera mede o centro da pupila e as medidas válidas exibem uma excelente imagem do olho. O equipamento ficou conhecido como *Video Head Impulse Test* (vHIT).

Em razão do desenvolvimento de medidas que objetivam avaliar o reflexo vestíbulo-ocular em respostas naturais da aceleração angular da cabeça, o vHIT, atualmente, tem sido utilizado para identificar perda ou diminuição da função de cada um dos seis canais semicirculares individualmente.[51] Trata-se de um método validado para avaliar a disfunção vestibular periférica no domínio de alta frequência.[52]

Algumas vantagens do vHIT sobre a prova calórica têm sido descritas,[13] por exemplo, o fato do vHIT utilizar o estímulo fisiológico natural da cabeça para a avaliação, que não traz desconforto ou incômodo ao paciente, enquanto a prova calórica depende da condução térmica quente e fria para que sejam avaliados os canais semicirculares, podendo gerar um deslocamento da cúpula de maneira artificial e não fisiológica, além de gerar incômodo em alguns pacientes.

Em relação ao procedimento de teste, o profissional aplica no paciente uma sequência de movimentos cefálicos de pequena amplitude (5°-20°), alta velocidade e aceleração ($1.000°/s^2$-$4.000°/s^2$). O sistema computadorizado do equipamento rastreia e analisa o movimento dos olhos relativos ao movimento da cabeça, permitindo identificar sacadas corretivas durante e após o movimento da cabeça, e quantificar de forma objetiva o ganho do reflexo vestíbulo-ocular (RVO) para cada canal semicircular, em frequências mais altas e fisiológicas de estímulo (até 5 Hz). É um exame útil para avaliar a função de todos os canais semicirculares e identificar um déficit vestibular.[53]

Atualmente existem algumas marcas que comercializam o equipamento, e os protocolos de exames e valores de referência possuem especificidades de acordo com o modelo utilizado.[53] Dependendo do modelo utilizado, o equipamento pode ser adquirido com os módulos de pesquisa de vídeo frenzel, oculomotricidade, pesquisa de nistagmo de posicionamento e o teste do impulso cefálico. O módulo de oculomotricidade de um dos equipamentos disponíveis no Brasil inclui os seguintes procedimentos de avaliação oculomotora: calibração; pesquisa do nistagmo de Gaze e nistagmo espontâneo; testes de avaliação do reflexo vestíbulo-ocular (RVO), com e sem otimização visual; teste do desvio de inclinação (*Skew Deviation*), o qual avalia o alinhamento ocular do paciente após cobrir e descobrir um dos olhos; teste dos sacádicos, que identifica a ocorrência de movimentos anormais dos olhos quando o paciente segue os estímulos sacádicos horizontais.[54]

Em relação ao teste de impulso cefálico, pode ser realizado com o paciente olhando em um ponto fixo na parede ou com o teste paradigma de supressão de impulso cefálico, no qual o paciente olha em um ponto de *laser* projetado da máscara.[54] A coleta de dados e a análise são as mesmas em ambos os tipos de teste. É realizado inicialmente o movimento na cabeça do paciente para o teste dos canais semicirculares laterais e depois dos canais verticais, ou seja, o canal anterior esquerdo e o posterior direito (LARP – *left anterior, right posterior*) e canais anterior direito e posterior esquerdo (RALP – *right anterior, left posterior*).[53] A máscara coleta dados do movimento de cabeça e olhos, a câmera de alta velocidade captura a imagem do olho e o *software* processa os dados de velocidade da cabeça e dos movimentos dos olhos.[53] O valor médio de ganho é calculado dividindo-se a velocidade do olhar (°/s) pela velocidade máxima da cabeça (°/s). O intervalo normal para os valores de ganho dos canais laterais é de 0,80 a 1,20 e para os canais verticais é de 0,70 a 1,20.[55]

Valores abaixo do intervalo referido para os canais avaliados são indicativos de ganho reduzido do RVO e consequente hipofunção vestibular dos canais envolvidos. Valores acima do intervalo mencionado não representam verdadeiramente qualquer alteração vestibular, mas indicam que o teste não foi realizado corretamente ou que o participante não cooperou totalmente durante o teste. Sugere-se calibrar novamente e repetir o procedimento, caso forem obtidos valores acima de 1,20.[53] Vale ressaltar que os valores de referência devem ser consultados a partir das pesquisas com a marca e modelo específico de cada equipamento.

O vHIT fornece informações no diagnóstico da lesão vestibular unilateral aguda relacionadas com o lado afetado, grau de disfunção, presença de nistagmo espontâneo e topodiagnóstico.[56] Além disso, colabora com dados objetivos da função vestibular dinâmica no *follow-up* regular, permitindo adequação da terapêutica medicamentosa e/ou reabilitação vestibular, prevê o prognóstico e documenta a recuperação completa ou não do episódio agudo. Novas pesquisas são necessárias para caracterizar ainda mais os resultados do vHIT ao acompanhar a progressão da doença vestibular, bem como aprimorar o treinamento e o acesso dos serviços de saúde ao vHIT, tendo em vista o alto custo do equipamento.[57,58]

## Avaliação Posturográfica

A posturografia, eletromiografia e sistemas de fotofilmagens são exames digitais utilizados na avaliação do equilíbrio corporal, permite mensurar as oscilações corporais, área do limite de estabilidade e ativação muscular. A posturografia estática investiga a postura ereta quieta do sujeito, enquanto a dinâmica analisa a resposta do indivíduo diante de uma perturbação externa. A principal medida posturográfica é o centro de pressão, que é mensurado por uma plataforma de força.[59]

Vários modelos de posturografia estática e dinâmica estão disponíveis no mercado, como o aparelho Equitest®, Biodex Balance System®, sistema de posturografia NedSVE/IBV®, Smart Balance Master®, Chattecx Balance System®, AMTI plataform, *Test for Equilibrium Under Altered Sensory Conditions* (TEUSAC), Mumedia's Statitest® e Balance Rehabilitation Unit®, entre outros. Suas variáveis e padrões de referências, bem como procedimentos, devem ser consultados conforme cada modelo específico.

A PDC possibilitou um novo olhar para a avaliação das tonturas, como um exame adicional em pacientes que apresentam queixas relacionadas com o equilíbrio corporal e não diagnosticadas pela bateria de testes clássica, uma vez que pesquisa se o distúrbio é devido a um problema da aferência ou integração sensorial, à resposta motora ineficiente ou, ainda, a uma combinação de ambos.[60] A PDC avalia a influência das informações visuais, proprioceptivas e vestibulares, sua interação central e as respostas motoras dos membros inferiores e do corpo, por meio de uma plataforma com sensores, para captar os movimentos corporais em diferentes situações conflituosas para o equilíbrio.[61,62] Importante ressaltar que os testes vestibulares convencionais não podem ser substituídos pela PDC e sim analisados e interpretados de forma conjunta.[60]

## Medicamentos em Uso que Interferem no Diagnóstico das Tonturas
Conforme descrito no início deste capítulo, a avaliação do nistagmo e as provas vestibulares instrumentais (ENG, VENG, VNG) podem ter seus resultados modificados dependendo do medicamento em uso pelo paciente, diretamente relacionado com a dose, tempo de uso e comorbidades.

Serão elencados aqui aqueles fármacos que alteram a função vestibular e já consagrados pela literatura, de uso frequente na terapêutica, de acordo com o seu mecanismo de ação.

Os clássicos, como a cisplatina e aminoglicosídeos (gentamicina), drogas usadas em oncologia e infecções das vias urinárias, respectivamente, provocam desequilíbrio e vertigens por danificar diretamente as células ciliadas de forma irreversível, determinando, em longo prazo, baixa resposta dos reflexos vestíbulo-oculares.[63]

Os fármacos psicotrópicos, prescritos por médicos psiquiatras, como os tranquilizantes, benzodiazepínicos e antidepressivos, todos são identificados como "tarja preta" no Brasil. Determinam uma depressão das funções do SNC, causando traçados de pequena amplitude nos exames (ENG, VENG, VNG), e o exame deve ser realizado mesmo dessa forma, uma vez que os medicamentos são de uso contínuo e não podem deixar de ser administrados ao paciente, por causa da doença de base. São responsáveis, frequentemente, por supressão da prova calórica, desaparecimento de nistagmos espontâneo e posicional, redução das sacadas e ainda provocam um estado de não alerta nos pacientes. Ocasionalmente, também podem abolir o efeito inibidor da fixação do olhar (EIFO), essencial ao diagnóstico topográfico em Otoneurologia.[63]

Curiosamente, os medicamentos usados para tratar as vertigens e enjoos, como a meclizina e dimenidrinato, por ação central nas vias vestibulares, causam com frequência anormalidades nas sacadas, nos traçados e induzem a nistagmos espontâneos.[63]

Os medicamentos usados para doença de Menière ou hidropsia endolinfática, como a betaistina, não são usados nos Estados Unidos e carecem de estudos sobre seus efeitos nos exames otoneurológicos.

## CONCLUSÃO
Os sintomas físicos, funcionais e emocionais apresentados pelos pacientes com disfunção vestibular podem comprometer sua capacidade funcional e, consequentemente, a qualidade de vida. Este capítulo sintetiza os principais instrumentos de avaliação do equilíbrio corporal instituídos pela Medicina, Fonoaudiologia e Fisioterapia que podem contribuir para o diagnóstico clínico-funcional precoce e preciso, direcionar e monitorar o tratamento instituído, além subsidiar as ações clínicas e/ou científicas e os profissionais que trabalham na área do diagnóstico e reabilitação dos distúrbios de equilíbrio corporal humano.

## REFERÊNCIAS BIBLIOGRÁFICAS
1. Gazzola JM, Doná F. Instabilidade postural e reabilitação vestibular. In: Mendes TAB. (Org.). Manuais de Reabilitação do Hospital Albert Einstein. Barueri - SP: Manole; 2014. p. 787-809.
2. Hain TC, Ramaswamy TS, Hillman MA. Anatomia e fisiologia do sistema vestibular normal. In: Herdman S. Reabilitação vestibular. Barueri - SP: Manole; 2002. p. 3-23.
3. Bittar RSM, Oiticica J, Bottino MA, Ganança FF, Dimitrov R. Population epidemiological study on the prevalence of dizziness in the city of São Paulo. Braz J Otorhinolaryngol. 2013; 79(6):688-98.

4. Ganança MM, Caovilla HH, Ganança FF, Doná F, Branco F. Como diagnosticar e tratar vertigem. RBM. 2008;65:6-14.
5. Melo RS, Marinho SES, Freire MEA, Souza RA, Damasceno HAM, Raposo MCF. Static and dynamic balance of children and adolescents with sensorineural hearing loss. Einstein. 2017; 15(3):262-268.
6. Matsudo SMM. Avaliação do idoso: física e funcional. Londrina: Midiograf; 2000.
7. Khasnis A, Gokula RM. Romberg's test. J Postgrad Med. 2003;49(2):169-72.
8. Bittar RSM, Sato ES, Ribeiro DJS, Tsuji RK. Preoperative vestibular assessment protocol of cochlear implant surgery: an analytical descriptive study. Braz J Otorhinolaryngol. 2017;83(5): 530-5.
9. Procopio DF, Seixas DA, Botelho FC, Silva GH, Bianchi HÁ, Tomaz KWP. Central vertigo and peripheral vertigo. Rev Med Minas Gerais. 2011;21(2 Supl 4):S1-S113.
10. Zhang YB, Wang WQ. Reliability of the Fukuda stepping test to determine the side of vestibular dysfunction. J Int Med Res. 2011;39(4):1432-7.
11. Maranhão ET, Maranhão-Filho P. Reflexo vestíbulo-ocular e o teste do impulso da cabeça. Arq Neuropsiquiatr. 2012;70(12):942-4.
12. Affel, CN. Video Head Impulse Test: resultados em crianças, adolescentes e adultos portadores de otite média crônica não colesteatomatosa. Porto Alegre. Dissertação (Mestrado em Saúde da Criança e do Adolescente) – Universidade Federal do Rio Grande do Sul; 2016.
13. Halmagyi GM, Chen L, MacDougall HG, Weber KP, McGarvie LA, Curthoys IS. The Video Head Impulse Test. Front Neurol. 2017;8(258):1-23.
14. Burle NLO, Mancini PC, Costa NB, Lemos AMM, Martins TF, Meira AL. Otoneurological screening of civil construction workers performing work at height. Rev CEFAC. 2016;18(1):2-13.
15. Ganança MM, Caovilla HH, Munhoz MSL, Silva MLG, Ganança FF, Ganança CF. A vertigem explicada. Rev Bras Med. 1999;56:2-20.
16. Bhattacharyya N, Gubbels SP, Schwartz SR, Edlow JA, El-Kashlan H, Fife T, et al. Clinical practice guideline: benign paroxysmal positional vertigo (update) executive summary. Otolaryngol Head Neck Surg. 2017;156(3):403-16.
17. Yao Q, Wang H, Song Q, Shi H, Yu D. Use of the bárány society criteria to diagnose benign paroxysmal positional vertigo. J Vestib Res. 2018;28(5-6):379-84.
18. Dix MR, Hallpike CS. The pathology, symptomatology and diagnosis of certain common disorders of the vestibular system. Proc Soc Med. 1952;45(6):431-354 .
19. Duncan PW, Weiner DK, Chandler J, Studenski S. Funcitonal reach: a new clinical measure of balance. J Gerontol. 1990;45(6):M192-7.
20. Berg KO, Wood-Dauphinee SL, Williams JI, Gayton D. Measuring balance in the elderly: preliminary development of an instrument. Physiother Can. 1989;41:304-11.
21. Miyamoto ST, Lombardi Junior I, Berg KO, Ramos LR, Natour J. Brazilian version of the Berg balance scale. Braz J Med Biol Res. 2004;37(9):1411-21.
22. Berg KO, Norman KE. Functional assessment of balance and gait. Clin Geriatr Med. 1996;12(4):705-23.
23. Gomes GS. Tradução, adaptação transcultural e exame das propriedades de medida da escala "Performance-Orientes Mobility Assessment" (POMA) para uma amostra de idosos brasileiros institucionalizados. Campinas. Dissertação (Mestrado em Gerontologia) – Universidade Estadual De Campinas; 2003.
24. Tinetti ME. Performance-oriented assessment of mobility problems in elderly patients. J Am Geriatr Soc. 1986;34(2):119-26.
25. Dutra MC, Cabral ALL, Carvalho G de A. Tradução para o português e validação do teste Timed Up And Go. Revista Interfaces. 2016;3(9):81-8.
26. Bohannon RW. Reference values for the timed up and go test: a descriptive meta-analysis. J Geriatr Phys Ther. 2006;29(2):64-8.
27. Barry E, Galvin R, Keogh C, Horgan F, Fahey T. Is the Timed Up and Go test a useful predictor of risk of falls in community dwelling older adults: a systematic review and meta-analysis BMC. Geriatr. 2014;1(14):14.

28. Figueiredo KMOB, Lima KC, Guerra RO. Instrumentos de avaliação de equilíbrio corporal em idosos. Rev Bras Cineantropom Desempenho Hum. 2007;9(4):408-13.
29. Shumway-Cook A, Woolacott MH. Assessment and treatment of the patient with mobility disorders. In: Shumway-Cook A, Woolacott MH. Motor control theory and practical applications. Maryland: Williams & Wilkins; 1995. p. 315-54.
30. Whitney S. Concurrent validity of the Berg Balance Scale and the Dynamic Gait Index in people with vestibular dysfunction. Physiotherapy Research International. 2003;8(4):178-86.
31. Castro SM de, Perracini MR, Ganança FF. Versão brasileira do Dynamic Gait Index. Rev Bras Otorrinolaringol. 2006;72(6):817-25.
32. Taguchi CK, Costa ÉP, Alves LV, Santos LK, de Oliveira Silva ER, de Lima Araújo BC, dos Santos FAA, da Silva AR. Clinical Application of Dynamic Gait Index-Brazilian Brief Version. Advances in Aging Research. 2018;7:113-8.
33. Horak FB, Wrisley DM, Frank J. The Balance Evaluation Systems Test (BESTest) to differentiate balance deficts. Phys Ther. 2009;89:489-98.
34. Padgett PK, Jacobs JV, Kasser SL. Is the BESTest at Its BEST? A suggested brief version based on interrater reliability, validity, internal consistency, and theoretical construct. Phys Ther. 2012;92:1197-207.
35. Franchignoni F, Horak F, Godi M, Nardone A, Giordano A. Using psychometric techniques to improve the Balance Evaluation System's Test: the mini-BESTest. J Rehabil Med. 2010; 42(4):323-31.
36. Maia AC, Rodrigues-de-Paula F, Magalhães LC, Teixeira RL. Cross-cultural adaptation and analysis of the pyschometric properties of the Balance Evaluation Systems Test and MiniBESTest in the elderly and individuals with Parkinson´s disease: application of the Rash model. Braz J Physical Therapy 2013;17(3):195-217.
37. Barin K. Comprehensive guide to VNG/ENG administration and interpretation. São Paulo: Otometrics; 2008.
38. Barin K. Interpretação dos testes de função vestibular - tendências futuras. In: Maia FCZ, Albernaz PLM, Carmona S. Otoneurologia atual. Rio de Janeiro: Revinter; 2014. p. 199-222.
39. Perez N, Rama-Lopez J. Head-impulse and caloric tests in patients with dizziness. Otol Neurotol. 2003;24(6):913-7.
40. Caovilla HH, Ganança CF, Ganança MM. Avaliação do equilíbrio corporal - conceituação e aplicação clínica. In: Boéchat EM et al. (org). Tratado de audiologia. 2. ed. Rio de Janeiro: Guanabara Koogan; 2015. p. 181-7.
41. Conselho Federal de Fonoaudiologia. Guia de orientação - Atuação do fonoaudiólogo em atuação e reabilitação do equilíbrio corporal. São Paulo; 2017.
42. Santos MAO. Estudo comparativo dos achados da vectoeletronistagmografia em indivíduos normais e portadores de Paralisia de Bell. São Paulo. Tese [Doutorado em Cirurgia] - Faculdade de Ciências Médicas da Santa Casa de São Paulo; 2013.
43. Ganança MM, Caovilla HH, Ganança FF. Electronystagmography versus videonystagmography. Braz J Otorhinolaryngol 2010;76(3):399-403.
44. Albertino S, Albertino RS. Videonistagmografia. In: Maia FCZ, Albernaz PLM, Carmona S. Otoneurologia Atual. Rio de Janeiro: Revinter, 2014. p. 147-66.
45. Féres MCLC. Avaliação clínica do equilíbrio - Eletronistagmografia. In: Costa SS, Cruz OLM, Oliveira JAA et al. (org). Otorrinolaringologia. Princípios e prática. 2. ed. Porto Alegre: Artmed; 2006. p. 222-33.
46. Ganança MM, Caovilla HH, Munhoz MSL, Silva GLM, Frazza MM. As etapas da equilibriometria. In: Caovilla HH, Ganança MM, Munhoz MSL, Silva GLM. Equilibriometria clínica. São Paulo: Atheneu; 1999. p. 41-114.
47. Albernaz PLM. Cadeira rotatória. In: Maia FCZ, Albernaz PLM, Carmona S. Otoneurologia atual. Rio de Janeiro: Revinter; 2014. p. 167-74.
48. Albertino S, Bittar RS, Bottino MA, Ganança MM, Gonçalves DU, Greters ME, et al. Air caloric test references values. Braz J Otorhinolaryngol. 2012;78(3):2.
49. Mor R, Fragoso M. Vestibulometria na prática fonoaudiológica. São Paulo: Pulso Editorial; 2012.

50. MacDougall HG, Weber KP, McGarvie LA, Halmagyi GM, Curthoys IS. The video head impulse test: Diagnostic accuracy in peripheral vestibulopathy. Neurology. 2009;73(14):1134-41.
51. McGarvie LA, MacDougall HG, Halmagyi GM, Burgess AM, Weber KP, Curthoys IS. The Video Head Impulse Test (vHIT) of semicircular canal function- age dependent normative values of VOR gain in healthy subjects. Front Neurol. 2015;6(154):1-11.
52. Van Dooren TS, Lucieer FMP, Janssen AML, Kingma H, Van de Berg R. The Video Head Impulse Test and the influence of daily use of spectacles to correct a refractive error. Front Neurol 2018;9(125):1-6.
53. Hougaard DD, Abrahamsen ER. Functional testing of all six semicircular canals with video head impulse test systems. J Vis Exp. 2019;(146):1-14.
54. Craig J, Crumley-Welsh W, Kattah LDJ, Sapienza LM, Pérez N, Schmäl HRF et al. Assessing the patient with vestibular symptoms. Otometrics 2018/11. 7-26-2090-EN/09. [acesso em 12 jan 2019]. Disponível: https://partners.natus.com/asset/resource/file/otometrics/asset/2018-11/7-26-2090-EN_09_WEB.pdf.
55. Cleworth TW, Carpenter MG, Honegger F, Allum JHJ. Differences in head impulse results due to analysis techniques. J Vestib R. 2017;27(2-3):163-72.
56. Luis L. vHIT (Video Head Impulse Test) como teste de avaliação vestibular. In: Maia FCZ, Albernaz PLM, Carmona S. Otoneurologia atual. Rio de Janeiro: Revinter; 2014. p. 89-104.
57. Stevens MN, Garrison DB, Kaylie DM. What is the potential clinical utility of vHIT when assessing adult patients with dizziness? Laryngoscope. 2017;127(12):2689-90.
58. Büki B, Hanschek M, Jünger H. Vestibular neuritis: Involvement and long-term recovery of individual semicircular canals. Auris Nasus Larynx. 2017;44(3):288-93.
59. Gazzola JM, Branco-Barreiro FCA, Doná FG, Ganança FF. Avaliação posturográfica. In: Onishi EO, Kasse CA, Branco-Barreiro FCA, Doná F. (Org.). Avaliação e reabilitação do equilíbrio corporal: abordagem interdisciplinar. São Paulo: Ektor Tsuneo Onishi; Rio de Janeiro: Revinter; 2014. p. 89-104.
60. Oda DTM, Ganança CF. Computerized dynamic posturography in the assessment of body balance in individuals with vestibular dysfunction. Audiol Commun Res. 2015;20(2):89-95.
61. Pang MY, Lam FM, Wong GH, Au IH, Chow DL. Balance performance in head-shake computadorized dynamic posturography: aging effects and test-retest reliability. Phys Ther. 2011;91(2):246-53.
62. Macedo C, Gazzola JM, Caovilla HH, Ricci NA, Doná F, Ganança FF. Posturografia em idosos com distúrbios vestibulares e quedas. ABCS Health Sci 2013;38(1):1724.
63. Marill KA, Walsh MJ, Nelson BK. Intravenous Lorazepam versus dimenhydrinate for treatment of vertigo in the emergency department: a randomized clinical trial. Ann Emerg Med. 2000;36(4):310-9.

# AVALIAÇÃO E DIAGNÓSTICO EM MOTRICIDADE OROFACIAL NA PERSPECTIVA CLÍNICA

Giorvan Ânderson dos Santos Alves
Gabriele Ramos de Luccas
Jéssica Soares Xavier
Wellyda Cinthya Félix Gomes da Silva Dias
Giédre Berretin-Felix

**INTRODUÇÃO**

A motricidade orofacial (MO) é a área fonoaudiológica responsável por prevenção, avaliação, diagnóstico e tratamento de pessoas com comprometimento das funções orofaciais de sucção, respiração, mastigação, deglutição e fala.[1] Após a graduação em Fonoaudiologia, o profissional é considerado capacitado para atuação em MO, sendo fundamental que os fonoaudiólogos com interesse nesta especialidade busquem estudo e formação continuada específica para que estejam aptos a avaliar e intervir no sistema estomatognático com maior responsabilidade, confiança e competência.

A demanda clínica em MO está relacionada, em sua maior parte, com os encaminhamentos realizados por outros profissionais da saúde, tais como médicos, dentistas, fisioterapeutas, nutricionistas, entre outros, além da procura espontânea dos pacientes. As queixas mais comuns estão relacionadas principalmente com fala, deglutição atípica e respiração oral. Entretanto, o aumento do alcance das mídias sociais e, consequentemente, do acesso à informação, tem proporcionado que cada vez mais os pacientes estejam cientes dos benefícios da atuação fonoaudiológica frente a diversas condições de saúde, resultando em demandas espontâneas para a clínica fonoaudiológica, com queixas e necessidades específicas.

Para facilitar a compreensão do raciocínio clínico, será utilizada a metáfora do *iceberg*. Neste contexto, exemplos relacionados com queixas de fala (Fig. 9-1), disfunção temporomandibular (Fig. 9-2), apneia obstrutiva do sono (Fig. 9-3) e respiração oral (Fig. 9-4). Nesta metáfora, a ponta visível representaria a queixa do paciente, ou seja, o "problema" que ele acredita que precisa ser resolvido, enquanto a parte submersa do *iceberg* representaria as possíveis causas relacionadas com essas queixas (elencados à esquerda da imagem); os aspectos a serem explorados na história clínica e avaliados a partir da avaliação fonoaudiológica (elencadas à direita na imagem) e necessidade de exames instrumentais e condutas de outros profissionais (elencada abaixo da imagem). De acordo com as informações apresentadas nos exemplos, nota-se que a avaliação completa e o diagnóstico preciso muitas vezes não dependem apenas dos conhecimentos relacionados com MO, mas também com os conhecimentos de outras áreas fonoaudiológicas, como audiologia e linguagem, além de pareceres e condutas de outros profissionais da saúde.

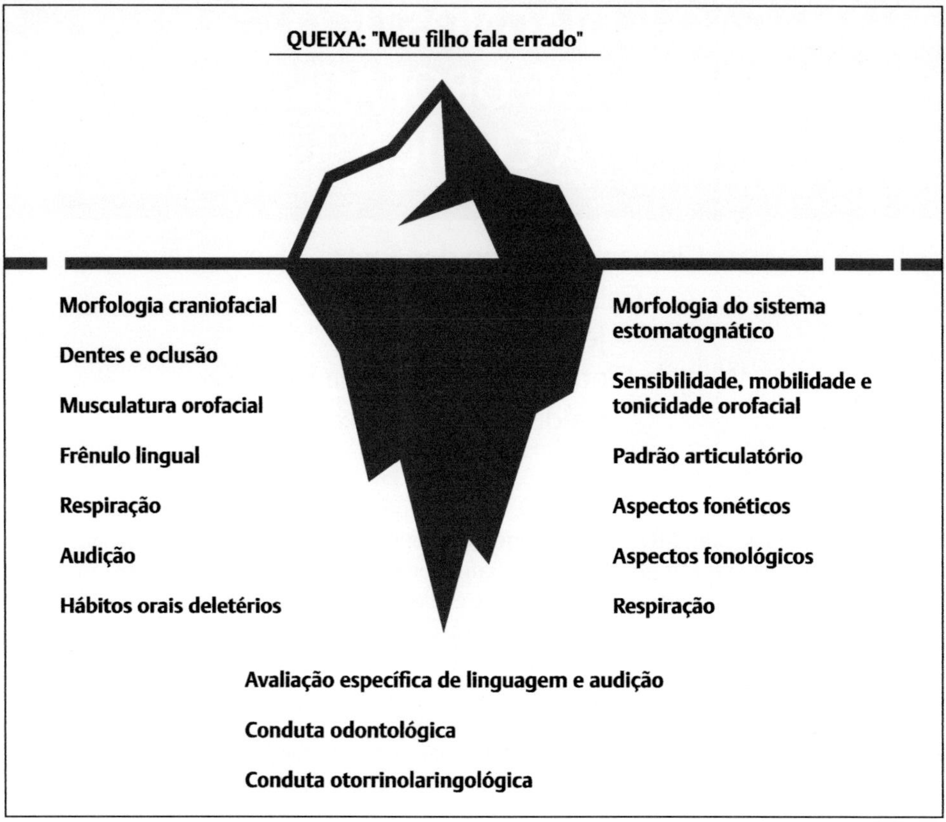

```
┌─────────────────────────────────────────────────────────────────┐
│                  QUEIXA: "Meu filho fala errado"                │
│                                                                 │
│                         [iceberg figure]                        │
│                                                                 │
│ Morfologia craniofacial              Morfologia do sistema      │
│                                      estomatognático            │
│ Dentes e oclusão                                                │
│                                      Sensibilidade, mobilidade e│
│ Musculatura orofacial                tonicidade orofacial       │
│                                                                 │
│ Frênulo lingual                      Padrão articulatório       │
│                                                                 │
│ Respiração                           Aspectos fonéticos         │
│                                                                 │
│ Audição                              Aspectos fonológicos       │
│                                                                 │
│ Hábitos orais deletérios             Respiração                 │
│                                                                 │
│             Avaliação específica de linguagem e audição         │
│                      Conduta odontológica                       │
│                    Conduta otorrinolaringológica                │
└─────────────────────────────────────────────────────────────────┘
```

**Fig. 9-1.** Representação de uma queixa de fala e aspectos a serem considerados na avaliação clínica.

**QUEIXA: "Tenho dor e dificuldade para mastigar"**

Morfologia craniofacial

Dentes e oclusão

Traumas orofaciais e cirurgia bucomaxilofacial

Disfunção temporomandibular

Hábitos orais deletérios

Prótese dentária mal adaptada

Morfologia do sistema estomatognático

Sensibilidade, mobilidade e tonicidade orofacial

Medidas dos movimentos mandibulares

Ausculta da articulação temporomandibular

Dor à palpação, músculos mastigatórios e articulação temporomandibular

Funções orofaciais

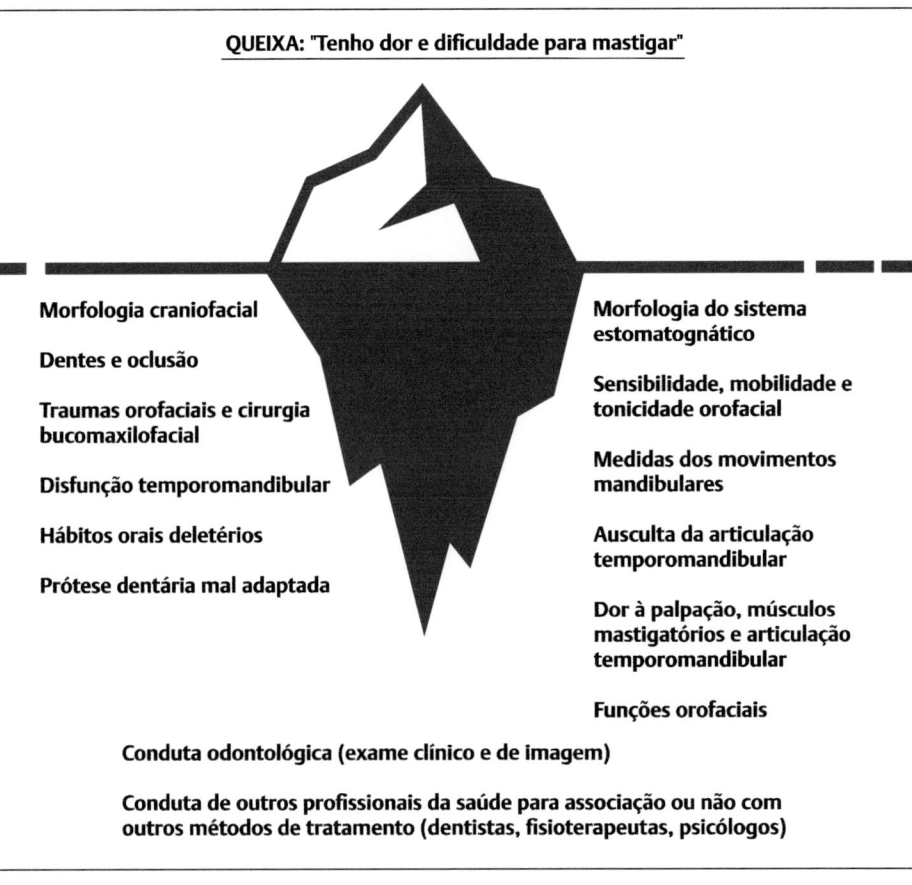

Conduta odontológica (exame clínico e de imagem)

Conduta de outros profissionais da saúde para associação ou não com outros métodos de tratamento (dentistas, fisioterapeutas, psicólogos)

**Fig. 9-2.** Representação de uma queixa de disfunção temporomandibular e aspectos a serem considerados na avaliação clínica.

**QUEIXA: "Eu ronco muito e às vezes paro de respirar dormindo"**

Morfologia craniofacial

Obesidade

Uso de medicamentos

Função hormonal

Fatores genéticos

Ingestão de álcool

Morfologia do sistema estomatognático

Qualidade do sono

Hipersonolência excessiva diurna

Rotina do sono

Frequência e intensidade do ronco

Tonicidade orofacial

Mobilidade de língua, palato mole, úvula e paredes laterais da faringe

Funções orofaciais

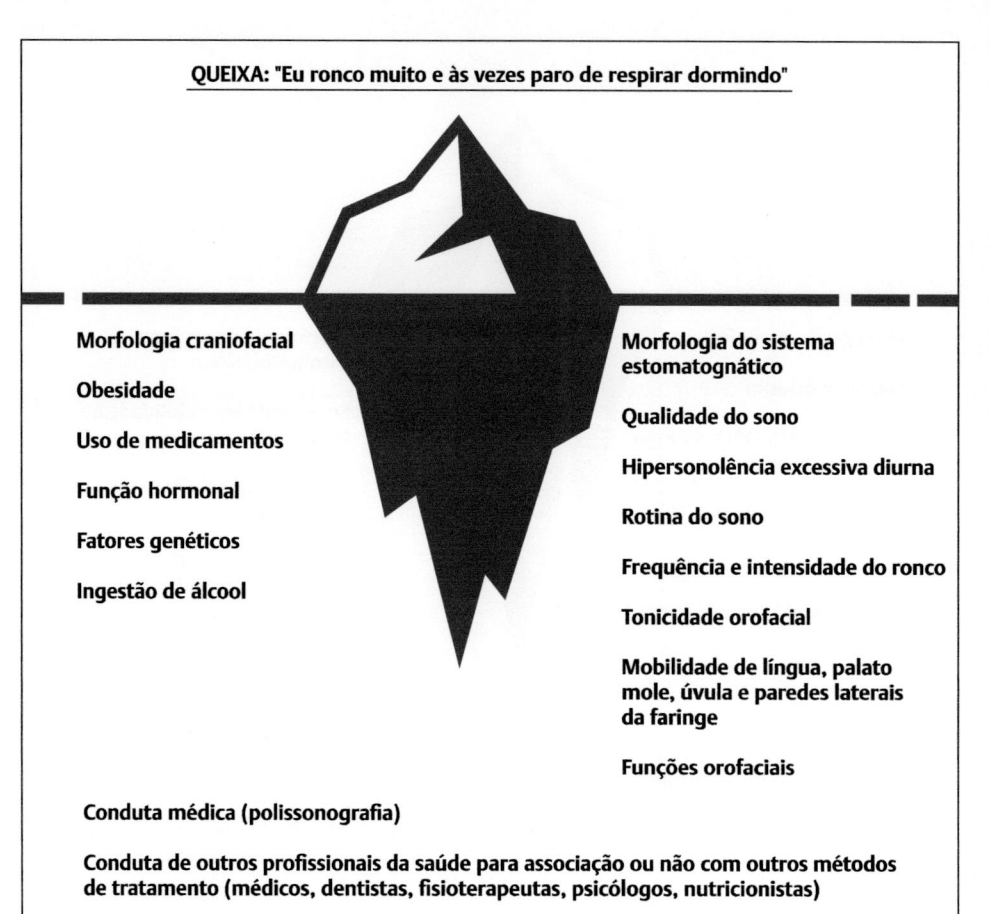

Conduta médica (polissonografia)

Conduta de outros profissionais da saúde para associação ou não com outros métodos de tratamento (médicos, dentistas, fisioterapeutas, psicólogos, nutricionistas)

**Fig. 9-3.** Representação de uma queixa de apneia obstrutiva do sono e aspectos a serem considerados na avaliação clínica.

# AVALIAÇÃO E DIAGNÓSTICO EM MOTRICIDADE OROFACIAL NA PERSPECTIVA CLÍNICA 113

**QUEIXA: "Meu filho respira pela boca"**

Comprometimento das vias respiratórias

Obstrução de via aérea superior

Alergias respiratórias

Hábitos orais deletérios

Morfologia do sistema estomatognático

Dentes e oclusão

Sensibilidade, mobilidade e tonicidade orofacial

Posição habitual de lábios, língua e mandíbula

Funções orofaciais

Tipo respiratório

Qualidade do sono

Desempenho escolar

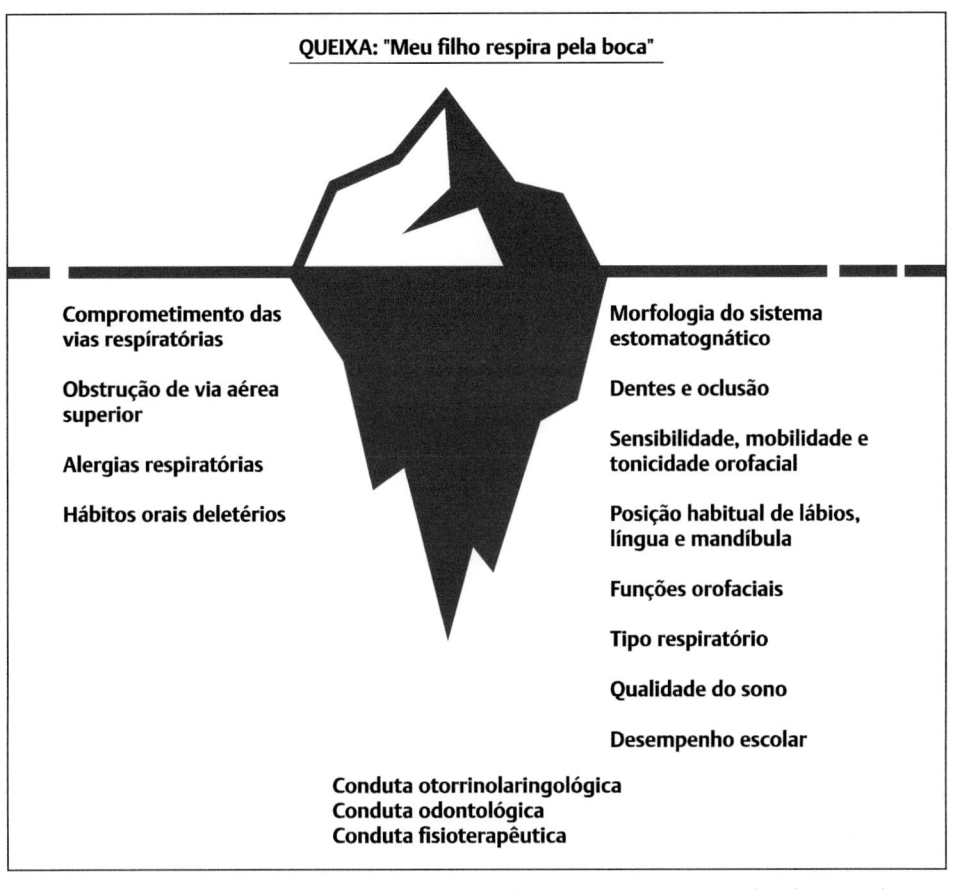

Conduta otorrinolaringológica
Conduta odontológica
Conduta fisioterapêutica

**Fig. 9-4.** Representação de uma queixa de respiração oral e aspectos a serem considerados na avaliação clínica.

Diante do exposto, cabe ao fonoaudiólogo especialista em MO registrar as queixas apresentadas, fazer levantamento detalhado da história clínica e avaliar o sistema estomatognático para identificar os sinais e sintomas, e possíveis causas relacionadas, definir prognóstico de acordo com as informações coletadas e observadas e, por fim, propor e realizar um planejamento terapêutico de acordo com o diagnóstico, necessidades e limitações de cada paciente.

Sendo assim, o objetivo deste capítulo é discutir o processo de avaliação e diagnóstico clínico em MO.

## AVALIAÇÃO CLÍNICA EM MOTRICIDADE OROFACIAL

A avaliação clínica em MO requer conhecimento aprofundado do sistema estomatognático, sendo este um sistema complexo composto por estruturas dinâmicas e estáticas que realizam as funções de sucção, respiração, mastigação, deglutição e fala de maneira conjunta. Qualquer desequilíbrio nessas estruturas pode acarretar alterações no desempenho das funções orofaciais e, consequentemente, comprometer o equilíbrio do sistema.[2]

Para a elaboração de um diagnóstico preciso e confiável e, posteriormente, a definição de estratégias terapêuticas, é necessário compreender os aspectos biopsicossociais relacionados com o indivíduo, dando importância às queixas apresentadas e suas necessidades. Para isso, antes da avaliação das estruturas do sistema estomatognático, é fundamental realizar o levantamento da história clínica dos pacientes para registrar queixas, problemas de saúde, uso de medicamentos e tratamentos prévios e atuais. A busca pelo conhecimento do impacto das condições de saúde e uso de substâncias no sistema estomatognático poderá auxiliar na definição de melhores estratégias terapêuticas e estabelecer limitações, a exemplo de medicamentos psicotrópicos que podem causar tremores e medicamentos sistêmicos que causam xerostomia.[3-6] Na história clínica também é importante investigar aspectos de desenvolvimento global (nos casos de bebês e crianças), alergias respiratórias, hábitos orais deletérios e de postura corporal, qualidade do sono, hábitos alimentares e sintomas relacionados com o desempenho das funções orofaciais, além de identificar demais queixas fonoaudiológicas de audição, linguagem, voz e disfagia (Quadro 9-1).

**Quadro 9-1.** Aspectos Considerados na Análise da História Clínica

| Aspecto | Motivo/razão | Procedimentos | Conduta |
| --- | --- | --- | --- |
| Problemas de saúde | Determinados problemas de saúde podem estar relacionados com queixa e/ou interferir na evolução terapêutica | Coletar dados da história médica | Encaminhamento/contato com médicos especialistas |
| Uso de medicamentos | Determinados medicamentos podem interferir no desempenho das funções orofaciais e na evolução terapêutica | Coletar dados sobre uso de medicações | Contato com médicos especialistas |
| Tratamentos prévios e atuais | Determinados tratamentos se realizados em conjunto com a atuação fonoaudiológica podem auxiliar ou prejudicar a evolução terapêutica | Coletar dados sobre tratamentos realizados ou em andamento | Encaminhamento/contato com médicos e outros profissionais da saúde |
| Desenvolvimento global | Atrasos no desenvolvimento global podem estar associados a dificuldades na execução das funções orofaciais, tais como mastigação e fala | Coletar dados sobre o desenvolvimento global | Encaminhamento para médico neurologista |
| Alergias respiratórias | Alergias respiratórias podem estar relacionadas com quadros de respiração oronasal | Avaliar modo respiratório (simetria e extensão do fluxo nasal e teste de possibilidade de uso nasal) | Encaminhamento para médico otorrinolaringologista |

*(Continua.)*

**Quadro 9-1.** *(Cont.)* Aspectos Considerados na Análise da História Clínica

| Aspecto | Motivo/razão | Procedimentos | Conduta |
|---|---|---|---|
| Hábitos orais deletérios e de postura | Hábitos orais deletérios e de postura podem prejudicar o equilíbrio do sistema estomatognático e estar relacionados com quadros de disfunção temporomandibular | Coletar dados sobre hábitos orais deletérios e de postura | Encaminhamento para dentista, fisioterapeuta e/ou psicólogo |
| Qualidade do sono | A má qualidade do sono pode estar associada a casos de respiração oronasal e apneia obstrutiva do sono | Aplicar questionários específicos sobre qualidade do sono e realizar levantamento de rotina do sono | Encaminhamento para médico otorrinolaringologista e do sono |
| Hábitos alimentares | Dificuldades com introdução alimentar e na aceitação de determinadas consistências podem estar associadas a alterações miofuncionais orofaciais | Avaliar a cavidade oral, frênulo lingual, dentes e oclusão, tonicidade, mobilidade, sensibilidade, função respiratória, mastigatória e deglutição | Encaminhamento para dentista e/ou nutricionista |
| Audição | Problemas auditivos podem estar associados a problemas de fala | Investigar queixas auditivas | Encaminhamento para médico otorrinolaringologista e fonoaudiólogo audiologista |
| Voz | Indivíduos com problemas respiratórios ou com disfunção temporomandibular podem apresentar alterações vocais | Investigar queixas vocais | Avaliação específica de voz<br>Médico otorrinolaringologista |
| Linguagem | Alterações no desenvolvimento da linguagem podem estar associadas a queixas de fala | Coletar dados sobre o desenvolvimento da linguagem oral e escrita | Avaliação específica de linguagem |
| Disfagia | O processo de envelhecimento, doenças neurológicas e oncológicas podem resultar em alterações na deglutição | Observar sinais de engasgo, tosse ou pigarro durante ou depois a deglutição, investigar sensação de alimento parado na garganta e dor ao deglutir | Avaliação específica de disfagia<br>Exames instrumentais de deglutição (nasoendoscopia e/ou videofluoroscopia) |

Por meio da coleta dessas informações, o profissional é capaz de iniciar o raciocínio clínico e, a partir de conhecimentos prévios sobre sinais e sintomas mais comuns de determinadas condições clínicas, estar ciente das possíveis alterações que poderá encontrar durante a avaliação.

A avaliação clínica em MO é composta principalmente pela minuciosa análise de todas as estruturas do sistema estomatognático, sendo que usualmente as medidas de face, movimentos mandibulares e oclusão, exame extra e intra oral, sensibilidade e tonicidade orofacial e tipo e modo respiratório são realizadas *in locu*, enquanto a avaliação da mobilidade orofacial e provas de mastigação, deglutição e fala são gravadas em vídeo para posterior análise.[7]

O processo e as etapas de avaliação, bem como os métodos de documentação, registro e análise dependem da experiência do profissional e do protocolo utilizado. A utilização de protocolos padronizados permite ao fonoaudiólogo a uniformização dos dados coletados, contribuição para pesquisas na área, segurança na conclusão diagnóstica e no acompanhamento da evolução terapêutica. Uma vez que as funções orofaciais são complexas e com diversas particularidades, há também disponível em literatura protocolos de avaliação específicos para cada uma delas. Demandas particulares relacionadas com o público-alvo ou a funções e tarefas específicas requerem que alguns profissionais elaborem seus próprios protocolos, já que instrumentos de avaliação já padronizados podem não conter todos os aspectos necessários a serem avaliados. Independentemente do protocolo, o importante é avaliar todas as estruturas necessárias e, principalmente, ser capaz de realizar o raciocínio adequado referente à relação entre forma e função.

É importante ressaltarmos que as alterações craniofaciais e oclusais prejudicam o desempenho das funções orofaciais e a presença dessas alterações limita a execução e evolução da terapia fonoaudiológica.[4,7,8] Portanto, é fundamental que o fonoaudiólogo seja capaz de identificar alterações morfológicas, estabelecer os limites terapêuticos e encaminhar para outros profissionais da saúde para que seja estabelecida uma conduta em equipe. Caso não seja apto a identificar essas limitações, o profissional poderá insistir em métodos terapêuticos que não serão efetivos, desperdiçando tempo e recursos.

Outro fator que merece destaque, é a necessidade de que o fonoaudiólogo tenha amplo conhecimento sobre parâmetros de normalidade das estruturas e funções orofaciais, afinal, ao saber o que é esperado para cada estrutura e função, torna-se mais fácil identificar o alterado. Ressalta-se também a importância de considerar as modificações fisiológicas presentes nos diferentes ciclos da vida, bem como acerca das consequências do envelhecimento no sistema estomatognático para poder definir se as alterações encontradas são características de um processo fisiológico normal ou, ainda, que se trata do envelhecimento saudável ou patológico.[9]

## DIAGNÓSTICO EM MOTRICIDADE OROFACIAL

O diagnóstico na área de motricidade orofacial (MO) é composto pela avaliação morfológica e funcional do sistema estomatognático (SE) buscando a relação de causa e efeito entre elas.[10] Possui caráter determinante na tomada de decisões para a intervenção fonoaudiológica adequada nas alterações miofuncionais identificadas – sendo, portanto, uma etapa crucial da atuação fonoaudiológica em MO, na qual é visada a estabilização e o equilíbrio funcional desse sistema.

O diagnóstico faz parte do maior campo de investigação nos estudos por parte dos fonoaudiólogos nessa especialidade.[11] Cerca de 40% das publicações nos últimos 10 anos se referem às discussões relacionadas com o diagnóstico dos padrões morfológicos e funcionais normais das funções estomatognáticas, nas quais se enquadram a temática denominada de morfofisiologia craniofacial.[12]

Diante desse contexto, observa-se que a fonoaudiologia tem caminhado para a prática baseada em evidências na perspectiva de se consolidar como ciência. Com isto, a busca pelo desenvolvimento e aplicação de protocolos tem sido alvo dos profissionais e pesquisadores – uma vez que a utilização destes,[13] principalmente os que possibilitam a atribuição de pontuações ou escores, oportuniza a padronização da coleta dos dados;[14] redução da subjetividade do exame clínico;[15] facilitam na avaliação e dão credibilidade aos seus achados para o diagnóstico;[13,16] bem como auxiliam no acompanhamento terapêutico e prognóstico clínico por meio da comparação intrassujeitos e interssujeitos e nos resultados obtidos em diferentes pesquisas e populações.[14,15]

Em contrapartida, ainda há carência de protocolos validados em MO.[16] Nesse campo de atuação, existem vários instrumentos de avaliação – inclusive alguns específicos para determinadas patologias fonoaudiológicas, porém dois se destacam por serem muito utilizados na clínica e nas análises científicas, pois apresentam a avaliação por meio de escores e com rigor metodológico de validação, sendo estes o protocolo de avaliação miofuncional orofacial com escores (AMIOFE) e o protocolo de avaliação miofuncional orofacial (MBGR).

O AMIOFE foi desenvolvido em 2008 a fim de relacionar as condições miofuncionais orofaciais a escalas numéricas e validado para aplicação em crianças de 6 a 12 anos. Os domínios avaliados são morfologia e função, compreendendo as estruturas de lábios, mandíbula, oclusão, bochechas, língua e palato e as funções de mastigação, deglutição e respiração.[17]

Em 2010, essa primeira versão foi ampliada e denominada de AMIOFE-A,[18] também validada para o mesmo público. Nesta, foi expandido o número de itens avaliados e a amplitude das escalas numéricas visando maior precisão diagnóstica.[10] A avaliação clínica do instrumento é composta por três etapas: aparência e condição; postural/posição; mobilidade e funções.

Na primeira, avaliam-se os aspectos relacionados com análise facial, aparência das bochechas, relação mandíbula/maxila, lábios, músculo mentual, língua e palato duro. Na segunda, referindo-se à mobilidade, destaca-se o desempenho dos movimentos labiais, da língua, da mandíbula e das bochechas; e a terceira etapa diz respeito às funções de respiração, mordida, mastigação e deglutição.[13] No entanto, o protocolo, apesar de identificar de forma gradual as alterações de cada item avaliado, não apresenta uma proposta de classificação qualitativa do distúrbio miofuncional orofacial e cervical.[16]

O protocolo de avaliação miofuncional orofacial (MBGR) foi publicado em 2009 mostrando-se como uma ferramenta específica e detalhada da área,[19] garantindo ao fonoaudiólogo avaliar, ter praticidade para determinar o diagnóstico dos distúrbios miofuncionais orofaciais e estabelecer prognóstico em MO para crianças, adolescentes e adultos.

É constituído por história clínica, exame miofuncional orofacial e propõe a documentação tanto por fotografia, quanto por gravação em vídeo para análise posterior. Por fim, é possível obter um resumo dos aspectos avaliados e as cotações esperadas e alcançadas.[20]

Os domínios avaliados também são morfologia e função, abrangendo relativamente a postura da cabeça e dos ombros; medidas da face, movimento mandibular e oclusão; análise facial; exame intraoral (bochechas, língua, palato, amígdalas palatinas, dentes e oclusão); mobilidade, tonicidade e dor à palpação; além das funções de respiração mastigação, deglutição, fala e voz.[21]

Apesar de certificar aplicabilidade, confiabilidade e sensibilidade na sua avaliação de qualidade para pacientes sem queixa de distúrbios miofuncionais;[22] bem como bons valores de sensibilidade, especificidade, valor preditivo e negativo e de prevalência do distúrbio miofuncional orofacial, o processo de validação do referido protocolo ainda não foi desenvolvido em todas as etapas recomendadas pela literatura.[10]

Já no que se refere às avaliações complementares, os exames instrumentais vêm sendo grandes aliados no diagnóstico e no tratamento das disfunções do SE, visto que fornecem dados precisos e diferenciados quanto à eficiência das funções e suas estruturas associadas.[23]

Em relação às funções de respiração e fala, exames como rinomanometria, rinometria acústica, faringometria acústica e nasometria contribuem como avaliação instrumental das vias aéreas superiores, possibilitando analisar a permeabilidade nasal e nasofaríngea de forma estática (observando as estruturas), como também dinâmica (observando a atividade funcional). São considerados procedimentos de fácil aplicação e não invasivos, realizáveis na clínica fonoaudiológica; recomendados para crianças e indicados para desenvolvimento de pesquisas na área.[24]

Para a função mastigatória, podem ser utilizados os exames de eletromiografia de superfície (EMG), medida da força de mordida e a algometria. A aplicabilidade do primeiro refere-se ao uso como *biofeedback* para o tratamento das disfunções mastigatórias, o qual oferece pistas visuais ao paciente durante a terapia; e os demais como indicadores de evolução do acompanhamento fonoaudiológico nos casos de reduzida ou aumentada força de mordida e do mesmo modo para os pacientes com dor dos músculos mastigatórios e nas articulações temporomandibulares.[23]

Nesse contexto, verifica-se que tais instrumentos – a serem detalhados no próximo capítulo – favorecem o desenvolvimento dos estudos na área, visto que possibilitam uma melhor clareza quanto ao saber da anatomofisiologia dos sistemas envolvidos e a quantificação das atividades realizadas.[24] Entretanto, embora o uso das tecnologias esteja cada vez mais inserido no cotidiano do profissional, este não anula ou substitui a experiência clínica na MO. Os métodos quantitativos só passarão a servir efetivamente ao fonoaudiólogo, quando utilizados de forma complementar ao seu raciocínio e atendimento clínico.[25]

Dessa forma, o processo do diagnóstico fonoaudiológico em motricidade orofacial está diretamente fundamentado em uma avaliação clínica miofuncional orofacial ampla e cuidadosa, baseando-se na compreensão das condições anatômicas e funcionais do sistema estomatognático – o que permite estabelecer com eficácia o planejamento terapêutico, definição da necessidade de encaminhamentos, bem como o fornecimento de dados quanto ao prognóstico.

## PROGNÓSTICO EM MOTRICIDADE OROFACIAL

O sistema estomatognático é formado por diversas estruturas estáticas e dinâmicas como ossos, músculos, nervos e articulações que trabalham em conjunto para realizar importantes funções como fonação, mastigação, deglutição, respiração dentre outras. O trabalho harmônico deste sistema favorece o equilíbrio neuromuscular e oclusal e o funcionamento adequado da articulação temporomandibular (ATM). Mudanças ou desequilíbrio em algum destes componentes podem levar a alterações em todo o sistema, sobrecarregando a articulação, os músculos e, por consequência, causando dor ou desconforto.[26] Por ser o ramo de atuação de profissionais da saúde além do fonoaudiólogo, a interação entre os profissionais envolvidos faz-se necessária para um melhor prognóstico e tratamento das alterações.[27]

O fonoaudiólogo deve estar atento para realizar o diagnóstico e o tratamento adequados para determinar o prognóstico do caso. As alterações médicas, otorrinolaringológicas, odontológicas e outras encontradas nas disfunções do sistema estomatognático podem interferir no sucesso da terapia fonoaudiológica; por isso, o diagnóstico dessas alterações é importante para o planejamento terapêutico da reabilitação fonoaudiológica, para que se tratem as disfunções precocemente e de maneira associada.[28]

A abordagem interdisciplinar resulta da convicção de que a forma e a função não existem isoladamente, mas são estreitamente vinculadas, e desse modo devem ser analisadas. O momento em que os encaminhamentos são realizados é muito importante, pois uma alteração num componente do sistema estomatognático pode acarretar em alterações nos demais, tornando-se necessário um intercâmbio de informações entre esses profissionais para a total recuperação do paciente. A necessidade de definir diagnósticos e obter resultados mais rápidos e eficientes, remete-nos à importância de os profissionais manterem seus conhecimentos atualizados. A troca de informações multidisciplinar pode definir as possibilidades, implicações, limitações e a real necessidade de cada terapêutica, assim como favorecer a estabilidade dos resultados obtidos.[29]

Nesse contexto, a adesão do paciente ao tratamento também contribui para definir os resultados terapêuticos desejados, levando em consideração o quanto os pacientes são colaborativos e seguem as instruções, proibições e prescrições do profissional de saúde. Associada a um bom diagnóstico e definição do tratamento, a adesão à terapia é necessária para avançar no processo terapêutico, uma vez que há relação direta entre comportamento de adesão do paciente e o aprimoramento dos resultados em saúde esperados.[30]

Pacientes com vidas muito ocupadas, por vezes conflituosas, com outras prioridades, dificuldades em se adaptar às novas rotinas propostas pelo tratamento, e a estrutura social e familiar do indivíduo, podem ser fatores que influenciam para a adesão ser inferior à ideal. Além disso, os pacientes constroem seus próprios conceitos de adesão de acordo com questões pessoais e contexto social. Todos esses aspectos podem resultar em divergência de expectativas em relação à adesão entre o profissional de saúde e o paciente. Medidas simples, como questionar diretamente o paciente quanto ao compromisso com o processo terapêutico, observar a frequência às sessões e resposta ao tratamento, são eficazes para se detectar a maioria dos problemas e conscientizar o paciente sobre a importância da adesão ao tratamento para se obter um bom prognóstico.[31]

## CONSIDERAÇÕES FINAIS

Diante do exposto, é perceptível o grande avanço que os especialistas da área de motricidade orofacial vem apresentando na tentativa de elaborar, validar e aprimorar protocolos para o crescimento da prática clínica, buscando comprovar práticas baseadas em evidências.

Um diagnóstico de qualidade direciona o tratamento com mais eficiência e traz muito mais qualidade ao processo terapêutico, além de resultar em um prognóstico mais preciso. Ainda se tem um longo caminho a percorrer, mas é primordial o saber da técnica de avaliação e diagnóstico, sendo bem calibrados aos procedimentos e protocolos a serem aplicados, domínios esses essenciais por parte do fonoaudiólogo.

# REFERÊNCIAS BIBLIOGRÁFICAS

1. Comitê de Motricidade Orofacial [online]. São Paulo (SP): Sociedade Brasileira de Fonoaudiologia; 2007. [acesso em 9 set 2019]. Disponível em: <http://www.sbfa.org.br/portal/pdf/dicionario_mfo.pdf>.
2. Sá Filho FPG. Fisiologia Oral. São Paulo: Santos; 2004.
3. Genaro KF, Berretin-Felix G, Rehder MIBC, Marchesan IQ. Avaliação miofuncional orofacial: protocolo MBGR. Rev CEFAC. 2009;11(2):237-255.
4. Gong X, Li W, Gao X. Effects of Craniofacial Morphology on Nasal Respiratory Function and Upper Airway Morphology. J Craniofac Surg. 2018;29(7):1717-22.
5. Block F, Dafotakis M. Drug-induced tremor. Fortschr Neurol Psychiatr. 2011;79(10):570-5.
6. Wolff A, Joshi RK, Ekström J, Aframian D, Pedersen AM, Proctor G et al. A Guide to Medications Inducing Salivary Gland Dysfunction, Xerostomia, and Subjective Sialorrhea: A Systematic Review Sponsored by the World Workshop on Oral Medicine VI. Drugs R D. 2017;17(1):1-28.
7. Takeuchi-Sato T, Arima T, Mew M, Svensson P. Relationships between craniofacial morphology and masticatory muscle activity during isometric contraction at different interocclusal distances. Arch Oral Biol. 2019;98:52-60.
8. Marquezin MC, Gavião MB, Alonso MB, Ramirez-Sotelo LR, Haiter-Neto F, Castelo PM. Relationship between orofacial function, dentofacial morphology, and bite force in young subjects. Oral Dis. 2014;20(6):567-73.
9. Silva DNM, Couto EAB, Becker HMG, Bicalho MAC. Características orofaciais de idosos funcionalmente independentes. CoDAS. 2017;29(4):e20160240.
10. Bueno MRS. Validação do protocolo de avaliação miofuncional orofacial MBGR para adultos com disfunção temporomandibular Bauru. Dissertação (Mestrado em Processos e Distúrbios da Comunicação) – Universidade de São Paulo; 2014.
11. Bianchini EMG. Interfaces em Motricidade Orofacial. In: Rosa RR et al. Anais do IX Encontro Brasileiro de Motricidade Orofacial. Bauru; 2017.
12. Castro RD et al. Análise integral da produção científica brasileira em Motricidade Orofacial: estado da arte e perspectivas futuras. Rev CEFAC. 2016;18(2):520-532.
13. Barros TA. Mastigação: avaliação com dois diferentes instrumentos. São Paulo. Dissertação (Mestrado em Fonoaudiologia) – Pontifícia Universidade Católica de São Paulo; 2016.
14. Campiotto AR. Atuação fonoaudiológica nos distúrbios miofuncionais orofaciais. In: Filho OP. Novo tratado de fonoaudiologia. 3. edição. Barueri: Manole Ltda.; 2013. p. 814-820.
15. Berretin-Felix et al. Avaliação clínica em motricidade orofacial. In: Kleind D et al. Avaliação em motricidade orofacial – discussão de casos clínicos. São José dos Campos: Pulso; 2013. p. 37-51.
16. Santos C, Amaral AKFJ, Soares JFR. Software para classificação miofuncional na clínica fonoaudiológica. J Health Inform. 2016;8:157-63.
17. Felício CM; Ferreira CLP. Protocol of orofacial myofunctional evaluation with scores. Int J Pediatr Otorhinolaryngol. 2008;7(3):367-375.
18. Felício CM et al. Expanded protocol of orofacial myofunctional evaluation with scores: validity and reliability. Int J Pediatr Otorhinolaryngol. 2010;74(11):1230-9.
19. Genaro KF et al. Avaliação miofuncional orofacial – Protocolo MBGR. Rev CEFAC. 2009;11(2):237-255.
20. Teixeira P. Protocolo de Avaliação Orofacial: Um contributo para a sua revisão e validação. Alcoitão. Dissertação (Mestrado em Terapia da fala) – Escola Superior de Saúde do Alcoitão; 2015.
21. Raimundo AFC. Protocolo de avaliação da motricidade orofacial: Revisão e características psicométricas [Dissertação]. Alcoitão: Escola Superior de Saúde do Alcoitão; 2016.
22. Marchesan et al. Validação do protocolo MBGR em adultos sem queixas miofuncionais. Congresso Brasileiro de Fonoaudiologia: Anais sessão de concorrentes a prêmio em Motricidade Orofacial. São Paulo; 2011.
23. Rosa RR et al. Avaliação instrumental do sistema mastigatório. In: Silva HJ et al. Interfaces e tecnologias em motricidade orofacial. São José dos Campos: Pulso; 2016. p. 113-127.

24. Gomes AOC. Métodos aerodinâmicos e acústicos aplicados à motricidade orofacial. In: Rosa RR et al. Anais do IX Encontro Brasileiro de Motricidade Orofacial. Bauru; 2017.
25. Motta AR et al. Biomecânica em motricidade orofacial: Produções do MECBIO. In: Silva HJ et al. Interfaces e tecnologias em motricidade orofacial. São José dos Campos: Pulso; 2016. p. 101-111.
26. Pereira CC, Felício CM. Os distúrbios miofuncionais orofaciais na literatura odontológica: revisão crítica. Dent Press Ortodon Ortop Facial. 2005;4(10):134-42.
27. Silva TR, Cantp GD. Integração Odontologia-Fonoaudiologia: A Importância da Formação de Equipes Interdisciplinares. Rev CEFAC. 2014 Mar-Abr;16(2):598-603.
28. Tessitore A, Cattoni DM. Diagnóstico das alterações de respiração, mastigação e deglutição. In: Fernandes FDM, Mendes BCA, Navas ALPGP. Tratado de Fonoaudiologia. 2. ed. São Paulo: Roca; 2009. p. 457-67.
29. Korbmacher H, Kahl-Nieke B. Optimizing interdisciplinary cooperation for patients with orofacial dysfunctions. Presentation of an interdisciplinary diagnostic referral sheet. J Orofac Orthop. 2001;62(3):246-50.
30. Marques SRL, Friche AAL, Motta AR. Adesão à terapia em motricidade orofacial no ambulatório de Fonoaudiologia do Hospital das Clínicas da Universidade Federal de Minas Gerais. Rev Soc Bras Fonoaudiol. 2010;15(1):54-62.
31. DiMatteo RM. Social support and patient adherence to medical treatment: a meta-analysis. Health Psychol. 2004;23(2):207-18.

# AVALIAÇÃO E DIAGNÓSTICO EM MOTRICIDADE OROFACIAL NA PERSPECTIVA INSTRUMENTAL

Hilton Justino da Silva
Daniele Andrade da Cunha
Sara Loureiro de Souza Ferreira
Aline Natallia Simões Almeida
Larissa Mendonça dos Anjos
Giorvan Ânderson dos Santos Alves

## INTRODUÇÃO

Atualmente observa-se um crescimento favorável no campo clínico e da pesquisa com o uso de instrumentos na área da motricidade orofacial para uma adequada avaliação e diagnóstico. Fonoaudiólogos têm somado esforços em busca de ferramentas que auxiliem no processo de investigação das estruturas e funções orofaciais.[1]

Como não se pode atribuir o grau esperado de objetividade na utilização de tecnologia na motricidade orofacial é preciso salientar que o conceito de avaliação instrumental é o melhor direcionamento quando se trata do uso dessas ferramentas para completar o diagnóstico.[2]

Assim, a avaliação instrumental assume caráter complementar e, em especial, quantitativo no diagnóstico clínico dos distúrbios miofuncionais orofaciais, que é o objetivo deste capítulo.

Para a apresentação, os instrumentos foram classificados em morfométricos e eletrofisiológicos.

## INSTRUMENTOS MORFOMÉTRICOS

Instrumentos utilizados para obtenção de medidas nas estruturas passivas e dinâmicas do sistema estomatognático.

### Instrumento: Paquímetro Eletrônico Digital

- *Uso na avaliação:* antropometria orofacial. Medidas da face e da região intraoral.
- *Auxílio no diagnóstico:* possibilidade de identificar alterações morfológicas (assimetrias orofaciais), mensurar a distribuição dos terços da face e relacionar as medidas orofaciais com os aspectos clínicos, como por exemplo o modo respiratório e a função de mastigação (Fig. 10-1).

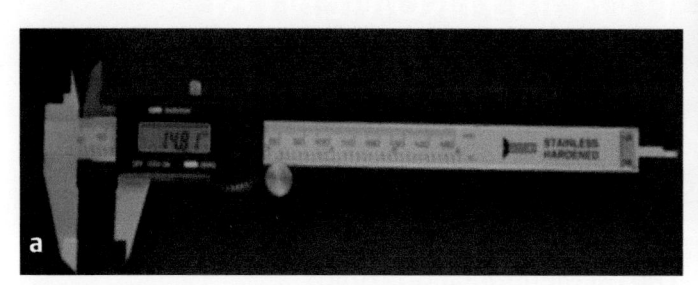

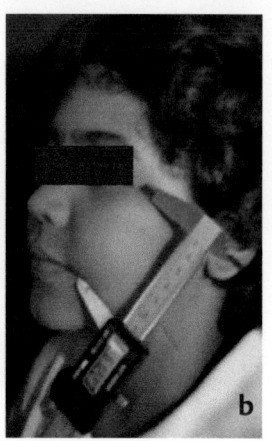

**Fig. 10-1.** Paquímetro eletrônico digital (**a**) e demonstração da mensuração de face (**b**).

## Instrumento: Ultrassonografia

- *Uso na avaliação:* avaliação da espessura da musculatura orofacial e identificação dos movimentos da língua. A ultrassonografia é realizada por meio de ultrassom capaz de reproduzir uma imagem linear da estrutura analisada.
- *Auxílio no diagnóstico:* possibilidade de identificar assimetrias na espessura dos músculos orofaciais e identificar os movimentos da língua envolvidos nas funções da mastigação, deglutição e fala. A avaliação ultrassonográfica pode ser relacionada com outros recursos tecnológicos como o eletromiograma, termograma, e ainda auxiliar na avaliação clínica (Fig. 10-2).

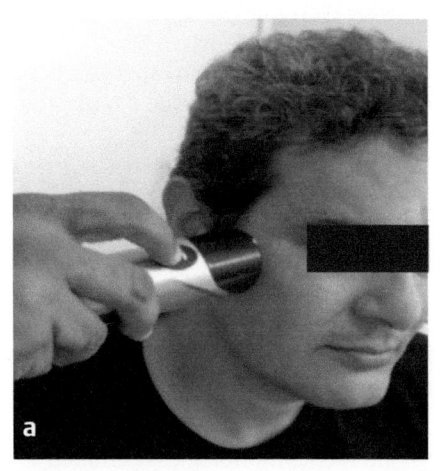

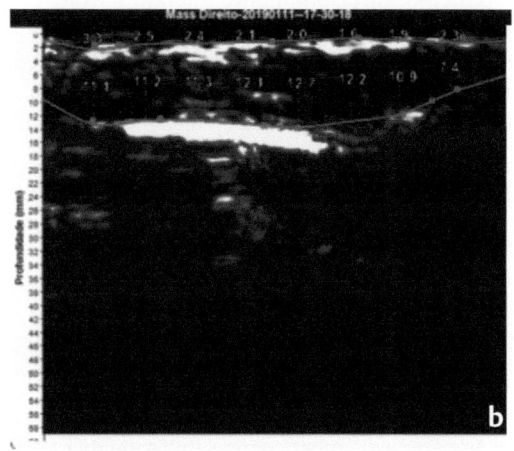

**Fig. 10-2.** (**a**) Ultrassom linear e (**b**) imagem ultrassonográfica de superfície para avaliação da espessura do músculo masseter. (**b**) Na linha vermelha superior é identificada a região mais externa do músculo. Na linha vermelha inferior a região mais interna. As linhas pontilhadas indicam a espessura do músculo. *(Ver Pranchas em Cores.)*

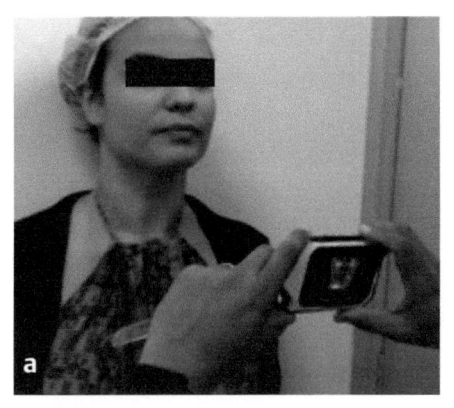

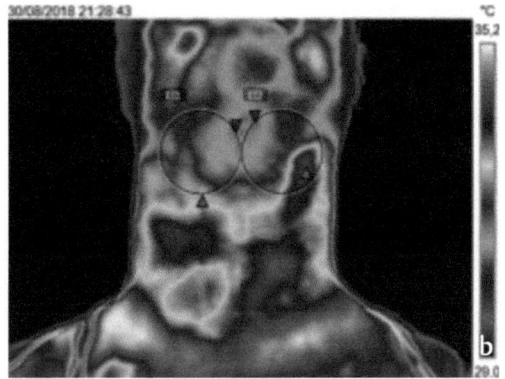

**Fig. 10-3.** Câmera termográfica (**a**) e imagem de variação de temperatura registrada na região supra e infra-hioidea (**b**). *(Ver Pranchas em Cores.)*

## Instrumento: Termografia
- *Uso na avaliação:* avaliação da temperatura superficial da musculatura orofacial. A termografia é realizada por meio de câmera que capta uma imagem da radiação infravermelha emitida pelo indivíduo, denominada termograma. O termograma possibilita a análise da temperatura superficial das estruturas e reflete a microcirculação sanguínea regional. O sistema nervoso neurovegetativo central controla o fluxo sanguíneo cutâneo de maneira simétrica, resultando em padrões térmicos bilaterais; logo, quando há variações na distribuição térmica da superfície, isto é sugestivo de anormalidade.[3]
- *Auxílio no diagnóstico:* possibilidade de identificar assimetrias térmicas orofaciais que estão relacionadas com a função muscular. A avaliação termográfica deve ser correlacionada com o diagnóstico clínico e avaliação funcional, e tem sido utilizada para avaliar músculos mastigatórios e cervicais em bruxismo e disfunções temporomandibulares, identificar pontos gatilho, síndrome dolorosa miofascial e desequilíbrio muscular, além de ser uma ferramenta útil para mensurar os efeitos terapêuticos (Fig. 10-3).[4-8]

## INSTRUMENTOS ELETROFISIOLÓGICOS
### Instrumento: Caneta Localizadora de Pontos Motores
- *Uso na avaliação:* localização de pontos motores na região facial. A avaliação dos pontos motores da face pode ser realizada por meio da caneta localizadora de pontos, utilizada na prática da acupuntura. Ao deslizá-la sobre a pele, a caneta emite um som contínuo quando encontra pontos motores. Tal reação ocorre por esses pontos possuírem menor impedância elétrica quando comparada com o seu entorno.
- *Auxílio no diagnóstico:* identificação de presença de resposta do ponto motor e registro para utilização em fonoterapia (Fig. 10-4). Pontos motores são regiões da face em que o nervo facial se encontra mais próximo da pele. Por meio de estímulos táteis e proprioceptivos nessas regiões, os receptores subcutâneos e neuromusculares são acionados, desencadeando uma resposta motora em contrapartida, captada pela caneta localizadora. A utilização de manobras orofaciais e a estimulação dos pontos motores têm sido aplicadas em terapias de paralisia facial, disfunções temporomandibulares e respiração oral.[9]

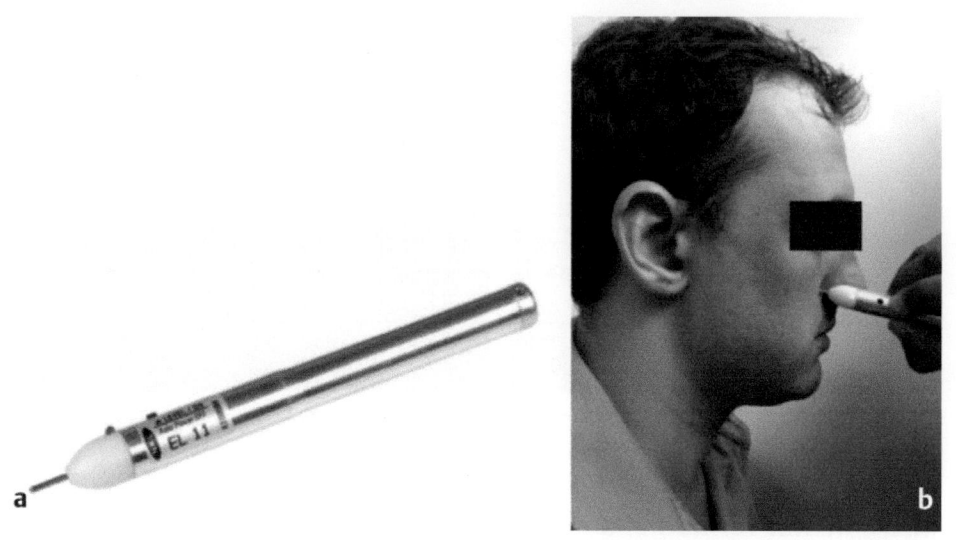

**Fig. 10-4.** Caneta localizadora de pontos motores (**a**) e demonstração de localização do ponto motor (**b**).

## Instrumento: Eletromiógrafo

- *Uso na avaliação:* a atividade elétrica do músculo é captada por meio da eletromiografia de superfície (EMGs) no momento da atividade muscular, através de eletrodos acoplados à pele.[10] Indolor, portátil e não invasivo, o instrumento permite que o indivíduo execute as contrações musculares e/ou as funções estomatognáticas de forma fisiológica enquanto capta os estímulos elétricos. Por meio de *software* específico, há a transformação dos sinais da atividade elétrica em gráficos e potenciais de ação que podem ser comparados em momentos distintos da terapia,[10,11] servindo também como instrumento de *biofeedback*.
- *Auxílio no diagnóstico:* identificação da atividade elétrica dos músculos da face e cervical durante o repouso,[11] em contração isométrica máxima e em tarefas específicas das funções de sucção, mastigação, deglutição e fala (Fig. 10-5).

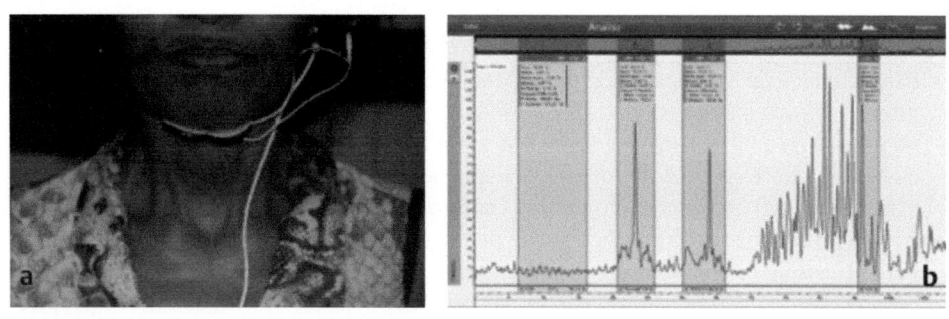

**Fig. 10-5.** Demonstração da localização dos eletrodos de superfície nos músculos supra-hioideos (**a**) e interpretação do sinal eletromiográfico de superfície (**b**). *(Ver Pranchas em Cores.)*

## Gnatodinamômetro

- *Uso na avaliação:* realizada por meio de um transdutor de força acoplado a um eletromiográfo, a avaliação da força de mordida permite mensurar em quilogramas/força, a força dos músculos mastigatórios, principalmente os levantadores da mandíbula, durante suas contrações máximas. O transdutor de força é colocado entre os molares, pré-molares ou região incisiva – a depender do objetivo da avaliação, bilateralmente, e é solicitado que o indivíduo realize o máximo apertamento dentário (Fig. 10-6).[1]
- *Auxílio no diagnóstico:* por meio do resultado é possível adquirir os valores de base daquele indivíduo, que irão servir para comparações futuras e avaliação da evolução da terapia dos músculos mastigatórios.

## Instrumento: Aparelho de Palpação Digital

- *Uso na avaliação:* atualmente, na prática clínica fonoaudiológica, o tônus de determinada musculatura é avaliado subjetivamente por meio da palpação digital, o que torna a mensuração variável dependendo da experiência do fonoaudiólogo. Ainda não há um instrumento de uso clínico capaz de avaliar o tônus objetivamente. Neste contexto, o MyotonPRO® surge como opção para esta avaliação, sendo necessárias pesquisas para validação de sua utilidade clínica. O MyotonPRO® é um instrumento portátil que surgiu há pouco mais que uma década e tem a capacidade de quantificar mudanças no tônus muscular. O aparelho funciona causando um pequeno impacto mecânico no músculo, posicionado perpendicular à pele. Sua sonda é acoplada a um acelerômetro que gera uma relação de aceleração *versus* tempo, do qual várias características biomecânicas podem ser calculadas.[12]
- *Auxílio no diagnóstico:* os parâmetros a serem analisados são: estado de tensão, medido em Hertz; propriedades biomecânicas, sendo elas elasticidade e rigidez; e propriedades viscoelásticas, como tempo de relaxamento e deformação. Tais parâmetros são mostrados instantaneamente no visor do aparelho. A mensuração é realizada com o músculo relaxado e após, é solicitada a contração máxima por parte do sujeito (Fig. 10-7).[12]

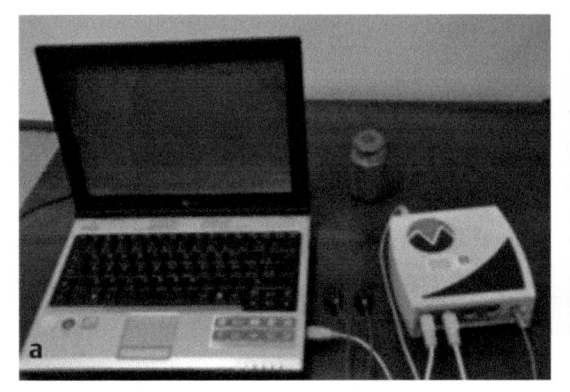

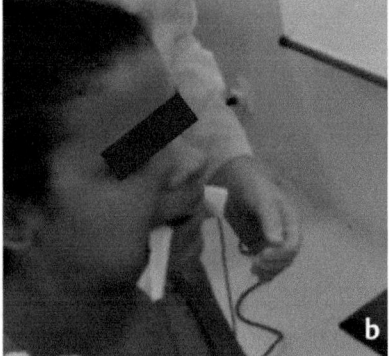

**Fig. 10-6.** Gnatodinamômetro (**a**) e demonstração da prova de força de mordida entre incisivos e molares (**b**).

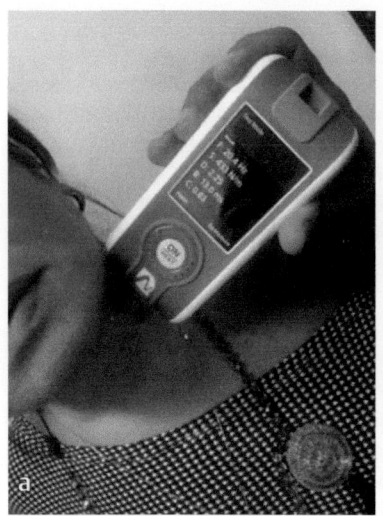

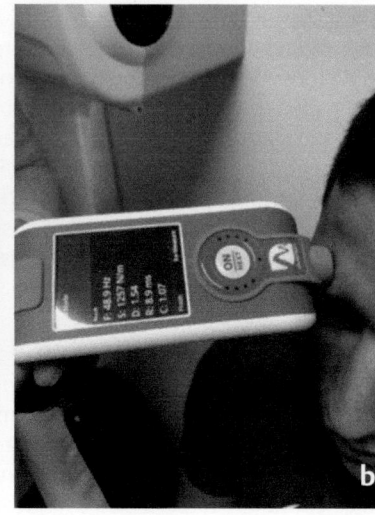

**Fig. 10-7.** Aparelho de palpação digital na região cervical (**a**) e facial (**b**).

### Instrumento: Eletrognatógrafo
- *Uso na avaliação:* a eletrognatografia é um sistema computadorizado de análise tridimensional dos movimentos mandibulares. O aparelho é colocado na cabeça do participante e um magneto é acoplado na linha média da mandíbula, junto aos incisivos inferiores (Fig. 10-8a, b).[13] Os movimentos de mandíbula geram um gráfico de acordo com o campo eletromagnético formado (Fig. 10-8c).
- *Auxílio no diagnóstico:* permite mensurar a mobilidade mandibular dinâmica durante as funções de mastigação e a fala. Nesse sistema é obtida a velocidade e a amplitude dos movimentos mandibulares.

### Instrumento: Iowa Oral Performance Instrument (IOPI® *System*)
- *Uso na avaliação:* o IOPI® system apresenta em sua extremidade, um transdutor de pressão que se conecta a um bulbo de ar, que pode mensurar, em Kilopascal (kPa), a pressão da língua, por meio da medida do pico de pressão máxima que a estrutura exerce sobre o bulbo. Estudo nacional[13] utilizou as provas de **máxima elevação da língua**, elevando a língua em direção à papila incisiva e pressionando o bulbo na região; a **máxima protrusão da língua**, protraindo a língua contra o bulbo posicionado na superfície lingual dos dentes incisivos (acoplado a uma espátula); a **máxima lateralização de língua**, também com o bulbo acoplado a uma espátula, pressionando lateralmente a língua contra o mesmo, posicionado na superfície lingual dos dentes pré-molares e molares; a prova de **deglutição de saliva** de forma habitual, com o bulbo posicionado na região de papila incisiva; além do **teste de resistência**, pressionando o bulbo com a língua, na região da papila incisiva, com pressão de 50% do valor registrado na prova de máxima elevação, que deve ser monitorada por sistema de luzes do equipamento.[13] Em outros estudos a prova exclusiva foi a de **pressão lingual máxima**, posicionando o bulbo na região anterior de palato duro, e era solicitado aos participantes da pesquisa que o pressionassem com a língua, com a maior força possível, no período de 2 segundos.[14,15]

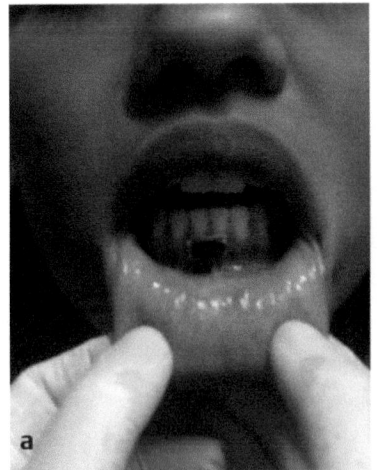

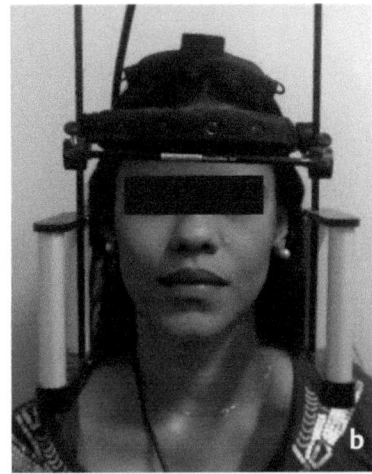

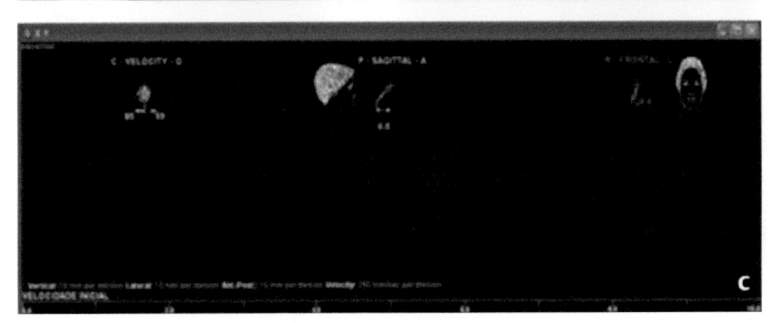

**Fig. 10-8.** Posicionamento do magneto nos incisivos inferiores (**a**), posicionamento do eletrognatógrafo (**b**) e o gráfico da movimentação da mandíbular durante a função da mastigação – eletrognatograma (**c**). *(Ver Pranchas em Cores.)*

- *Auxílio no diagnóstico:* mensura a pressão de língua, em seus variados movimentos, elevação, protrusão, lateralização, deglutição e resistência (Fig. 10-9).

## Pressão de Lábios e de Língua (PLL PRÓ-FONO®)

- *Uso na avaliação:* o equipamento denominado pressão de lábios e de língua (PLL PRÓ-FONO®) é um aparelho portátil e não invasivo. O dispositivo apresenta um bulbo de ar e mede por meio dos movimentos de pressão exercidos dos lábios superior e inferior sobre ele, como também a pressão praticada pelo dorso ou pela ponta da língua sobre este bulbo de ar posicionado no palato (Fig. 10-10). O sensor de pressão está contido em um tubo plástico flexível que está vinculado ao bulbo de ar, que identifica as mudanças da pressão do ar propagado a ele e converte esses sinais de pressão em um gráfico kilopascal (kPa) *versus* tempo (s). A comparação dos gráficos durante momentos da intervenção serve como instrumento de *biofeedback* visual, oferecendo uma motivação terapêutica com a quantificação e visualização das *performances* musculares. É necessário realizar o processo de validação sempre que for utilizá-lo ou trocar o dispositivo de bulbo de ar.
- *Auxílio no diagnóstico:* identificação da pressão de lábios e língua (Fig. 10-10).

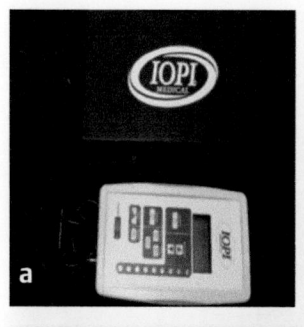

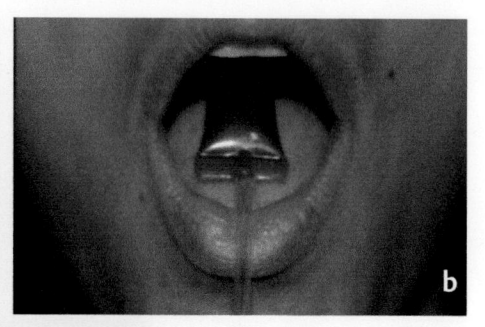

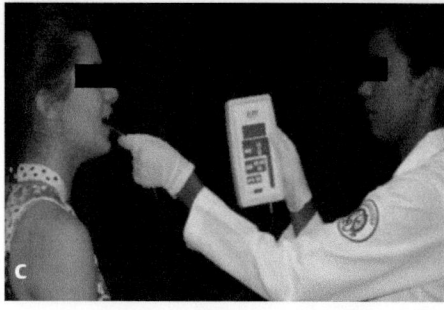

**Fig. 10-9.** Aparelho de avaliação da pressão e resistência de língua – IOPI® (**a**), posicionamento do bulbo na língua (**b**) e avaliação da pressão da língua (**c**).

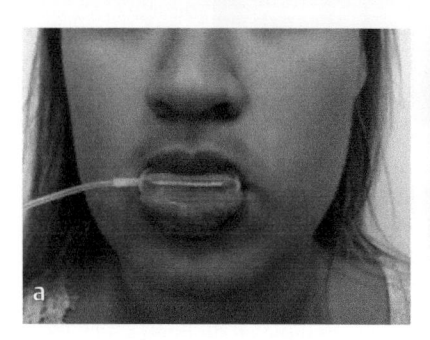

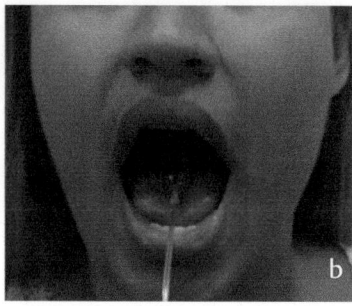

**Fig. 10-10.** Posicionamento do PLL PRÓ-FONO® nos lábios (**a**) e na língua (**b**).

## CONSIDERAÇÕES FINAIS

Diante do exposto, percebemos um avanço no número de instrumentos destinados à avaliação quantitativa e na terapia em motricidade orofacial. Os instrumentos apresentados neste capítulo mostram possibilidades complementares e bastante úteis para uma intervenção fonoaudiológica mais precisa.

## REFERÊNCIAS BIBLIOGRÁFICAS

1. Silva HJ, Albuquerque LCA, Pernambuco LA. Contribuições das Tecnologias de Saúde para a Motricidade Orofacial. In: Pernambuco LA, Silva HJ, Souza LBR, Magalhães Jr HV, Cavalcanti RVA. Atualidade em Motricidade Orofacial. Rio de Janeiro: Revinter; 2012. p. 40-52.
2. Silva HJ, Albuquerque LCA, Cunha DA. Exames Instrumentais Aplicados as Funções Orofaciais. In: Marchesan IQ, Silva HJ, Tomé MC. Tratado das Especialidades em Fonoaudiologia. São Paulo: Roca; 2014. p. 271-28.

3. Haddad DS, Brioschi ML, Baladi MG, Arita ES. A new evaluation of heat distribution on facial skin surface by infrared thermography. Dentomaxillofac radiol. 2016;45(4):20150264.
4. Biagioni PA, Longmore RB, McGimpsey JG, Lamey P. Infrared thermography. Its role in dental research with particular reference to craniomandibular disorders. Dentomaxillofacial radiol. 1996;25(3):119-24.
5. Dimova-Gabrovska M. Thermographic assessment of structural analysis in patients with temporomandibular disorders. C R Acad Bulg Sci. 2018;71(5):712-16.
6. Girasol CE, Dibai-Filho AV, Oliveira AK, Jesus Guirro RR. Correlation Between Skin Temperature Over Myofascial Trigger Points in the Upper Trapezius Muscle and Range of Motion, Electromyographic Activity, and Pain in Chronic Neck Pain Patients. J Manipulat Physiol Therap. . 2018;41(4):350-35.
7. Hakgüder A, Birtane M, Gürcan S, Kokino S, Turan FN. Efficacy of low level laser therapy in myofascial pain syndrome: an algometric and thermographic evaluation. Lasers Surg Med. 2003;33(5):339-43
8. Rodrigues-Bigaton D, Dibai-Filho AV, Packer AC, Costa AC, de Castro EM. Accuracy of two forms of infrared image analysis of the masticatory muscles in the diagnosis of myogenous temporomandibular disorder. J Bodyw Mov Ther. 2014;18(1):49-55.
9. Silva HJ, Cunha DA. Albuquerque LCA . Tecnologias na Avaliação em Motricidade. In: Busanello-Stella AR, Stefani FM, Gomes E, Silva HJ, Tessitore A, Motta, AR, Daniele Andrade Cunha DA, Berretin-Felix G, Marchesan IQ. Evidências e Perspectivas em Motricidade Orofacial. São José dos Campos: Pulso Editorial; 2018. p. 75-83.
10. Silva HJ. Protocolos de eletromiografia de superfície em fonoaudiologia. Barueri, SP: Pró-Fono; 2013.
11. Moraes KJR, Cunha RA, Lins OG, Cunha DA, Silva HJ. Eletromiografia de superfície: padronização da técnica. Neurobiol. 2010;73(3):151-8
12. Solomon NP, Clark HM. Quantifying orofacial muscle stiffness using damped oscillation. J Med Speech-Language Pathol. 2010;18:120-24.
13. Fernandes Pinheiro PA, Cunha DA, Genuíno Dourado Filho M, Caldas ASC, Melo TMA, Silva HJ. The Use of Electrognathography in Jaw Movement Research: A Literature Review. CRANIO. 2012;30:293-303.
14. Prandini EL, Totta T, Bueno MRS, Rosa RR, Giglio, LD, Trawitzki LVV, Berretin-Félix G, Felício CM, Genaro KF. Análise da Pressão da língua em Indivíduos Adultos Jovens Brasileiros. Rev CoDAS. 2015;27(5):478-82.
15. Reis VS, Araújo TG, Furlan RMMM, Motta AR. Correlação entre Pressão de Língua e Atividade Elétrica da Musculatura supra-hióidea. Rev CEFAC. 2017 nov-dez;19(6):792-800.

# AVALIAÇÃO E DIAGNÓSTICO DA DISFAGIA OROFARÍNGEA INFANTIL

CAPÍTULO 11

Paula Cristina Cola
Debora Afonso
Milena Augusto
Francisco Agostinho Junior

Esse capítulo abordará o tema disfagia orofaríngea infantil e para o raciocínio clínico e definição de condutas é de extrema importância o fundamento que a biomecânica da deglutição é mediada pelo sistema nervoso central. Assim, acometimentos neurológicos na criança podem trazer em seu quadro clínico a disfagia orofaríngea neurogênica. Outro aspecto relevante é basear-se no diagnóstico neurológico médico, pois a neurofisiopatologia está associada ao prognóstico de cada doença.

Iniciamos o capítulo diferenciando os acometimentos neurológicos na criança bem como sua importância para definição de conduta. Em seguida, descrevemos a avaliação clínica e objetiva da deglutição, finalizamos com a definição de condutas junto à equipe multiprofissional.

## ACOMETIMENTOS NEUROLÓGICOS E DISFAGIA INFANTIL

Muitas são as questões que envolvem a criança com acometimento neurológico (CAN). Na literatura há uma busca constante por um consenso quanto à terminologia dessa população, que por muitas vezes é diagnosticada de forma generalizada como pessoas com encefalopatia crônica não progressiva (ECNP). A ECNP é caracterizada, como um conjunto de alterações de tônus, postura e movimento, com limitações funcionais em diferentes níveis, atribuídas a quadros neurológicos não progressivos, que ocorreram no desenvolvimento fetal ou no cérebro ainda imaturo do indivíduo até a primeira infância.[1]

A população de CAN é um grupo heterogêneo de comprometimento neurológico e diferentes etiologias, como: síndromes genéticas, ECNP, traumatismo cranioencefálico, doenças neurodegenerativas, tumores do sistema nervoso central entre outros acometimentos conforme proposto pela literatura.[2,3] Portanto, é necessário critério para definir a etiologia e a patologia em cada caso e que não haja generalização dos sinais e sintomas assim como tem ocorrido para o diagnóstico neurológico. O diagnóstico é necessário para que seja possível traçar um plano terapêutico personalizado e voltado para as necessidades individuais de cada criança.

A disfagia orofaríngea infantil é um dos sintomas que está presente na vida das CAN, caracterizada como qualquer dificuldade que interfira no trajeto do bolo alimentar desde a cavidade oral até o esôfago e geralmente aparece trazendo prejuízos nutricionais, complicações pulmonares, de hidratação e no sistema digestório.[4,5] Na literatura, a disfagia orofaríngea infantil é encontrada com uma prevalência que varia de 43 a 99% em crianças com acometimento neurológico, afetando as diferentes fases da deglutição, oral, faríngea e esofágica, de acordo com o grau de acometimento motor e/ou neurológico.[6-8] Achados como a ausência de vedamento labial, dificultando o início da deglutição, presença de sialorreia, falta de controle oral, a incoordenação da língua pela redução de tônus e mobilidade, mastigação ausente ou ineficiente, reflexos orais e alterações faríngeas, contribuem para um grave comprometimento nas fases oral e faríngea da deglutição.[9]

O grande comprometimento da fase oral da deglutição nessas crianças tem sido reportado na literatura como fator que ocasiona um maior gasto de tempo de refeição por pais e/ou cuidadores, impactando na qualidade de vida não só das crianças com disfagia orofaríngea, mas de toda família que acaba vivenciando essa dinâmica durante os momentos de refeição.[2] A família então se volta para a necessidade de uso de utensílios específicos, adaptação de dietas e consistências de maior segurança para a deglutição, assentos para adequar postura corporal e posicionamento e, também, a exclusão de qualquer distrativo que venha interferir na alimentação.

O aumento do tempo de refeição interfere na saúde geral das CAN, inclusive nos aspectos nutricionais, sendo apontada como fator de risco agravante para a desnutrição nessa população, uma vez que toda limitação e dificuldade encontradas na deglutição dessas crianças levam a um gasto calórico, por muitas vezes, maior do que a quantidade calórica na ingesta nutricional.[10]

Outra importante consequência ocasionada pelo comprometimento nessas fases, oral e faríngea, é a potencialização dos riscos de aspiração laringotraqueal, ou seja, da passagem do bolo alimentar e/ou secreção para abaixo das pregas vocais, atingindo vias aéreas inferiores. Esse achado pode estar relacionado com prejuízos pulmonares, trazendo complicações clínicas como quadro de pneumonia aspirativa. Contudo, vale ressaltar que a aspiração laringotraqueal pode acontecer de forma silente, pela diminuição de sensibilidade da musculatura e diminuição ou ausência de reflexo de tosse.[11]

Diante do exposto acima, compreende-se que a avaliação da biomecânica da deglutição faz-se necessária nas crianças com acometimentos neurológicos, pois são consideradas de risco para disfagia orofaríngea neurogênica. Geralmente a abordagem da deglutição na CAN inicia-se pela avaliação clínica e quando necessária faz-se a avaliação instrumental.

## AVALIAÇÃO DA DEGLUTIÇÃO E DEFINIÇÃO DE CONDUTA NA DISFAGIA OROFARÍNGEA NEUROGÊNICA INFANTIL

A avaliação clínica da deglutição infantil deve ser iniciada pela coleta de dados por meio de anamnese. Deve-se questionar a história alimentar da criança desde o nascimento até os dias atuais bem como a presença de sintomas sugestivos da disfagia orofaríngea. Dentre os principais sintomas podemos incluir recusa alimentar, resistência nas mudanças de consistências, texturas, sabores e temperatura, sialorreia, tosses e engasgos, dificuldade respiratória, náuseas ou vômitos antes, durante ou após a alimentação.

Compreender o contexto social e familiar da criança, como quem é o principal cuidador, qual a qualidade da relação da criança com os familiares e amigos, é de extrema importância para o processo de alimentação, pois ajuda no entendimento da disponibilidade da família com o tratamento bem como nas expectativas depositadas na reabilitação.

Os estudos envolvendo a disfagia orofaríngea neurogênica na população infantil são em menor número quando comparados com os adultos. A literatura apresenta protocolos clínicos e de avaliações instrumentais para a população infantil que auxiliam no diagnóstico e na definição de condutas.

Os protocolos de avaliação clínica da deglutição, na população infantil, consistem em avaliar, as fases oral e faríngea da deglutição, porém, a ênfase está na fase oral da deglutição.[12] Um exemplo é o *SOMA*, designado para crianças entre 8 e 24 meses de idade com acometimento neurológico leve ou sem acometimento e que avalia a disfunção motora oral na alimentação. Este instrumento de avaliação clínica consiste em avaliar as funções de lábios, língua e mandíbula durante a oferta dos alimentos em diferentes consistências (pastoso, semissólida, sólida e líquida na mamadeira, copo de treinamento e no copo). Por fim, classifica-se a criança com deglutição normal ou com disfunção motora oral.[13]

Já o DDS (*Dysphagia Disorders Survey*) foi desenvolvido para avaliar alimentação e deglutição de crianças e adultos com desordens do desenvolvimento. No DDs observam-se sinais da fase preparatória oral, início da fase oral, faríngea e esofágica. Este protocolo é dividido em duas partes. A primeira consiste em analisar alguns itens como: índice de massa corporal, independência para alimentar-se, controle postural de cabeça e tronco, consistências dos alimentos, utensílios utilizados, uso de técnicas compensatórias e posição durante a alimentação. A segunda parte consiste em avaliar a biomecânica da deglutição, composta dos seguintes itens: nível de atenção, captura do alimento, mastigação, transporte e processamento oral, resíduos em cavidade oral, início deglutição faríngea, sinais clínicos de alteração da deglutição. Ao término da avaliação classifica em cinco níveis, sendo nível 1 sem alterações na biomecânica da deglutição, nível 2 leve, nível 3 moderado, nível 4 grave e nível 5 transtorno profundo.[14]

Outro instrumento de avaliação clínica é o PSAS (*Pré-Speech Assessment Scale*) e é apropriado para crianças com acometimentos neurológicos. Consiste em um instrumento que avalia 27 comportamentos da alimentação em relação à sucção, deglutição, mastigação e respiração-fonação. Cada item é pontuado em uma escala ordinal de desordem (máximo nove) e associa-se a uma escala de desenvolvimento.[15]

Os três protocolos citados acima são considerados de reprodutibilidade forte. As informações que cada um deles oferece devem ser analisadas cuidadosamente e isso dependerá da experiência do avaliador e com qual população eles serão utilizados.[16]

No Brasil, até o momento, não há um protocolo validado de avaliação clínica da deglutição direcionado a criança com acometimento neurológico. Porém, existem protocolos clínicos direcionados à população infantil como o PAD-PED, desenvolvido com base na literatura referente à avaliação clínica da disfagia, considerando-se as particularidades da dinâmica da deglutição infantil.[17]

Encontram-se ainda estudos envolvendo o uso da ausculta cervical em relação a penetração e/ou aspiração laringotraqueal e que o mesmo pode ser um complemento da avaliação clínica.[18] A ausculta cervical é capaz de identificar os indivíduos que apresentam penetração e/ou aspiração laringotraqueal, mas a acurácia do método não é fidedigna para identificar crianças com acometimento neurológico que aspiram de forma silenciosa.[19]

Além da avaliação clínica da deglutição, citada acima, o fonoaudiólogo tem como ferramenta diagnóstica da deglutição, a avaliação instrumental. Os exames instrumentais consistem em avaliar a biomecânica da deglutição, fases oral e faríngea, de maneira objetiva, como um complemento à avaliação clínica. O exame considerado padrão-ouro é a videofluoroscopia de deglutição, o qual permite avaliar todas as fases da deglutição durante a oferta de alimentos em consistência e volumes diferentes.[20]

Algumas escalas de classificação do grau da disfagia são comumente usadas no exame de videofluoroscopia, como exemplo a escala de penetração e aspiração de Rosenbek *et al.* (1996).[21] Esta escala classifica em oito níveis a gravidade da fase faríngea da deglutição baseada na presença de penetração e/ou aspiração laringotraqueal. Os níveis de classificação da gravidade são:

1. Material não entra na via aérea.
2. Material entra na via aérea, permanece acima das pregas vocais e é ejetado da via aérea.
3. Material entra na via aérea, permanece acima das pregas vocais e não é ejetado da via aérea.
4. Material entra na via aérea, chega até as pregas vocais e é ejetado da via aérea.
5. Material entra na via aérea, chega até as pregas vocais e não é ejetado da via aérea.
6. Material entra na via aérea, passa as pregas vocais e é ejetado.
7. Material entra na via aérea, passa as pregas vocais e não é ejetado da via traqueia apesar do esforço.
8. Material entra na via aérea, passa as pregas vocais e nenhum esforço é feito para ejetar.

Daniels *et al.* (1997)[22] já classificam a disfagia, por meio do exame de videofluoroscopia, em termos que variam de normal a grave, subdividido em cinco níveis, e também em relação à presença ou ausência de penetração e/ou aspiração laringotraqueal. Nesta classificação utilizam os termos:

- *Normal:* sem alteração.
- *Leve:* penetração não frequente e com limpeza total.
- *Moderado:* penetração ou aspiração de uma única consistência.
- *Moderada-grave:* consistente aspiração de uma única consistência.
- *Grave:* aspiração substancial de mais que uma consistência.

Vale ressaltar que o exame instrumental isoladamente, mesmo com uso destas escalas, não define conduta. Primeiro, que estas escalas de classificação consideram apenas a fase faríngea da deglutição, e segundo, que a conduta deve ser definida somando todos os fatores que envolvem a criança, como doença de base, quadro pulmonar, nutricional e social.

Assim a definição de conduta em relação à via oral exclusiva ou ao uso da via alternativa de alimentação para uma criança com disfagia orofaríngea neurogênica deve ser baseada mediante os achados da avaliação clínica e instrumental, mais a doença de base, o quadro nutricional, pulmonar e social. Portanto, a necessidade do uso ou não da via alternativa de alimentação é decidido junto à equipe multidisciplinar, geralmente composta por médicos, fonoaudiólogos e nutricionistas. E acima de tudo com a aderência dos pais e/ou responsáveis pela criança.

Diante da criança com comprometimento neurológico e diagnóstico de disfagia orofaríngea, com risco nutricional e pulmonar, ocorre a indicação de sonda nasogástrica, nasoentérica, gastrostomia, ou enterostomia que são as vias alternativas para o início da terapia de nutrição enteral e esta indicação deve ser o mais precoce possível. A indicação da via alternativa é realizada pelo médico após a avaliação do fonoaudiólogo especializado na área de disfagia. A terapia de nutrição enteral pode ser indicada desde o período neonatal e sua aplicabilidade correta pode garantir o adequado estado nutricional da criança e evitar as complicações que podem advir da desnutrição. As contraindicações da nutrição enteral são relativas, devem ser avaliadas individualmente, mas basicamente são para as crianças com obstrução ou semiobstrução intestinal ou nas crianças com instabilidade hemodinâmica.[23]

As sondas, nasogástrica e nasoentérica, são as indicadas inicialmente, consideradas de curta duração e devem ser usadas por um período de 6-8 semanas. As mais usadas são de silicone ou poliuretano nos calibres 3,5-8 French para recém-nascido e lactentes e de 10-12 French para crianças maiores.[24] Já as sondas de gastrostomia e da enterostomia são consideradas de longa duração, pois podem ser usadas por anos pelas crianças em uso de nutrição enteral.[25-27] Também podem ter seu uso suspenso quando as crianças devidamente reabilitadas superam a disfagia.

Atualmente, a gastrostomia endoscópica percutânea (PEG) é a técnica mais utilizada, por ser de menos risco ao paciente, pois além de ser um procedimento com menor tempo cirúrgico e anestésico, o pós-operatório e a realimentação da criança são melhores.[28] Sabe-se também que a PEG não provoca ou piora a doença do refluxo gastroesofágico que é uma patologia muito frequente nas crianças com comprometimento neurológico. Em algumas crianças que realizaram gastrostomia percutânea, o aparecimento da doença do refluxo gastroesofágico parece ser mais decorrente da evolução da própria doença do que da opção do procedimento. A enterostomia percutânea tem sido indicada nas crianças com doença do refluxo gastroesofágico diagnosticada por Phmetria ou endoscopia.[25,29]

Embora a literatura atual registre a maior facilidade da gastrostomia ou da enterostomia por endoscopia percutânea ou mesmo por videolaparoscopia, a escolha desse procedimento deve ser definida pelo médico e pela experiência de cada serviço e as condições clínicas da criança. O importante é que diante do diagnóstico de disfagia ou após o uso da sonda de curta duração, a gastrostomia ou a enterostomia seja precocemente indicada, pois tem um efeito muito positivo sobre o estado nutricional da criança.

## CONSIDERAÇÕES FINAIS

A criança com acometimento neurológico que traz em seu quadro a disfagia orofaríngea neurogênica, geralmente apresenta complicações pulmonares e nutricionais além da necessidade do suporte familiar e social. O fonoaudiólogo tem um papel de extrema importância na avaliação da deglutição e definição de conduta sobre a necessidade do uso da via alternativa de alimentação nestas crianças. Vale ressaltar que a indicação da via alternativa de alimentação cabe ao profissional médico juntamente com a equipe multiprofissional, após a avaliação fonoaudiológica, e discussão dos fatores pulmonar, nutricional e social da criança.

## REFERÊNCIAS BIBLIOGRÁFICAS

1. Bax M, Goldstein M, Rosenbaum P, Leviton A, Paneth N, Dan B et al. Proposed definition and classification of cerebral palsy. Developmental Medicine & Child Neurology. 2005;47(8):571-6.
2. Sullivan PB, Lambert B, Rose M, Ford-Adams M, Johnson A, Griffiths P. Prevalence and severity of feeding and nutritional problems in children with neurological impairment: Oxford Feeding Study. Dev Med Child Neurol. 2000;42(10):674-80.
3. Romano C, Wynckel MV, Hulst J, Broekaert I, Bronsky J, Dall'Ogliol et al. European Society for Paediatric Gastroenterelogy, hepatology and Nutrition Guidelines for the Evaluation and Treatment of Gastrointestinal and Nutritional Complications in Children with Neurological Impairment. J Pediatr Gastroenterol Nutr. 2017;65(2):242-64

4. Sales AVMN, Cola PC, Santos RRD, Jorge AG, Berti LC, Giacheti CM et al. Análise quantitativa do tempo de trânsito oral e faríngeo em síndromes genéticas. Audiol Commun Res. 2015;20:146-51.
5. Pinto VV, Alves LAC, Mendes FM, Ciamponi AL. The nutritional state of children and adolescents with cerebral palsy is associated with oral motor dysfunction and social conditions: a cross sectional study. BMC Neurol. 2016;16:55.
6. Furkim AM, Behlau MS, Weckx LLL. Avaliação clínica e videofluoroscópica da deglutição em crianças com paralisia cerebral tetraparética espástica. Arq Neuropsiquiatr. 2003;61(3):611-6.
7. Parkes J, Hill N, Platt MJ, Donnelly C. Oromotor dysfunction and communication impairments in children with cerebral palsy: a register study. Dev Med Child Neurol. 2010;52(12):1113-19.
8. Benfer KA, Weir KA, Bell KL, Ware RS, Davies PSW, Boyd RN. Longitudinal study of oropharyngeal dysphagia in preschool children with cerebral palsy. Archives of physical medicine and rehabilitation. 2016;97(4):522-60
9. Susin, FP, Bortolini V, Sukiennik R, Mancopes R, Barbosa LR. Perfil de pacientes com paralisia cerebral em uso de gastrostomia e efeito nos cuidadores. Rev CEFAC. 2012; 14:933-42.
10. Brooks J, Day S, Shavelle R, Strauss D. Low weight, mobidity, and mortality in children with cerebral palsy: new clinical growth charts. Pediatrics. 2011;128(2):299-307.
11. Mirret PL, Riski JE, Glascott J, Johnson V. Videofluoroscopic assessment of dysphagia in children with severe spastic cerebral palsy. Dysphagia. 1994;9(3):174-9.
12. Benfer KA, Weir KA, Bell KL, Ware RS, Davies PSW, Boyd RN. Longitudinal cohort protocol study of oropharyngeal dysphagia: relationships to gross motor attainment, growth and nutritional status in preschool children with cerebral palsy. BMJ Open. 2012;0:e001460.
13. Skuse D, Stevenson J, Reilly S, Mathisen B. Schedule for Oral-Motor Assessment (SOMA): Methods of Validation. Dysphagia. 1995;10:192-202.
14. Sheppard JJ, Hochman R, Baer C. The Dysphagia Disorder Survey: Validation of an assessment for swallowing and feeding function in developmental disability. Res Developmental Dis. 2014;35:929-42.
15. Morris SE. Pre-Speech Assessment Scale: a Rating Scale for the measurement of pre-speech behaviors from birth through two years. Clifton, NJ: JA. Preston Corp; 1982.
16. Benfer KA, Weir KA, Bell KL et al. Validity and reproducibility of measures of oropharyngeal dysphagia in preschool children with cerebral palsy. Dev Med Child Neurol. 2015;57:358-65.
17. Silva-Munhoz LF, Bühler KEB, Limongi SCO. Comparação entre as avaliações clínica e videofluoroscópica da deglutição em crianças com suspeita de disfagia. CoDAS. 2015;27:186-92.
18. Furkim AM, Duarte ST, Sacco AFB, Sória FS. O uso da ausculta cervical na inferência de aspiração traqueal em crianças com paralisia cerebral. Rev CEFAC. 2009;11:624-9.
19. Santos RRD, Sales AVMN, Cola PC, Jorge AG, Peres FM, Furkim AM, Berti LC, Silva RG. Acurácia da avaliação clínica da disfagia orofaríngea na encefalopatia crônica não progressiva. Rev CEFAC. 2014;16:197-201.
20. Lagos-Guimarães HNC, Teive HAG, Celli A, Santos RS, Abdulmassih EMS, Hirata GC et al.Aspiration Pneumonia in Children with Cerebral palsy after Videofluoroscopic Swallowing Study. Int Arch Otorhinolaryngol. 2016;26(2):132-7.
21. Rosenbek JC, Robbins JA, Roecker EB, Coyle L, Jennifer L, Woods MS. A Penetration-Aspiration Scale. Dysphagia. 1996;11:93-8.
22. Daniels SK, McAdam CP, Brailey K, Foundas A. Clinical Assessment of Swallowing and Prediction of Dysphagia Severity. Am J Speech Lang Pathol. 1997;6:17-24.
23. ASPEN Board of Directors and the Clinical. Guidelines for the use of parenteral and enteral nutrition in adult and pediatric patients. J Parenter Enteral Nutr. 1993;17:1-52.
24. Verklan MT. Malpractice and the neonatal intensive-care nurse. J Obstet Gynecol Neonatal Nurs. 2004;33(1):116-23.
25. Mathus-Vliegen EM, Koning H, Taminiau JA, Moorman-Voestermans CG. Percutaneous endoscopic gastrostomy and gastrojejunostomy in psychomotor retarded subjects: a follow-up covering 106 patient years. J Pediatr Gastroenterol Nutr. 2001;33(4):488-94.

26. Aprahamian CJ, Morgan TL, Harmon CM, Georgeson KE, Barnhart DC. U-stitch laparoscopic gastrostomy technique has a low rate of complications and allows primary button placement: experience with 461 pediatric procedures. J Laparoendosc Adv Surg Tech A. 2006;16(6):643-9.
27. Tuğba K, Ayşe CS, Selim D, Levent D, Mustafa A. Percutaneous endoscopic gastrostomy in children: a single center experience. Turk Pediatri Ars. 2015;50:211-6.
28. Heuschkel RB, Gottrand F, Devarajan K, Poole H, Callan J, Dias JA et al. ESPGHAN Position Paper on Management of Percutaneous Endoscopic Gastrostomy in Children and Adolescents. JPGN. 2015;60(1):131-41.
29. Toporowska-Kowalska E, Gèbora-Kowalska B, Jabłoñski J, Fendler W, Wásowska-Królikowska K. Influence of percutaneous endoscopic gastrostomy on gastro-oesophageal reflux evaluated by multiple intraluminal impedance in child-ren with neurological impairment. Dev Med Child Neurol. 2011;53:938-43.

# AVALIAÇÃO E DIAGNÓSTICO DE DISFAGIA OROFARÍNGEA EM ADULTOS

CAPÍTULO 12

Leandro de Araújo Pernambuco
Roberta Gonçalves da Silva
Hipólito Virgílio Magalhães Júnior
Bianca Oliveira Ismael da Costa
Suely Mayumi Motonaga Onofri

A deglutição orofaríngea envolve um mecanismo complexo e de ações sincrônicas, que depende de ações voluntárias e involuntárias para o transporte do alimento, líquidos e saliva da cavidade oral ao estômago, sendo uma função imprescindível para a manutenção do estado nutricional e proteção das vias aéreas inferiores.[1-3]

A presença de transtorno em um ou mais mecanismos da deglutição orofaríngea pode desencadear a disfagia orofaríngea (DO), condição clínica evidenciada por um conjunto de sintomas que se manifestam antes, durante ou depois da ingestão de alimento, líquidos e saliva, com características específicas em região orofaríngea e que comprometem o trajeto do conteúdo que transita por esta região.[4]

A ocorrência de DO varia entre 8,1 a 80% no acidente vascular encefálico (AVE), 11 a 81% na doença de Parkinson e chega a 91% em idosos residentes na comunidade com pneumonia adquirida.[5] Na população geral, a prevalência de DO varia de 2,3 a 16%.[6] Nos Estados Unidos, estima-se que a DO afete 1 a cada 25 adultos anualmente.[7] No Brasil, ainda não existem dados epidemiológicos sobre a prevalência dessa condição clínica na população geral.

A DO pode comprometer o estado de saúde do paciente, especialmente em termos nutricionais e respiratórios. Portanto, saber avaliar e diagnosticar a DO é imperativo para prevenir complicações de saúde que agravam o quadro clínico do paciente e representam aumento de custos para os serviços de saúde.[5,8]

No Brasil, a avaliação da biomecânica da deglutição é realizada pelo fonoaudiólogo especialista em Disfagia, conforme Diretrizes para Atuação do Fonoaudiólogo em Disfagia Orofaríngea do Departamento de Disfagia da Sociedade Brasileira de Fonoaudiologia de 2006 e Resolução 492 do Conselho Federal de Fonoaudiologia de 2016. Assim, serão descritos a seguir os procedimentos para avaliação e diagnóstico da disfagia orofaríngea em indivíduos adultos, contemplando o rastreamento, avaliação clínica e avaliação instrumental da deglutição.

## RASTREAMENTO E AVALIAÇÃO CLÍNICA DA DISFAGIA OROFARÍNGEA
### Rastreamento

Antecedendo o diagnóstico de DO, primeiro faz-se necessário delinear os desfechos que sinalizam a possibilidade de rastrear esta condição clínica na população assintomática ou com sintomas iniciais. A palavra rastreamento vem do inglês *screening*, que aparece na literatura médica ao longo do século XIX e início do século XX, e foi-se estruturando como procedimento para identificar condições pré-clínicas baseadas nas práticas de descobertas de indivíduos assintomáticos, visando detectar aqueles com alta probabilidade de ter uma determinada doença.[9]

No cenário da DO, o rastreamento vem sendo esclarecido como uma ferramenta para detecção precoce dos sintomas que comprometem a manutenção do estado nutricional, de hidratação e de proteção das vias aéreas inferiores[10-12] em decorrência de quadros clínicos neurológicos ou mecânicos.[13]

Na literatura existem alguns instrumentos de rastreamento de DO que têm como premissa a realização de questionários autorreferidos que não abordam oferta de líquido ou qualquer consistência de alimento (Quadro 12-1). Destaca-se que, na perspectiva dos rastreamentos epidemiológicos, quando se investiga a prevalência de uma doença ou

**Quadro 12-1.** Instrumentos de Rastreamento de Disfagia Orofaríngea sem Oferta de Alimento

| Instrumento de rastreamento | Especificidade populacional | Evidência de validade dos instrumentos |
|---|---|---|
| *Swallowing Disturbance Questionnaire* (SDQ)[14] | Doença de Parkinson | 15 itens com validade de critério por meio da VED |
| *Modified Mann Assessment of Swallowing Ability*[15] | AVE | 12 itens com validade de critério por meio da consistência clínica do MASA |
| *Metro Health Dysphagia Screen*[16] | AVE | Cinco perguntas com validade de critério por meio da VFD |
| Rastreio para Disfagia orofaríngea no AVE (RADAVE)[10] | AVE | 12 itens com validade de conteúdo e dos processos de resposta |
| *Patient Reported Outcome* (PRO) *screening tool for pre-clinical dysphagia*[17] | Idosos residentes na comunidade | 17 perguntas com validade interna |
| Rastreamento de disfagia orofaríngea em idosos (RaDI)[18] | Idosos residentes na comunidade | 9 perguntas com validade interna (validação de critério por meio de VED em conclusão) |
| *Easy Dysphagia Symptom Questionnaire* (EDSQ)[19] | Idosos residentes na comunidade | 12 itens com validade de critério por meio da VFD |

AVE: acidente vascular encefálico; MASA: *Mann Assessment of Swallowing Ability*; VFD: videofluoroscopia da deglutição; VED: videoendoscopia da deglutição.

condição clínica em grandes populações, a conduta deve ser planejada para que qualquer profissional calibrado na aplicação do instrumento possa identificar os casos que "falharam" e encaminhá-los para avaliação e confirmação diagnóstica com vistas à tomada de decisão,[12] permitindo a intervenção antes que haja o agravamento do quadro identificado.[20]

Por outro lado, no contexto da atuação em ambiente hospitalar, o rastreamento sempre priorizou a identificação de broncoaspiração em indivíduos disfágicos, preconizando instrumentos para uso de distintas áreas por meio de administração de líquidos, em que foram considerados como rastreamento desta condição clínica somente os testes com água (Quadro 12-2).

**Quadro 12-2.** Instrumentos de Rastreamento em Nível Clínico de Atuação em Disfagia Orofaríngea somente com Oferta de Água

| Instrumento de rastreamento | Profissional que aplica | Doença de base | Evidência de validade dos instrumentos |
| --- | --- | --- | --- |
| Burke Dysphagia Screening Test (BDST)[21] | Qualquer profissional de saúde | AVE | Validação de critério por meio da VFD |
| AnyTwo[22] | Fonoaudiólogo | AVE | Validade de critério por meio de VFD quando associa presença de DO com aspiração laringotraqueal |
| Standardized Swallowing Assessment – SSA[23] | Enfermeiro, fonoaudiólogo ou médico | AVE | Validade de critério por meio de consistência de achados clínicos e algumas VFD |
| Massey Bedside Swallowing Screen[24] | Enfermeiro | AVE | Validação incipiente, amostra pequena não representativa |
| Modified Water Swallowing Test (MWST)[25] | Médico, dentista | Doenças neurogênicas diversificadas | Validação de critério em amostra pequena com diferentes etiologias de base |
| The Toronto Bedside Swallowing Screening Test – TORBSST[26] | Enfermeiro | AVE | Validação de critério por meio de VFD |
| Emergency Physician Dysphagia Screening[27] | Médico de emergência | AVE | Validação de critério por consistência clínica sem avaliação instrumental |
| Acute-Stroke Dysphagia Screen (ASDS) Barnes Jewish Hospital Stroke Dysphagia Screen[28] | Enfermeiro | AVE | Validação de critério por consistência clínica (MASA) sem avaliação instrumental |

AVE: acidente vascular encefálico; VFD: videofluoroscopia da deglutição; MASA: *Mann Assessment of Swallowing Ability*.

Em uma realidade fora do cenário nacional, alguns instrumentos foram elaborados e direcionados para que o enfermeiro, além do médico ou fonoaudiólogo, pudesse ofertar água para rastrear os indivíduos disfágicos a partir de suas "falhas", caracterizadas por episódios de engasgos ou outros sinais sugestivos de aspiração laringotraqueal (Quadro 12-2). Nesses casos, o ambiente em que a ingestão deve ocorrer deve ser seguro e estruturado para que a equipe de profissionais de saúde possa dar o atendimento necessário se ocorrerem complicações decorrentes da aspiração. Assim como ocorre nos instrumentos sem oferta de líquido, os indivíduos que "falharam" no *screening* devem ser encaminhados para a avaliação fonoaudiológica e instrumental da deglutição para confirmação diagnóstica.

Vale ressaltar estas diferenças de abordagem no rastreamento para que se tenha claro como é importante diferenciá-los na atuação fonoaudiológica. Neste cenário, estão descritos, na literatura, alguns instrumentos de rastreamento, embora na sua maioria para AVE, conforme mostra o Quadro 12-2.

Outra possibilidade peculiar apresentada na literatura trata de um teste para rastrear disfagia orofaríngea somente por meio da observação e palpação da elevação laríngea durante 30 s de deglutição de saliva, que é o *Repetitive Saliva Swallowing Test* (RSST),[29] cujas evidências de validade psicométrica são muito inconsistentes quando reaplicado na população com AVE.[30] Além desse, a ausculta cervical pode ser considerada como um instrumento de rastreamento com validade de critério consistente por meio da videofluoroscopia da deglutição, mas que depende da experiência do examinador para detectar presença sugestiva de resíduos faríngeos e aspiração laringotraqueal.[30]

## Avaliação Clínica da Deglutição

A avaliação clínica da deglutição busca estabelecer o raciocínio clínico com base nos desfechos que evidenciam o transtorno de deglutição, sua etiologia e as condições de integração sensório-motora presentes ao longo do trajeto do bolo alimentar, líquidos e secreções da boca ao estômago.[31,32] Nesta perspectiva, a avaliação fonoaudiológica dos transtornos da deglutição deve abranger o conhecimento sobre como as fases da deglutição interagem no trajeto orofaríngeo e incluir o raciocínio clínico com base na modulação cortical e no conhecimento morfofisiológico.[33,34]

A avaliação clínica da deglutição faz parte do conjunto de procedimentos que ajudarão o fonoaudiólogo a determinar as alterações na sincronia entre os eventos biomecânicos da deglutição, presumir se a segurança e eficiência da deglutição estão preservadas, estabelecer o diagnóstico funcional, eleger o exame instrumental mais indicado para o caso, delinear condutas de intervenção fonoaudiológica, identificar a necessidade de exames complementares, liberar a via oral total ou parcial, definir prognóstico funcional e criar subsídios para diálogo com a equipe multiprofissional de saúde. Estes procedimentos auxiliarão inclusive quando houver necessidade de via alternativa de alimentação.

As populações de eleição para avaliação clínica especializada da deglutição pelo fonoaudiólogo incluem principalmente indivíduos com neuropatias centrais ou periféricas, síndromes, alterações estruturais, sequelas de traumas ou tratamento oncológico em região de cabeça e pescoço e também os que estão hospitalizados ou são residentes de instituições de longa permanência. A avaliação clínica deve ser adaptada ao ambiente em que está sendo realizada (enfermaria, ambulatório, unidade de terapia intensiva, consultório, domicílio etc.), mas sempre deve incluir história clínica, avaliação indireta (exame físico) e avaliação direta (exame funcional) da deglutição.[35] Os subitens a seguir descreverão essas três etapas da avaliação clínica da deglutição e estarão fundamentados não somente na literatura, mas também nas vivências e práticas acumuladas pelos autores deste capítulo em seus respectivos centros de atuação assistencial, acadêmica e científica na área de DO.

## História Clínica
No contexto do diagnóstico da DO e da relevância do raciocínio clínico, a realização da anamnese é o momento inicial para se conhecer as prováveis causas desta condição clínica. Trata-se de uma etapa fundamental para determinar as condutas de avaliação e intervenção a partir da coleta de um conjunto de informações essenciais sobre o caso clínico. São esses dados que, associados à avaliação fonoaudiológica e aos exames instrumentais, irão gerar conduta individualizada e com resultados, favorecendo o prognóstico fonoaudiológico.

De forma geral, a história clínica deve contemplar os dados de identificação do paciente, descrição detalhada da queixa, informações sobre a doença de base ou tratamento realizado, histórico de hospitalizações, levantamento de sinais e sintomas relacionados com a DO, comorbidades, estilo de vida, hábitos alimentares, aspectos comportamentais e a autopercepção da funcionalidade e qualidade de vida. No ambiente hospitalar, a análise detalhada do prontuário do paciente e a interlocução com a equipe multiprofissional é indispensável.

A queixa deve ser detalhada quanto ao seu início, como e quando ocorre e qual sua frequência e intensidade. Quando o paciente não tem condições cognitivas, de consciência, alerta ou autonomia para responder, as perguntas podem ser feitas ao familiar ou responsável, de preferência aquele mais presente no dia a dia do paciente.

Também existem sinais e sintomas específicos que podem estar relacionados com a DO e devem ser investigados porque podem ampliar a compreensão do caso e auxiliar no diagnóstico diferencial de condições como refluxo ou disfagia esofágica. Como o indivíduo com transtorno de deglutição nem sempre tem percepção sobre suas dificuldades, esses sinais e sintomas podem não ser mencionados durante o relato da queixa. Portanto, recomendamos a aplicação do *checklist* descrito no Quadro 12-3.

A investigação da doença de base ou condição clínica associada à DO deve considerar a evolução e duração do caso, tratamentos realizados e situação atual, permitindo definir se a dificuldade para deglutir surgiu a partir de alterações neurológicas, mecânicas ou ambas. Medicamentos em uso, tratamentos prévios e comorbidades como distúrbios cardiorrespiratórios, neurológicos, cognitivos, vasculares, endócrinos, metabólicos, renais, psiquiátricos e gastroenterológicos, também devem ser averiguados. Episódios anteriores ou recentes de hospitalização, cirurgias, intubação orotraqueal, traqueostomia, broncopneumonias, pneumopatias, desnutrição, desidratação, traumas mecânicos, déficits motores, tratamentos oncológicos e uso de ventilação mecânica, válvula de fala ou vias alternativas de alimentação devem ser registrados.

Em relação ao estilo de vida, deve ser pesquisado se o indivíduo fuma ou já fumou, se bebe ou já bebeu e se pratica atividade física regular. Conhecer os hábitos alimentares é imprescindível para compreender o contexto alimentar do paciente. Portanto, caso a ingestão seja por via oral, recomenda-se explorar a rotina alimentar, incluindo as preferências de horários, consistências de alimento, sabores, temperatura, volume e ritmo. Ademais, é relevante verificar se o paciente tem independência para alimentar-se, qual o tempo total das refeições, quais utensílios são utilizados usualmente e se já existem estratégias facilitadoras de alimentação adotadas pelo paciente ou pelos responsáveis. No caso daqueles

**Quadro 12-3.** *Checklist* de Sinais e Sintomas para ser Aplicado durante a Avaliação Clínica da Deglutição, no Momento da Anamnese

| Você sente algum(ns) desses sinais e sintomas? | | |
|---|---|---|
| **Dificuldades de deglutição** | **Aspectos gástricos** | **Outros** |
| ☐ Dificuldade para mastigar os alimentos<br>☐ Engasgo ao se alimentar<br>☐ Tosse ao se alimentar<br>☐ Sensação de algo "parado" na garganta<br>☐ Pigarro durante ou após a refeição<br>☐ Dor para engolir<br>☐ Garganta seca<br>☐ Cansaço ao se alimentar<br>☐ Demora pra finalizar a refeição<br>☐ Suor ao se alimentar<br>☐ Voz diferente após engolir<br>☐ Falta de ar após engolir<br>☐ Alimento ou líquido saindo pelo nariz<br>☐ Coceira no nariz ao se alimentar | ☐ Náusea/vômito<br>☐ Queimação ou desconforto no estômago<br>☐ Queimação ou desconforto no peito<br>☐ Queimação ou desconforto na garganta<br>☐ Alimento voltando do estômago para o peito, garganta ou boca<br>☐ Gosto ácido na boca<br>☐ Boca inflamada com frequência<br>☐ Soluço frequente<br>☐ Estômago "cheio"<br>☐ Intestino "preso" | ☐ Falta de apetite<br>☐ Dificuldade para sentir o sabor dos alimentos<br>☐ Dificuldade para abrir a boca<br>☐ Dificuldade para sentir o cheiro dos alimentos<br>☐ Saliva escorrendo pela boca<br>☐ Boca seca<br>☐ Mau hálito<br>☐ Deixar de comer ou beber algo por dificuldade de engolir<br>☐ Fala "arrastada" ou "embolada"<br>☐ Voz fraca<br>☐ Febre<br>☐ Problemas pulmonares/respiratórios<br>☐ Perda de peso não intencional |

com dieta enteral, observar o tipo, tempo de uso e condições de higiene da sonda, se a via alternativa é exclusiva ou mista, qual é o volume ingerido e quem se responsabiliza pelos horários e administração da dieta. As mesmas recomendações se aplicam a indivíduos com gastrostomia.

Entender os aspectos comportamentais e os traços de personalidade do indivíduo ajudará o clínico a antever a aderência do paciente ao programa terapêutico fonoaudiológico e até mesmo aprofundar o conhecimento sobre a relação do paciente com a alimentação no contexto psicossocial. Portanto, recomenda-se que esses elementos não sejam negligenciados. Recomendamos ainda que o fonoaudiólogo complemente a anamnese com a investigação da autopercepção do paciente quanto à funcionalidade da deglutição e o impacto do transtorno de deglutição na qualidade de vida. Para isso, existem instrumentos que foram elaborados com essa finalidade em outras culturas, mas que estão disponíveis em português brasileiro.[36]

A opinião do paciente sobre o seu problema de deglutição nem sempre se correlaciona ao resultado da avaliação clínica do fonoaudiólogo, e por isso mesmo a autopercepção é considerada oportuna e complementar à avaliação clínica fonoaudiológica. Vale destacar também que a aplicação sistemática dos instrumentos de autopercepção pode contribuir posteriormente como um marcador de monitoramento da evolução do caso.

## *Avaliação Indireta da Deglutição Orofaríngea (Exame Físico)*

A avaliação indireta da deglutição orofaríngea - ou exame físico - normalmente precede a avaliação direta ou funcional e serve para que o fonoaudiólogo identifique possíveis alterações no sistema estomatognático e faringolaríngeo que possam interferir na biomecânica da deglutição. Embora a avaliação do sistema estomatognático seja elementar, vale destacar que nem sempre uma alteração isolada nesse exame representa impacto funcional na deglutição. Isso reforça o fato de que o diagnóstico de DO sempre depende da adequada conexão entre as informações coletadas nas diferentes etapas do processo de avaliação.

O fonoaudiólogo pode iniciar o exame físico pela face ao observar se a sensibilidade dos terços faciais está preservada bilateralmente (integridade do V par craniano), e se há simetria facial em repouso e movimento (integridade do VII par craniano). Os reflexos de *gag* e palatal (integridade do IX e X pares cranianos) devem ser analisados quanto à sua presença ou ausência.

Lábios, língua, bochechas e palato mole devem ser examinados quanto à postura, tonicidade, mobilidade, amplitude e sensibilidade (integridade do V, VII, IX e XII pares). A investigação segue com a análise dos movimentos de abertura, fechamento e lateralidade mandibular (integridade do V par) e verificação das condições dentárias do paciente (número de elementos dentários, estado de conservação e uso de prótese dentária bem ou mal-adaptada). Nesse momento também é possível observar as condições de liberação do fluxo salivar.

A palpação da laringe e da musculatura cervical é indicada para avaliar a presença de imobilidade, fixação ou tensão muscular. A presença de cicatrizes ou edema nessas áreas também deve ser analisada. Algumas estratégias podem ser utilizadas para fazer inferências sobre a estabilidade do complexo hiolaríngeo (integridade de IX e X par). A produção de glissandos ascendentes e descendentes evidencia a amplitude do movimento hiolaríngeo no sentido vertical. A emissão de vogal sustentada viabiliza analisar tanto a competência velofaríngea, por meio do padrão de ressonância, como a competência glótica a partir da qualidade vocal e do tempo máximo de fonação. Embora tenha um mecanismo neurofisiológico distinto da tosse reflexa provocada pela penetração laríngea, o padrão de tosse voluntária deve ser investigado, pois contribui com evidências sobre a capacidade do paciente de proteger as vias aéreas inferiores.

Um procedimento clínico tradicional para avaliar a excursão hiolaríngea ao deglutir é o "método dos quatro dedos".[35] Durante o exame físico, esse procedimento é realizado com deglutição de saliva e consiste em posicionar os dedos indicador, médio, anelar e mínimo nas regiões submandibular, hióidea, cartilagem tireoide e cartilagem cricoide, respectivamente. Embora esse método seja reproduzido tradicionalmente no contexto clínico, seu resultado depende do julgamento subjetivo do fonoaudiólogo, e deve ser interpretado com cautela, pois a confiabilidade e acurácia do procedimento são questionáveis em comparação à análise quantitativa do deslocamento hiolaríngeo por meio da videofluoroscopia.[37]

Quanto aos aspectos da respiração, recomendamos averiguar o tipo, modo e a presença de ruído inspiratório ou expiratório. Caso o paciente esteja traqueotomizado, verifica-se há quanto tempo e quais as características da cânula que foi utilizada (tipo, *cuff*, fenestra etc.), além da presença ou ausência de válvula de fala.

## Avaliação Direta da Deglutição Orofaríngea (Avaliação Funcional)

Após inspeção das condições de higiene oral do paciente, sugerimos que a avaliação direta da deglutição orofaríngea seja iniciada com a observação do manejo da saliva. Em seguida, quando possível e se a via oral estiver preservada, o fonoaudiólogo deve priorizar a avaliação da deglutição no contexto das preferências e hábitos alimentares do paciente.

Já a avaliação funcional padronizada deve levar em consideração os tipos de alimentos e líquidos, as consistências admitidas, os volumes e o número de ofertas, as temperaturas e sabores do conteúdo ofertado e os utensílios utilizados. Em relação às consistências de alimento, deve ser avaliado o desempenho do paciente na deglutição de líquido, líquido espessado, variações de pastoso e sólido. O tipo de líquido universalmente ofertado na avaliação da deglutição é a água, enquanto, na consistência sólida, não há o mesmo consenso, e as opções incluem bolacha *waffer*, pão, biscoito, entre outras possibilidades, como a padronização proposta pela *International Dysphagia Diet Standardisation Initiative* (IDDSI).[38] No caso das variações de pastoso, existem alternativas distintas e a escolha de qual delas será adotada deverá respaldar as principais necessidades do serviço. A proposta norte-americana, chamada *National Dysphagia Diet* (NDD),[39] contempla três classificações: *néctar* (líquido espessado), *honey* (mel ou pastoso fino) e *pudding* (pudim ou pastoso grosso). Já a proposição da IDDSI segmenta o líquido espessado em quatro níveis gradativos de espessamento: muito levemente espessado (nível 1), levemente espessado (nível 2), moderadamente espessado (nível 3) e extremamente espessado (nível 5).[38]

Os líquidos espessados são preparados frequentemente com quantidades controladas de espessantes alimentares à base de goma xantana, maltodextrina ou de amido de milho modificado, o que fortalece a reprodutibilidade do método e permite comparações menos enviesadas. Da mesma forma, o volume de oferta do alimento precisa ser padronizado e as alternativas mais consensuais incluem 5, 10, 20 mL e deglutição livre. Vale ainda destacar a importância de determinar a ordem da sequência de oferta, começando por aquela cuja consistência e volume oferecem menos riscos para o paciente de acordo com a fisiopatologia da doença de base. Somente dessa forma é possível, no processo de avaliação clínica, levantar hipóteses sobre a fisiopatologia da biomecânica da deglutição e não somente detectar o risco de aspiração laringotraqueal.

No Quadro 12-4, apresentamos um modelo de ficha de registro da avaliação funcional da deglutição. Nessa ficha constam os aspectos fundamentais a serem observados na avaliação direta da deglutição orofaríngea e que estão associados tanto à fase oral como faríngea, além de variáveis complementares, como cianose, saturação de oxigênio, ausculta cervical e *blue dye test* no caso dos traqueostomizados.

Embora existam protocolos de avaliação clínica propostos na literatura, como o *Northwestern Dysphagia Patient Check Sheet* (NDPCS),[40] já traduzido para a Língua Portuguesa do Brasil,[41] o *Mann Assessment of Swallowing Ability*,[42] também já traduzido,[43] o *Volume-Viscosity Swallowing Test* (V-VST)[44] e o Protocolo Fonoaudiológico de Avaliação do Risco para Disfagia (PARD),[45] não existe um único protocolo aceito universalmente, e os procedimentos acabam sendo adaptados à população atendida e às condições do ambiente onde a avaliação está sendo realizada.

Além disso, na literatura são encontradas algumas escalas que auxiliam a classificar a DO a partir do que foi observado na avaliação clínica da deglutição. A classificação do grau de comprometimento da DO pode ser feita por escalas, como as propostas por Ott *et al.* (1996)[46], Daniels *et al.* (1997)[22], Silva (1997)[47] ou Furkim e Silva (1999)[48], por exemplo. A *Functional Oral Intake Scale* (FOIS)[49] e a *American Speech-Language-Hearing Association*

**Quadro 12-4.** Ficha de Registro da Avaliação Funcional da Deglutição Orofaríngea

| Consistência do alimento | ☐ NDD Classificação: _____ | ☐ IDDSI Nível: _____ |
|---|---|---|
| Volume de oferta | ☐ 5 mL  ☐ 10 mL  ☐ 20 mL  ☐ Deglutição livre ☐ sólido: _____ | |
| Número de ofertas | | |
| Tipo de alimento/líquido | | |
| Utensílios | | |
| Fase oral | Captação do bolo alimentar | ☐ Adequada  ☐ Inadequada |
| | Vedamento labial | ☐ Adequado  ☐ Insuficiente  ☐ Ausente |
| | Fracionamento do bolo alimentar | ☐ Sim  ☐ Não |
| | Escape oral anterior | ☐ Sim  ☐ Não |
| | Resíduos em cavidade oral | ☐ Sim  ☐ Não |
| Fase faríngea | Deglutições múltiplas (> 2) | ☐ Sim  ☐ Não |
| | Regurgitação nasal | ☐ Sim  ☐ Não |
| | Tosse ou pigarro | ☐ Sim  ☐ antes  ☐ durante  ☐ depois  ☐ Não |
| | Excursão hiolaríngea | ☐ Adequada  ☐ Inadequada  ☐ Discreta redução |
| | Dispneia | ☐ Sim  ☐ Não |
| | Voz molhada | ☐ Sim  ☐ Não |
| | Sensação de estase na garganta | ☐ Sim  ☐ Não |
| Informações complementares | Cianose | ☐ Sim  ☐ Não |
| | Ausculta cervical | ☐ Limpa  ☐ Sugestivo de penetração/aspiração  ☐ Não realizada |
| | Compensações | ☐ Sim  ☐ Não  Quais? _____ |
| | SpO$_2$ | ☐ Alterado ____%  ☐ Não alterado |
| | BDT modificado (traqueostomizados) | ☐ Positivo  ☐ Negativo  ☐ Não realizado |

NDD: *National Dysphagia Diet*; IDDSI: *International Dysphagia Diet Standardisation Initiative*; SpO$_2$: saturação de oxigênio; BDT: *Blue Dye Test*.

*National Outcome Measurement System* (ASHA NOMS)[50] são as duas escalas mais reproduzidas mundialmente, porém ambas têm relação direta com o nível de funcionalidade de ingestão por via oral.

## AVALIAÇÃO VIDEOENDOSCÓPICA DA DEGLUTIÇÃO OROFARÍNGEA (VED)

No final da década de 1980, Langmore *et al.* (1988)[51] publicaram a primeira descrição da avaliação endoscópica da deglutição orofaríngea. Os autores descreveram que o principal objetivo desse exame era detectar a presença de aspiração laringotraqueal naqueles pacientes com DO impossibilitados ou que apresentavam dificuldade de realizar o exame de videofluoroscopia de deglutição (VFD). Embora as indicações da videoendoscopia de deglutição (VED) não estejam claras nesse primeiro estudo, elas certamente são diferentes daquelas descritas mais recentemente.[52]

O método da VED empregado atualmente é bastante semelhante ao exame descrito no estudo pioneiro: como avaliar o paciente na posição que normalmente faz a refeição, sentado numa cadeira ou a beira do leito com a cabeceira elevada; evitar o uso de anestésicos tópicos, ou utilizar somente em casos de extrema necessidade; oferecer alimentos de diferentes consistências e volumes, com corante alimentar na cor azul ou verde.

Na descrição do artigo original não há menção de como o alimento deveria ser administrado: uso de colher, seringa, "copinho" ou outra forma. Também não há referência quanto ao número de ofertas do alimento: uma única oferta, duas ou mais, e, por fim, também não há menção à sequência dos alimentos oferecidos. Os autores, nesse primeiro artigo, relataram que as quantidades e as consistências poderiam ser modificadas, de acordo com a necessidade individual.

Infelizmente, ainda não há um protocolo de consenso ou padronização das consistências, dos volumes, do número de ofertas e do utensílio para ofertar o alimento, o que gera ainda muitas práticas distintas. Possivelmente, há uma padronização dentro dos diferentes serviços que realizam esse exame e, dessa forma, não podemos estabelecer um único e rígido protocolo. Além disso, a realidade de quem pratica o exame no contexto clínico pode-se diferenciar de quem o utiliza como método de investigação no contexto da pesquisa. Assim, esse tópico retratará a experiência multicêntrica desse grupo de pesquisadores e autores no uso da VED, com apresentação de um protocolo de consenso fundamentado na literatura e na prática das instituições envolvidas nesse capítulo. Da mesma forma, a proposta descrita a seguir relata a experiência de mais de 15 anos na investigação da disfagia orofaríngea tanto do médico otorrinolaringologista responsável quanto dos fonoaudiólogos.

A VED tem como objetivo primordial informar sobre a proteção de vias aéreas inferiores e, consequentemente, sobre o transporte do bolo alimentar durante a transição da fase oral para a fase faríngea. Além disso, evidencia a latência para o início da resposta faríngea na deglutição, capacidade ou não da limpeza dos recessos faríngeos e penetração laríngea ou aspiração laringotraqueal do alimento para as regiões de vias aéreas inferiores.

Os parâmetros de investigação da deglutição durante a execução da VED já estão muito bem definidos na literatura. Segue a nomenclatura mais encontrada nos laudos dos exames: (a) escape oral posterior: presença de alimento em hipofaringe antes da presença de resposta faríngea e ocorrência da deglutição;[53,54] (b) resíduos faríngeos: persistência de material corado (alimento) em recessos da faringe;[55] (c) penetração laríngea: presença de material na região endolaríngea e acima das pregas vocais e (d) aspiração laringotraqueal: passagem do material abaixo das pregas vocais, dentro da região infraglótica, traqueia e brônquios.[56-58]

Devemos salientar a ocorrência do *white-out*, que se refere ao período de tempo durante a deglutição, na qual o nasofibroscópio tem a imagem bloqueada pelo movimento da região velofaríngea em direção à parede posterior da nasofaringe. Imediatamente após o *white-out*, a imagem da região na hipofaringe e laringe retorna ao monitor, e assim podemos identificar prontamente se há presença de material corado nessas regiões.

Com certeza um grande e valioso dado, exclusivo da nasofibroscopia de deglutição, é a investigação da sensibilidade da região da hipofaringe e da laringe. Vários métodos foram descritos na literatura: pelo toque com a ponta do endoscópio em determinadas regiões da laringe;[51,59-61] por pulsos de ar[62] e por diferentes calibres de sondas pelos endoscópios.[63] Mesmo diante de diferentes métodos, a presença ou ausência da sensibilidade pode ser determinante para aumentar o grau de comprometimento da deglutição.

A correlação entre a sensibilidade laríngea e os achados da deglutição orofaríngea em indivíduos pós-AVE já foi estudada, constatando-se que, quanto menor a sensibilidade, maior é a frequência de aspiração laringotraqueal nessa população.[64] Por outro lado, outros autores não observaram essa correlação entre sensibilidade laríngea e presença de penetração/aspiração traqueal em população disfágica heterogênea, mas confirmaram uma significativa associação com o desenvolvimento de pneumonias.[65]

Na literatura, encontramos diversos estudos sobre a relação da sensibilidade laríngea em diferentes grupos que desenvolveram DO, como naqueles submetidos ao tratamento de quimiorradioterapia;[66] na população de AVE com infarto da artéria cerebral média;[67] na população de indivíduos que necessitaram de intubação traqueal para ventilação mecânica;[68] em outra população de doentes neurológicos, como a Esclerose Lateral Amiotrófica Bulbar[69] e também no grupo de crianças disfágicas, no qual se observou que, quanto maior o comprometimento da sensibilidade laringofaríngea, maior é o grau de comprometimento dos parâmetros da deglutição, incluindo a aspiração laringotraqueal.[70]

Outro parâmetro avaliado na VED, e que tem ganhado destaque nessa investigação, trata da identificação e classificação dos resíduos faríngeos. No final da década de 1990, a preocupação com os resíduos faríngeos, como fator preditivo de risco para aspiração laringotraqueal, inspirou a elaboração de uma escala de classificação para análise qualitativa desse parâmetro,[55] que só recentemente foi validada.[71] Desde então, outras escalas foram elaboradas, e a classificação dos resíduos faríngeos tornou-se recorrente, embora suas propriedades psicométricas ainda sejam consideradas insuficientes.[72] Dentre as escalas mais reproduzidas na literatura estão a *Pooling Escore*,[61] a *Normalized Residue Ratio Scale*[73] e a *Yale Pharyngeal Residue Severity Rating Scale (YPRSRS)*.[74] Embora nenhuma das escalas ainda tenha sido validada para o português do Brasil, a YPRSRS tem sido utilizada nas instituições dos autores deste capítulo.

O Quadro 12-5 resume os aspectos considerados relevantes e que não devem deixar de ser registrados em qualquer protocolo de VED.

Por fim, outra questão relevante trata da segurança na execução do exame por se tratar do único procedimento invasivo na investigação da DO. Embora a VED seja um exame bastante seguro, apresenta alguns riscos, como engasgos, laringospasmos, reflexo vasovagal, reações adversas ao uso de anestésicos tópicos e epistaxe.[75] Portanto, os profissionais que executam esse procedimento devem ser aptos a resolver essas complicações. Por outro lado, é um exame que necessita de análise dinâmica para auxiliar tanto na interpretação diagnóstica quanto na reflexão das técnicas terapêuticas para DO. Assim, pressupõem-se parcerias multiprofissionais no contexto da execução e definição de condutas.

**Quadro 12-5.** Aspectos que Devem ser Contemplados na Ficha de Registro da VED

| | |
|---|---|
| Consistências do alimento/líquido | ☐ NDD ☐ IDDSI ☐ Outra: _____ <br> Registrar quais as classificações ou níveis considerados no exame |
| Volumes de oferta | ☐ 5 mL ☐ 10 mL ☐ 20 mL ☐ Deglutição livre <br> ☐ Sólido: _____ |
| Número de ofertas | Registrar o número de ofertas para cada volume e consistência de alimento oferecida |
| Alimentos/líquidos utilizados | Registrar os tipos de alimentos e líquidos utilizados, bem como os mesmos foram preparados |
| Utensílios utilizados | Registrar o uso de colher, copo, canudo etc. |
| Alterações estruturais | Descrever quaisquer alterações estruturais observadas durante o exame |
| Estase salivar em hipofaringe | ☐ Antes da deglutição ☐ Após a deglutição ☐ Ausente |
| Sensibilidade laríngea | ☐ Ausente ☐ *Bilateral* ☐ *Unilateral lado* ___ ☐ Presente |
| Escape oral posterior | ☐ Sim ☐ Não |
| Local da resposta faríngea | ☐ Valéculas ☐ Vestíbulo laríngeo ☐ Seios piriformes <br> ☐ Outro: _____ |
| Resíduos faríngeos | Recomendamos o uso de alguma escala de classificação de resíduos faríngeos |
| Alteração no *clearance* faríngeo | ☐ Sim *(três ou + deglutições)* ☐ Não |
| Penetração laríngea | Registrar em que momento ocorreu (antes, durante ou após a deglutição) e se a reação de tosse ou pigarro esteve presente ou ausente |
| Aspiração laringotraqueal | Registrar em que momento ocorreu (antes, durante ou após a deglutição) e se a reação de tosse ou pigarro esteve presente ou ausente |
| Informações complementares | |

IDDSI: *International Dysphagia Diet Standardisation Initiative*; NDD: *National Dysphagia Diet*; mL: mililitros.

Podemos destacar ainda que as grandes vantagens da VED são a ausência de exposição à radiação, a possibilidade de ser executada à beira do leito e sem necessidade de deslocamento para o setor de raios X, ser repetida quantas vezes forem necessárias, e, principalmente, a viabilidade de avaliação da sensibilidade faringolaríngea. Em suma, o exame permite avaliar vários parâmetros dos aspectos sensoriais e motores envolvidos na fase faríngea da deglutição, contribuindo para o diagnóstico e conduta na DO.

## AVALIAÇÃO VIDEOFLUOROSCÓPICA DA DEGLUTIÇÃO OROFARÍNGEA

O exame de videofluoroscopia foi descrito inicialmente na década de 1970 no contexto da investigação da fala.[76] Já a videofluoroscopia da deglutição (VFD) se consagrou desde a década de 1980 como o método de referência para a investigação da biomecânica da deglutição.[35] Com o objetivo de propiciar a avaliação sincronizada de todas as fases da deglutição por meio de imagens dinâmicas, a VFD tornou-se o único método capaz de promover precisa interpretação da biomecânica entre as fases, auxiliar no diagnóstico da DO e colaborar para a identificação da eficiência das manobras terapêuticas aplicadas nos programas de reabilitação.

Os primeiros artigos científicos sobre a deglutição orofaríngea com videofluoroscopia de deglutição foram inicialmente descritos em 1985,[77] e, desde então, novas propostas de execução e critérios para análise foram sendo agregadas ao método de avaliação instrumental. Desde o início, o uso de distintas consistências de alimento, volumes e utensílios foram preconizados, porém sem que houvesse padronização sobre qualquer um deles ou a ordem e o número de ofertas em cada aspecto. Além disso, e embora com muitos parâmetros qualitativos para a análise das fases da deglutição, havia um forte indicador de que o aspecto mais relevante do exame se concentrava na visualização da aspiração laringotraqueal, já que a avaliação clínica não possui elevada acurácia para esse achado. Assim, Rosenbek *et al.*, em 1996,[65] elaboraram a *Penetration Aspiration Scale*, que se constituiu como a escala mais utilizada até os dias de hoje para classificar o grau de penetração e aspiração laringotraqueal em disfagia orofaríngea. Os parâmetros qualitativos e quantitativos descritos na literatura para a investigação da deglutição por meio de VFD são muitos, inclusive com reflexões por meio de revisões sistemáticas acerca do consenso sobre esses parâmetros[78,79] descritos no Quadro 12-6.

**Quadro 12-6.** Parâmetros Qualitativos e Quantitativos Descritos na Literatura para o Registro dos Achados da Fase Oral, Faríngea e Esofágica na Videofluoroscopia da Deglutição, Considerando cada Consistência de Alimento e Volume Testados

| Achados videofluoroscópicos da deglutição | | |
|---|---|---|
| **Fase oral** | **Fase faríngea** | **Fase esofágica** |
| **Achados qualitativos:**<br>☐ Alteração no vedamento labial<br>☐ Alteração na captação do alimento<br>☐ Alteração na acomodação do bolo alimentar<br>☐ Incoordenação oral<br>☐ Alteração na propulsão e ejeção oral<br>☐ Escape oral posterior<br>☐ Resíduos orais<br>**Achado quantitativo temporal**<br>☐ Tempo de trânsito oral | **Achados qualitativos:**<br>☐ Incoordenação no fechamento do esfíncter velofaríngeo<br>☐ Alteração da resposta faríngea (*onset* faríngeo)<br>☐ Diminuição na excursão hiolaríngea<br>☐ Resíduos em valéculas<br>☐ Resíduos em seios piriformes<br>☐ Resíduos na parede da faringe<br>☐ Limpeza faríngea<br>☐ Penetração laríngea<br>☐ Sem limpeza<br>☐ Com limpeza<br>☐ Aspiração laringotraqueal<br>☐ Sem tosse (silente)<br>☐ Com tosse<br>**Achados quantitativos:**<br>☐ Tempo de início da resposta faríngea (IRF)<br>☐ Tempo de trânsito faríngeo<br>☐ Tempo de fechamento laríngeo<br>☐ Distância de elevação hiolaríngea | ☐ Alteração na abertura do cricofaríngeo<br>☐ Resíduos esofágicos |

A partir de 2000, a utilidade clínica da VFD e novos protocolos estruturados marcaram importante reflexão sobre a aplicabilidade do exame no contexto do gerenciamento da DO, desmistificando seu uso prioritariamente para identificar aspiração laringotraqueal e valorizando outros achados e a interpretação da dinâmica da deglutição. A VFD deveria ser compreendida no contexto das condutas e da reabilitação da sintomatologia disfágica.[80] A investigação sobre as contribuições da VFD no manejo da disfagia, como o encaminhamento para outros especialistas, a eficiência das técnicas terapêuticas, recomendações terapêuticas, e mudanças na dieta via oral e consistências de alimentos, concluiu que a tendência de se referir ao exame de VFD somente como um instrumento para identificar aspiração e aspectos da biomecânica da deglutição estaria equivocada.[81]

Assim, o *Modified Barium Swallow Impairment Profile* (MBSImP), elaborado por Martin-Harris *et al.* em 2008,[81] marcou, na realização da VFD, a importância de um protocolo consensual que pudesse contribuir com práticas mais robustas e padronizadas na execução e interpretação do exame. Esse instrumento possui 17 componentes fisiológicos da deglutição para registro e interpretação.

Outro aspecto que também marcou as mudanças nos protocolos atuais de VFD tratou da confiabilidade do avaliador na identificação e interpretação dos achados de videofluoroscopia de deglutição.[82] Essa questão demonstra a importância do treinamento especializado na área e no manejo do exame de VFD para interpretação e condutas adequadas.[83]

Na prática do fonoaudiólogo especialista em disfagia orofaríngea, a participação na execução e interpretação do exame deve ultrapassar o diagnóstico das alterações presentes na biomecânica da deglutição e atingir a reabilitação. Durante a execução da VFD, é imprescindível o teste de manobras terapêuticas que seriam capazes, mediante interpretação da biomecânica da deglutição realizada no local e durante a execução do exame, de compensar ou potencializar a sincronia entre as fases da deglutição. Assim, a aplicação de manobras durante o exame deve ser realizada no contexto da interpretação de cada exame.

Por outro lado, há algumas perguntas básicas durante a execução do exame que podem auxiliar na escolha sobre qual técnica testar para a reabilitação: qual consistência, volume, utensílio e técnica facilitariam a propulsão oral, a resposta faríngea e melhor protegeria a via aérea inferior? Portanto, caberá a cada profissional fonoaudiólogo que executa o exame a escolha de tais manobras. Frequentemente as possibilidades mais testadas incluem as modificações de consistência e volume, e, embora devam seguir protocolo específico, ressalta-se que, dependendo do caso, as opções pastosas mais aderentes podem provocar resíduos faríngeos que potencializam a aspiração e impedem o clínico de identificar, com segurança, as possibilidades de via oral. As manobras posturais de cabeça, por se tratarem apenas de deslocamento postural, são facilmente executadas, e os resultados podem ser imediatos. Já no caso das manobras voluntárias de deglutição, sugere-se um treinamento prévio, pois uma execução inadequada pode não produzir os efeitos esperados por falta de treinamento.

Assim, concluímos que o diagnóstico da disfagia orofaríngea em adultos exige procedimentos clínicos e instrumentais e visam não somente à identificação de riscos de aspiração laringotraqueal, mas prioritariamente a interpretação da biomecânica da deglutição com seu prognóstico e conduta.

## REFERÊNCIAS BIBLIOGRÁFICAS
1. Crary MA, Groher ME. Reinstituting oral feeding in tube-fed adult patients with dysphagiaNutrition in Clinical Practice. Nutr Clin Pract. 2006 Dec;21(6):576-86.

2. Logemann JA. Approaches to management of disordered swallowing. Bailliere's Clinical Gastroenterology. 1991 June;5(2):269-80.
3. Werle RW, Steidel EM, Mancopes R. Fatores relacionados à disfagia orofaríngea no pós-operatório de cirurgia cardíaca: revisão sistemática. CoDAS. 2016 Oct;28(5):646-52.
4. Wieseke A, Bantz D, Siktberg L, Dillard N. Assessment and early diagnosis of dysphagia. Geriatr Nurs. 2008 nov-dec;29(6):376-83.
5. Takizawa C, Gemmell E, Kenworthy J, Speyer R. A Systematic Review of the Prevalence of Oropharyngeal Dysphagia in Stroke, Parkinson's Disease, Alzheimer's Disease, Head Injury, and Pneumonia. Dysphagia. 2016 June;31(3):434-41.
6. Kertscher B, Speyer R, Fong E, Georgiou AM, Smith M. Prevalence of oropharyngeal dysphagia in the Netherlands: a telephone survey. Dysphagia. 2015 Apr;30(2):114-20.
7. Bhattacharyya N. The prevalence of dysphagia among adults in the United States. Otolaryngol Head Neck Surg. 2014 Nov;151(5):765-9.
8. Attrill S, White S, Murray J, Hammond S, Doeltgen S. Impact of oropharyngeal dysphagia on healthcare cost and length of stay in hospital: a systematic review. BMC Health Serv Res. 2018 Aug;18(1):594.
9. Hayward R. Screening. Lancet. 2008 dec 6;372(9654):1945.
10. Almeida TM, Cola PC, Pernambuco LA, Magalhães HV Junior, Magnoni CD, Silva RGD. Screening tool for oropharyngeal dysphagia in stroke - Part I: evidence of validity based on the content and response processes. CoDAS. 2017 Aug;29(4).
11. Almeida TM, Cola PC, Pernambuco LA, Silva RGD. Screening tools for oropharyngeal dysphagia in stroke. Audiol Commun Res. 2015;20(4):361-70.
12. Magalhães Junior HV, Pernambuco LA. Screening for oropharyngeal dysphagia. CoDAS. 2015 Mar-Apr;27(2):111-2.
13. Baijens LW, Clavé P, Cras P, Ekberg O, Forster A, Kolb GF et al. European Society for Swallowing Disorders - European Union Geriatric Medicine Society white paper: oropharyngeal dysphagia as a geriatric syndrome. Clin Interv Aging. 2016 Oct 7;11:1403-28.
14. Manor Y, Giladi N, Cohen A, Fliss DM, Cohen JT. Validation of a swallowing disturbance questionnaire for detecting dysphagia in patients with Parkinson's disease. Mov Disord. 2007 Oct 15;22(13):1917-21.
15. Antonios N, Carnaby-Mann G, Crary M, Miller L, Hubbard H, Hood K et al. Analysis of a physician tool for evaluating dysphagia on an inpatient stroke unit: the modified Mann Assessment of Swallowing Ability. J Stroke Cerebrovasc Dis. 2010 Jan;19(1):49-57.
16. Schrock JW et al. A novel emergency department dysphagia screen for patients presenting with acute stroke. Acad Emerg Med. 2011;18(6).
17. Madhavan A, Carnaby GD, Chhabria K, Crary MA. Preliminary Development of a Screening Tool for Pre-Clinical Dysphagia in Community Dwelling Older Adults. Geriatrics (Basel). 2018 Dec 7;3(4).
18. Magalhaes JHV. Evidências de validade do questionário autorreferido para rastreamento de disfagia orofaríngea em idosos-RaDI. 2018:148.
19. Uhm KE, Kim M, Lee YM, Kim B, Kim Y, Choi J et al. The Easy Dysphagia Symptom Questionnaire (EDSQ): a new dysphagia screening questionnaire for the older adults. Eur Geriat Med. 2019;10(1):47-52.
20. Teo CH, Ng CJ, Booth A, White A. Barriers and facilitators to health screening in men: A systematic review. Soc Sci Med. 2016. Sep;165:168-76.
21. Depippo KL, Holas MA, Reding MJ. Validation of the 3-Oz Water Swallow Test for Aspiration Following Stroke. Arch Neurol. 1992 Dec;49(12):1259-61.
22. Daniels SK, McAdam CP, Brailey K, Foundas AL. Clinical Assessment of Swallowing and Prediction of Dysphagia Severity. Am J Speech Lang Pathol. 1997;6(4):17-24.
23. Perry L. Screening swallowing function of patients with acute stroke. Part one: Identification, implementation and initial evaluation of a screening tool for use by nurses. J Clin Nurs. 2001 July;10(4):463-73.

24. Massey R, Jedlicka D. The Massey Bedside Swallowing Screen. J Neurosci Nurs. 2002 Oct;34(5):252- 3, 257-60.
25. Tohara H, Saitoh E, Mays KA, Kuhlemeier K, Palmer JB. Three tests for predicting aspiration without videofluorography. Dysphagia. 2003 Spring;18(2):126-34.
26. Martino R, Silver F, Teasell R, Bayley M, Nicholson G, Streiner DL, Diamant NE. The Toronto Bedside Swallowing Screening Test (TOR-BSST): development and validation of a dysphagia screening tool for patients with stroke. Stroke. 2009 Feb;40(2):555-61.
27. Turner-Lawrence DE, Peebles M, Price MF, Singh SJ, Asimos AW. A feasibility study of the sensitivity of emergency physician Dysphagia screening in acute stroke patients. Ann Emerg Med. 2009 Sep;54(3):344-8, 348.e1.
28. Edmiaston J, Connor LT, Loehr L, Nassief A. Validation of a dysphagia screening tool in acute stroke patients. Am J Crit Care. 2010 July;19(4):357-64.
29. Oguchi K et al. The Repetitive Saliva Swallowing Test (RSST) as a Screening Test of Functional Dysphagia Jap J Rehab Med. 2000;37(6):375-82.
30. Watanabe S et al. Reconsideration of three screening tests for dysphagia in patients with cerebrovascular disease performed by non-expert examiners. Odontology. 2019 Apr 29.
31. Nazar G, Ortega A, Fuentealbal. Evaluación y manejo integral de la disfagia orofaríngea. Rev Med Clin Condes. 2009;20(4):449-57.
32. Silva AC, Dantas RO, Fabio SR. Clinical and scintigraphic swallowing evaluation of post-stroke patients. Pro Fono. 2010 Jul-Sep;22(3):317-24.
33. Steele CM, Miller AJ. Sensory input pathways and mechanisms in swallowing: a review. Dysphagia. 2010 Dec;25(4):323-33.
34. O'Rourke F, Vickers K, Upton C, Chan D. Swallowing and oropharyngeal dysphagia. Clin Med. 2014;14(2):196-9.
35. Logemann JA. Evaluation and treatment of swallowing disorders. Australia: Nerang, QLD: Pro-Ed; 1983.
36. Portas J, Guedes RLV. Protocolo de qualidade de vida em deglutição. Fononcologia. Rio de Janeiro: Revinter; 2012. p. 169-92.
37. Brates D, Molfenter SM, Thibeault SL. Assessing Hyolaryngeal Excursion: Comparing Quantitative Methods to Palpation at the Bedside and Visualization During Videofluoroscopy. Dysphagia. 2019 June;34(3):298-307.
38. Cichero JA, Lam P, Steele CM, Hanson B, Chen J, Dantos RO et al. Development of International Terminology and Definitions for Texture-Modified Foods and Thickened Fluids Used in Dysphagia Management: The IDDSI Framework. Dysphagia. 2017 Apr;32(2):293-314.
39. The National Dysphagia Diet Task Force. The National Dysphagia Diet: Standardization for Optimal Care. 2002. Chicago, IL: American Dietetic Association.
40. Logemann JA, Veis S, Colangelo L. A screening procedure for oropharyngeal dysphagia. Dysphagia. 1999;14(1):44-51.
41. Magalhaes HJ, Pernambuco LDA, Souza LBRD, Ferreira MAF, Lima KCD. Translation and cross-cultural adaptation of the Northwestern Dysphagia Patient Check Sheet to Brazilian Portuguese. CoDAS. 2013;25(4):369-74.
42. Mann G. MASA: The Mann assessment of swallowing ability. Cengage Learning. 2002(1).
43. Quinalha MM, Felix GB, Silva MM D, Mituuti CT. Tradução transcultural do protocolo Mann Assessment of Swallowing Ability – MASA para o português brasileiro. Resumos 2013.
44. Clavé P, Arreola V, Romea M, Medina L, Palomera E, Serra-Prat M. Accuracy of the volume-viscosity swallow test for clinical screening of oropharyngeal dysphagia and aspiration. Clin Nutr. 2008 Dec;27(6):806-15.
45. Padovani AR, Moraes DP, Mangili LD, Andrade CRF. Protocolo fonoaudiológico de avaliação do risco para disfagia (PARD) Dysphagia Risk Evaluation Protocol. Rev Soc Bras Fonoaudiol. 2007;12(3):199-205.
46. Ott DJ, Hodge RG, Pikna LA, Chen MY, Gelfand DW. Modified barium swallow: clinical and radiographic correlation and relation to feeding recommendations. Dysphagia. 1996;11(3):187-90.

47. Silva RG. Disfagia neurogênica em adultos pós acidente vascular encefálico: identificação e classificação. Rosso Charle Macedo Filho, Evaldo. Disfagia: abordagem multidisciplinar. 1997(2):36-42.
48. Furkim AM, Silva RG. Conceitos e implicações para a prática clínica e para a classificação da disfagia orofaríngea neurogênica. Programas de reabilitação em disfagia neurogênica. São Paulo: Frôntis; 1999. p. 1-20.
49. Crary MA, Mann GD, Groher ME. Initial psychometric assessment of a functionaloral intake scale for dysphagia in stroke patients. Arch Phys Med Rehabil. 2005 Aug;86(8):1516-20.
50. American Speech-Language-Hearing Association National Outcome Measurement System (NOMS): Adult Speech-Language Pathology User's guide. Rockville (MD): National Center for Evidence- Based Practice in Communication Disorders; 2003.
51. Langmore SE, Schatz K, Olsen N. Fiberoptic endoscopic examination of swallowing safety: a new procedure. Dysphagia. 1988;2:216-9.
52. Langmore SE. History of Fiberoptic Endoscopic Evaluation of Swallowing for Evaluation and Management of Pharyngeal Dysphagia: Changes over the Years. Dysphagia. 2017 Feb;32(1):27-38.
53. Logemann JA. Natural history studies: their critical role. Dysphagia. 1997 Fall;12(4):194-5.
54. Martin-Harris B, Brodsky MB, Michel Y, Lee FS, Walters B. Delayed initiation of the pharyngeal swallow: normal variability in adult swallows. J Speech Lang Hear Res. 2007;50(3):585-94.
55. Murray CJ, Lopez AD, World Health Organization. The global burden of disease: a comprehensive assessment of mortality and disability from diseases, injuries, and risk factors in 1990 and projected to 2020: summary 1996.
56. Rosenbek JC, Robbins JA, Roecker EB, Coyle JL, Wood JL. A penetration-aspiration scale. Dysphagia. 1996 Spring;11(2):93-8.
57. Colodny N. Interjudge and intrajudge reliabilities in fiberoptic endoscopic evaluation of swallowing (Fees®) using the penetration-aspiration scale: a replication study. Dysphagia. 2002;17(4):308-15.
58. Hey C, Pluschinski P, Pajunk R, Almahameed A, Girth L, Sader R et al. Penetration-Aspiration: Is Their Detection in FEES® Reliable Without Video Recording? Dysphagia 2015;30(4):418-22.
59. Bastian RW, Riggs LC. Role of sensation in swallowing function. Laryngoscope. 1999;109:1974-7.
60. Warnecke T et al. Fiberoptic endoscopic dysphagia severity scale predicts outcome after acute stroke. Cerebrovasc Dis. 2009;28:283-9.
61. Farneti D. Pooling score: an endoscopic model for evaluating severity of dysphagia. Acta Otorhinolaryngol Ital. 2008;28(3):135.
62. Aviv JE, Kim T, Thomson JE, Sunshine S, Kaplan S, Close LG. Fiberoptic endoscopic evaluation of swallowing with sensory testing (FEESST) in healthy controls. Dysphagia. 1998;(13):87-92.
63. Ozawa K, Fujimoto Y, Nakashima T. Changes in laryngeal sensation evaluated with a new method before and after radiotherapy. Eur Arch Otorhinolaryngol. 2010;267:811-6.
64. Onofri SM, Cola PC, Berti LC, Silva RG, Dantas RO. Correlation between laryngeal sensitivity and penetration/aspiration after stroke. Dysphagia. 2014;29:256-61.
65. Kaneoka A, Pisegna JM, Inokuchi H, Ueha R, Goto T, Nito T et al. Relationship Between Laryngeal Sensory Deficits, Aspiration, and Pneumonia in Patients with Dysphagia. Dysphagia. 2018;33(2):192-9.
66. Maruo T, Fujimoto Y, Ozawa K, Hiramatsu M, Suzuki A, Nishio N, Nakashima T. Laryngeal sensation and pharyngeal delay time after (chemo)radiotherapy. Eur Arch Otorhinolaryngol. 2014;271(8):2299-304.
67. Marian T et al. Pharyngolaryngeal Sensory Deficits in Patients with Middle Cerebral Artery Infarction: Lateralization and Relation to Overall Dysphagia Severity. Cerebrovascular Diseases Extra. 2017 Oct;7(3):130-9.
68. Borders JC, Fink D, Levitt JE, McKeehan J, McNally E, Rubio A et al. Relationship Between Laryngeal Sensation, Length of Intubation, and Aspiration in Patients with Acute Respiratory Failure. Dysphagia. 2019 Aug;34(4):521-8.

69. Ruoppolo G et al. Laryngeal Sensitivity in Patients with Amyotrophic Lateral Sclerosis. Frontiers in Neurology 2016 Nov;(28).
70. Ulualp S, Brown A, Sanghavi R, Rivera-Sanchez Y. Assessment of laryngopharyngeal sensation in children with dysphagia. Laryngoscope. 2013 Sept;(123)9:2291.
71. Pluschinski P, Zaretsky E, Stöver T, Murray J, Sader R, Hey C. Validation of the secretion severity rating scale. Eur Arch Otorhinolaryngol. 2016;273(10):3215-8.
72. Swan K, Cordier R, Brown T, Speyer R. Psychometric Properties of Visuoperceptual Measures of Videofluoroscopic and Fibre-Endoscopic Evaluations of Swallowing: A Systematic Review. Dysphagia. 2019 Feb;34(1):2-33.
73. Pearson WG, Molfenter SM, Smith ZM, Steele CM. Image-based measurement of post-swallow residue: the normalized residue ratio scale. Dysphagia. 2013;28(2):167-77.
74. Neubauer PD, Rademaker AW, Leder SB. The Yale Pharyngeal Residue Severity Rating Scale: An Anatomically Defined and Image-Based Tool. Dysphagia. 2015;30(5):521-8.
75. Hiss SG, Postma GN. Fiberoptic endoscopic evaluation of swallowing. Laryngoscope. 2003;113:1386-93.
76. Morris HL, Skolnick ML. Videofluoroscopy examination. Cleft Palate J 1971 Apr;8:212-3.
77. Veis SL, Logemann JA. Swallowing disorders in persons with cerebrovascular accident. Arch Phys Med Rehabil. 1985 June;66(6):372-5.
78. Molfenter SM, Steele CM. Temporal variability in the deglutition literature. Dysphagia. 2012;27(2):162-7.
79. Furkim AM, da Silva RG, Vanin G, Martino R. The association between temporal measures of swallowing with penetration and aspiration in patients with dysphagia: a meta-analysis. Neuro Rehabilitation. 2019;44(1):111-29.
80. Martin-Harris B, Logemann JA, McMahon S, Schleicher M, Sandidge J. Clinical utility of the modified barium swallow. Dysphagia. 2000 Summer;15(3):136-41.
81. Martin-Harris B, Jones B. The videofluorographic swallowing study. Phys Med Rehabil Clin N Am. 2008;19(4):769-85.
82. Stoeckli SJ, Huisman TA, Seifert B, Martin-Harris BJ. Interrater reliability of videofluoroscopic swallow evaluation. Dysphagia. 2003 Winter;18(1):53-7.
83. Hazelwood RJ, Armeson KE, Hill EG, Bonilha HS, Martin-Harris B. Identification of Swallowing Tasks From a Modified Barium Swallow Study That Optimize the Detection of Physiological Impairment. J Speech Lang Hear Res. 2017 July 12;60(7):1855-63.

# AVALIAÇÃO INSTRUMENTAL DA VOZ

CAPÍTULO 13

Leonardo Lopes
Juliana Fernandes Godoy
Fernanda Pereira França
Karoline Evangelista da Silva Paz
Anna Alice Almeida

## CONTEXTUALIZAÇÃO E IMPORTÂNCIA DA AVALIAÇÃO INSTRUMENTAL DA VOZ

A voz é parte integrante da individualidade do ser humano e diversos fatores podem influenciar a produção vocal, como gênero, idade, constituição física, saúde geral e fatores psicossociais, como a personalidade e a emoção. De forma geral, a voz transmite informações particulares do falante, relacionadas com o seu estado físico e/ou emocional.[1,2]

Assim, a voz é representada de forma multidimensional e, por esse motivo, o paciente com disfonia precisa de uma avaliação detalhada para que se perceba a multifatoriedade envolvida em sua fisiopatologia e o quanto ela pode afetar a sua qualidade de vida em diversos aspectos.[3] Levantamentos recentes perceberam haver uma falta de homogeneidade nos procedimentos e medidas utilizados para avaliar a disfonia[4,5] e, por isso, propuseram um guia, com diretrizes práticas de como avaliar a voz de forma mais completa.[5] Nesse documento aborda-se que a avaliação global da voz deve envolver principalmente a avaliação instrumental da voz de forma padronizada, além de outros aspectos, como a história do caso, a autoavaliação por parte do paciente, o exame perioral, a avaliação da respiração e a avaliação perceptivoauditiva.[5] Neste capítulo, iremos focar na avaliação instrumental, especificamente, ou seja, no exame laríngeo e na análise acústica da voz.[3]

Especialistas convocados pela American Speech-Language-Hearing Association – ASHA propuseram o Protocolo para Avaliação da Função Vocal (PAFV) com base em métodos de avaliação instrumental da voz mais comumente utilizados, com base na opinião de clínicos e pesquisadores. Esse documento da ASHA envolve recomendações acerca do modo de aquisição de dados (especificações das técnicas instrumentais e procedimentos de exame), tarefas de fala a serem realizadas pelo paciente e dados possíveis de serem extraídos em cada tipo de avaliação e tarefa de fala. O principal objetivo dessas recomendações é trazer uniformidade para os relatórios de avaliação tanto para a pesquisa, quanto para a prática clínica. Sugerem que esse protocolo proposto deva ser utilizado em larga escala para melhorar a base das medidas de avaliação e monitoramento instrumental para voz; permitir comparações válidas de avaliação de resultados tanto do mesmo paciente em momentos distintos, quanto entre pacientes; e facilitar a verificação da eficácia da avaliação e do tratamento, a fim de que se tenha uma interpretação e comparação universal.[6]

## AVALIAÇÃO LARINGOLÓGICA

O PAFV define que a captura da imagem endoscópica da laringe deve possibilitar a mensuração das estruturas e da função fonatória da laringe e do trato vocal (quando viável e necessário), bem como de medidas específicas da vibração das pregas vocais de indivíduos com queixas vocais. A extração desses dados pode ser a partir da videolaringoscopia, videonasolaringoscopia ou videoestroboscopia, o documento prefere eleger o nome videoendoscopia da laringe e videoestroboscopia.[6] No Brasil, esses exames são realizados por um médico especialista em cirurgia de cabeça e pescoço ou otorrinolaringologia.

Para essa avaliação perceptivovisual, sugere-se extrair os seguintes aspectos: inspeção das bordas livres e mobilidade (abdução e adução) das pregas vocais, atividade supraglótica durante a fonação, manobras laríngeas durante a transição de comportamentos, como os ajustes implementados ao passar de uma emissão fraca a forte ou de um som grave a agudo. Particularmente na videoestroboscopia deve-se ver a função vibratória das pregas vocais durante a fonação, para auxiliar na determinação da natureza/causa da disfonia, além de poder verificar a regularidade e a amplitude vibratória da onda mucosa, nível vertical, simetria de fase das pregas vocais e padrão de fechamento glotal.[3]

Em relação às tarefas de fala, deve ter o foco principal em avaliação de estrutura, de movimento e características vibratórias das pregas vocais em cada uma dessas tarefas. É interessante avaliar a laringe em posição neutra para vê-la em funcionamento durante a respiração, nesse caso, devem-se observar, no mínimo, três ciclos completos em cada uma das tarefas. Sugere-se ainda verificar tarefa de diadococinesia laríngea (repetição de/i-i-
-i-i-i-i/) para examinar integridade do movimento das pregas vocais durante a adução e abdução, ritmo e ajustes rápidos das pregas vocais durante a fonação. Também pode-se utilizar a emissão do /i/ associado ao "*sniff*" ou fonação inspiratória, com a finalidade de avaliar a extensão da adução e abdução das pregas vocais e a integridade dos músculos envolvidos nestas ações, principalmente no que diz respeito à adução durante a fonação (músculo titreoaritenóideo) e abdução das pregas vocais durante a inspiração forçada (músculo cricoaritenóideo posterior).

É importante também executar emissões para verificar as características vibratórias das pregas vocais a partir da variação da *loudness* (fraco, habitual e forte) e *pitch* (grave, habitual e agudo). O PAFV descreve também informações sobre a aquisição de dados, envolvendo especificações técnicas e procedimentos de exame, que não iremos abordar, pois não faz parte da realidade da prática fonoaudiológica no Brasil.

## ANÁLISE ACÚSTICA

A presença de alterações estruturais e/ou funcionais na laringe e estruturas supraglóticas modificam as características do sinal vocal e podem ser refletidas no *output* vocal, tanto em termos perceptivoauditivos quanto acústicos. De modo específico, as medidas acústicas são consideradas integradoras dos níveis laríngeos e auditivos, uma vez que tais medidas podem ser sensíveis à detecção na mudança de características aerodinâmicas e biomecânicas da laringe durante a produção vocal, assim como são correlacionadas com o desvio vocal percebido auditivamente.

Dessa forma, as técnicas de análise acústica empregadas para a avaliação dos distúrbios da voz devem extrair do sinal vocal as características mais adequadas para representar o distúrbio. Diferentes medidas acústicas isoladas ou combinadas podem ser sensíveis para representar bem e discriminar uma voz saudável de uma voz alterada, diferentes graus de alteração vocal, qualidade vocal predominante, assim como pode ser sensível para determinadas condições da laringe.[7]

De modo geral, a análise acústica pode ser descritiva ou por extração de medidas. Embora não exista um consenso sobre quais técnicas de análise acústica sejam as mais adequadas para avaliar vozes saudáveis e disfônicas,[8] a inspeção visual do traçado espectrográfico, a extração de medidas de perturbação e ruído, assim como a análise do CCP (*cepstral peak proeminence*) ou CPPS (*cepstral peak proeminence smoothed*) tem sido indicadas para a maioria das rotinas clínicas. Além disso, o uso de análises multivariadas, modelos não lineares e o desenvolvimento de novas medidas para a avaliação de parâmetros específicos tem se mostrado promissores para a avaliação vocal. Na sequência, faremos uma breve explanação sobre a descrição, os principais correlatos e aplicações clínicas dessas técnicas citadas.

### Inspeção Visual do Traçado Espectrográfico

O espectrograma é o principal recurso utilizado na análise descritiva e pode ser definido como um gráfico tridimensional, que registra as frequências no eixo vertical, as características temporais do sinal no plano horizontal, e a amplitude dos componentes da onda sonora pelo contraste de cores no traçado. A espectrografia de faixa estreita da vogal sustentada é utilizada em procedimentos de avaliação dos distúrbios da voz e de vozes profissionais. As características desse tipo de traçado espectrográfico podem ser associadas à presença de desvio da qualidade vocal e à alteração no funcionamento laríngeo.

Nos últimos anos, em uma tentativa de padronizar o processo de descrição e interpretação da análise espectrográfica para finalidade clínica, foi publicada a primeira versão de um protocolo estruturado (Protocolo de Análise Espectrográfica – PAE), que pode ser conferido em Lopes, Alves e Melo (2017).[9] Tal versão foi submetida ao processo de validação com base nos processos de resposta e de validação com base na consistência interna, sendo reestruturado em três domínios e 15 itens, que podem ser observados no Quadro 13-1.

Os itens do PAE estão organizados na sequência correspondente à sua carga fatorial, ou seja, da maior à menor carga em cada um dos três domínios. A indicação atual para utilização do PAE envolve a inspeção visual do traçado espectrográfico de banda estreita correspondente à emissão da vogal /ɛ/ sustentada, seguida pela marcação dos itens presentes no traçado. Os itens marcados pelo avaliador devem ser associados à avaliação perceptivoauditiva da qualidade vocal, interpretados no contexto da queixa do paciente e correlacionados com a fisiologia subjacente a cada item. Tal interpretação é detalhada na publicação inicial do PAE.[9] A indicação é que os itens do PAE façam parte do relatório de avaliação vocal inicial do paciente e seja utilizado para monitoramento ao longo da terapia vocal. Nas Figuras 13-1 a 13-15 podem ser encontrados exemplos de cada um dos itens do PAE.

**Quadro 13-1.** Versão do Protocolo de Análise Espectrográfica após Processo de Validação Baseada na Consistência Interna

| Protocolo de Análise Espectrográfica | | |
|---|---|---|
| **1) Distribuição de energia no traçado** | | |
| a) | ( ) | Presença de harmônicos acima de 4.000 Hz |
| b) | ( ) | Diminuição de energia e do número de harmônicos acima de 4.000 Hz |
| c) | ( ) | Presença de ruído adicional difuso acima de 4.000 Hz |
| d) | ( ) | Incremento de energia entre 1.000-3.000 Hz |
| e) | ( ) | Presença predominante de harmônicos de baixa amplitude |
| f) | ( ) | Presença de harmônicos com pouco brilho |
| g) | ( ) | Diminuição de energia ou reduzido número de harmônicos até 4.000 Hz |
| h) | ( ) | Presença de interrupções abruptas no traçado |
| **2) Descrição da irregularidade do sinal (aspectos temporais)** | | |
| i) | ( ) | Presença de harmônicos indefinidos ou esboço de harmônicos |
| j) | ( ) | Presença de ruído entre os harmônicos abaixo de 4.000 Hz |
| k) | ( ) | Presença de harmônicos com trajetória e morfologia irregular (não retilíneo) |
| l) | ( ) | Perda gradativa da definição/energia do traçado |
| **3) Aspectos temporais e distribuição de energia no traçado** | | |
| m) | ( ) | Presença de estrias horizontais irregulares entre os harmônicos |
| n) | ( ) | Presença de ruído ou irregularidade no início da emissão |
| o) | ( ) | Nível de energia aumentado em toda a faixa de frequência ao longo do traçado |

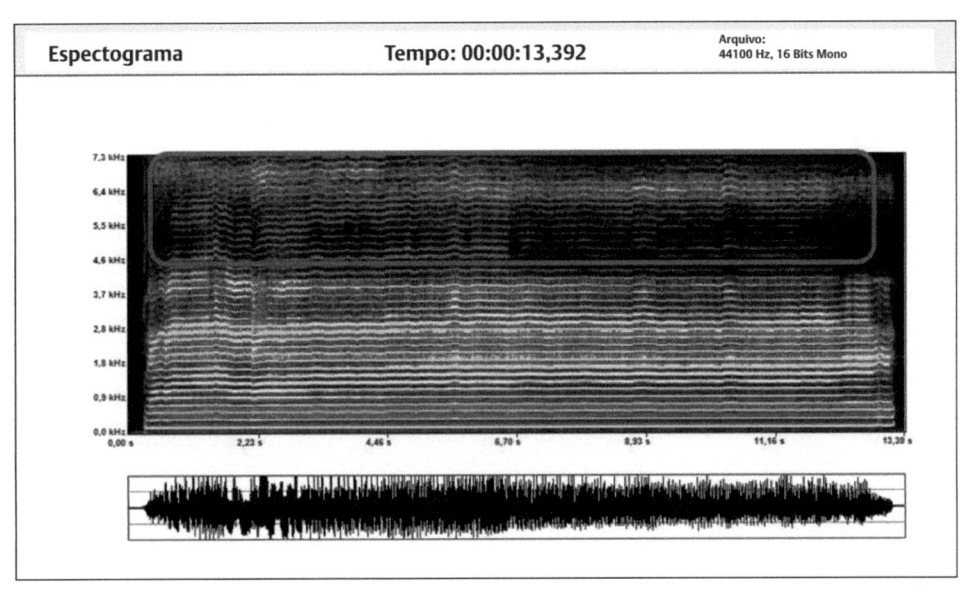

**Fig. 13-1.** Espectrograma de faixa estreita gerado no *software* Fonoview, correspondendo à emissão da vogal /ɛ/ sustentada. O destaque indica a presença de harmônicos acima de 4.000 Hz. *(Ver Pranchas em Cores.)*

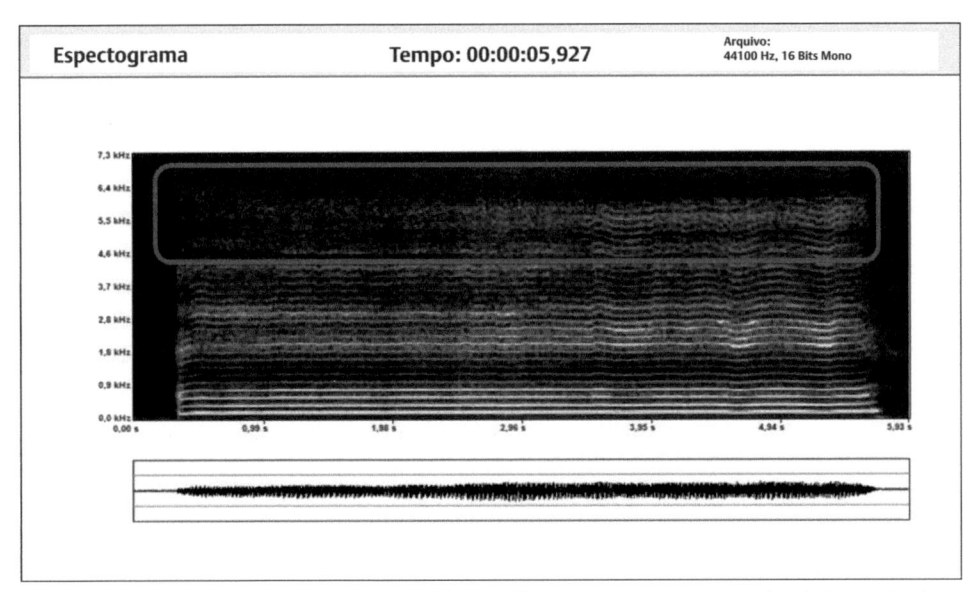

**Fig. 13-2.** Espectrograma de faixa estreita gerado no *software* Fonoview, correspondendo à emissão da vogal /ɛ/ sustentada. O destaque indica a diminuição de energia e do número de harmônicos acima de 4.000 Hz. *(Ver Pranchas em Cores.)*

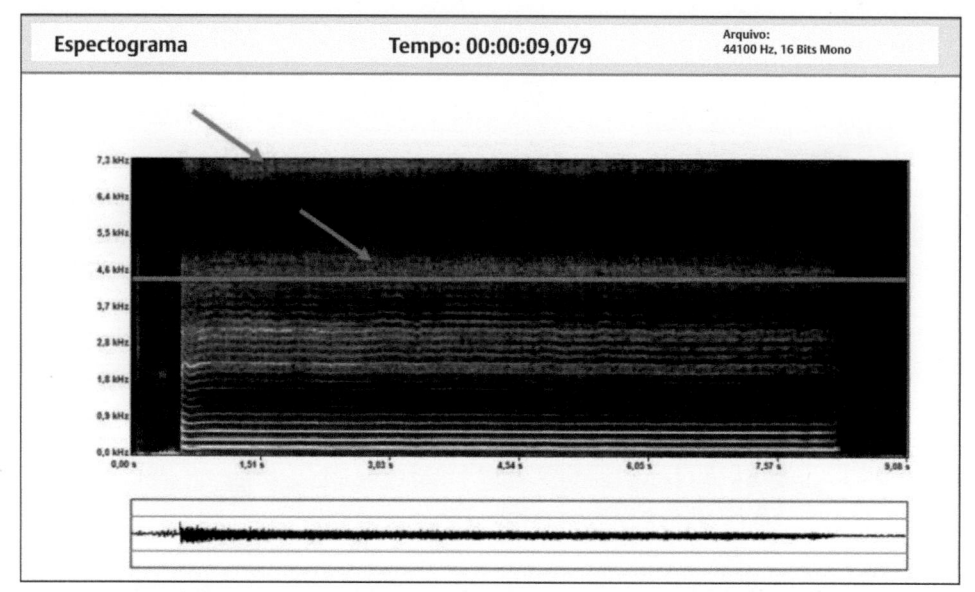

**Fig. 13-3.** Espectrograma de faixa estreita gerado no *software* Fonoview, correspondendo à emissão da vogal /ɛ/ sustentada. O destaque indica a presença de ruído adicional difuso acima de 4.000 Hz. *(Ver Pranchas em Cores.)*

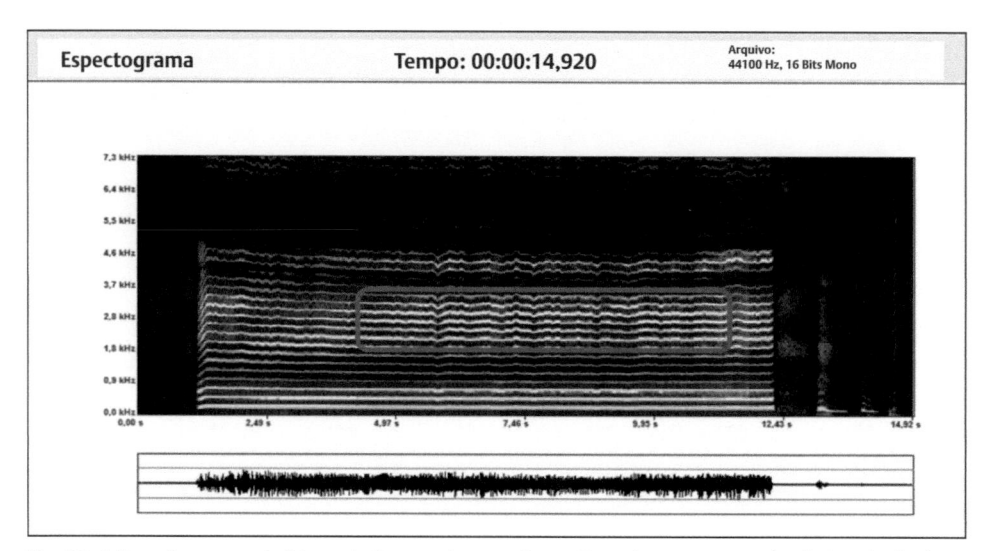

**Fig. 13-4.** Espectrograma de faixa estreita gerado no *software* Fonoview, correspondendo à emissão da vogal /ɛ/ sustentada. O destaque indica o incremento de energia entre 1.000-3.000 Hz. *(Ver Pranchas em Cores.)*

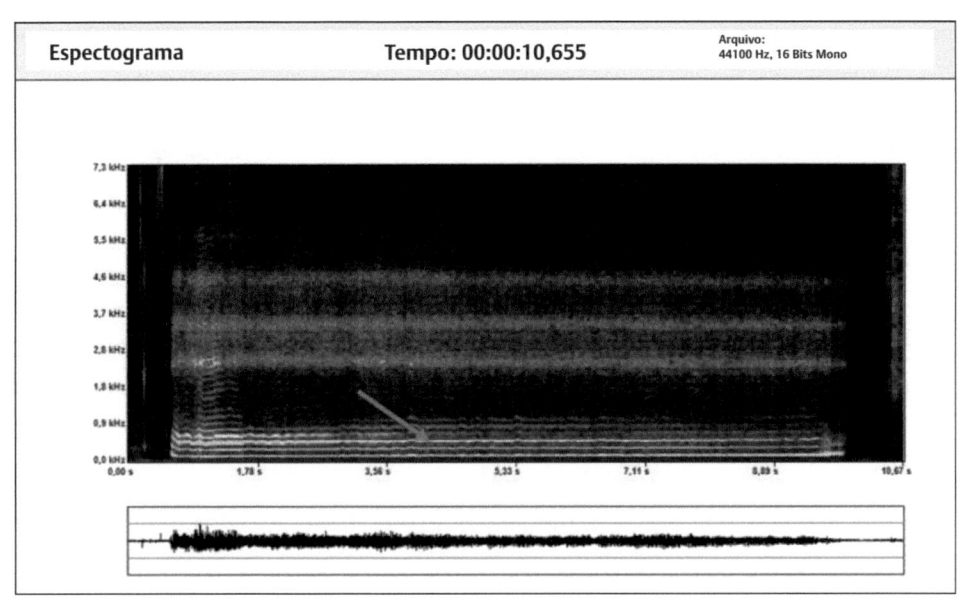

**Fig. 13-5.** Espectrograma de faixa estreita gerado no *software* Fonoview, correspondendo à emissão da vogal /ɛ/ sustentada. O destaque indica presença de harmônicos de baixa amplitude. *(Ver Pranchas em Cores.)*

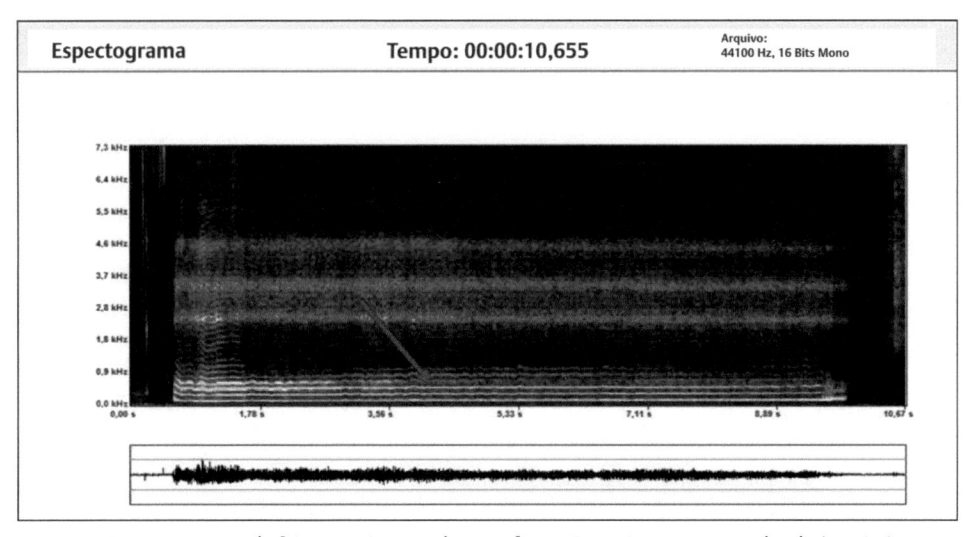

**Fig. 13-6.** Espectrograma de faixa estreita gerado no *software* Fonoview, correspondendo à emissão da vogal /ɛ/ sustentada. O destaque indica presença de harmônicos com pouco brilho. *(Ver Pranchas em Cores.)*

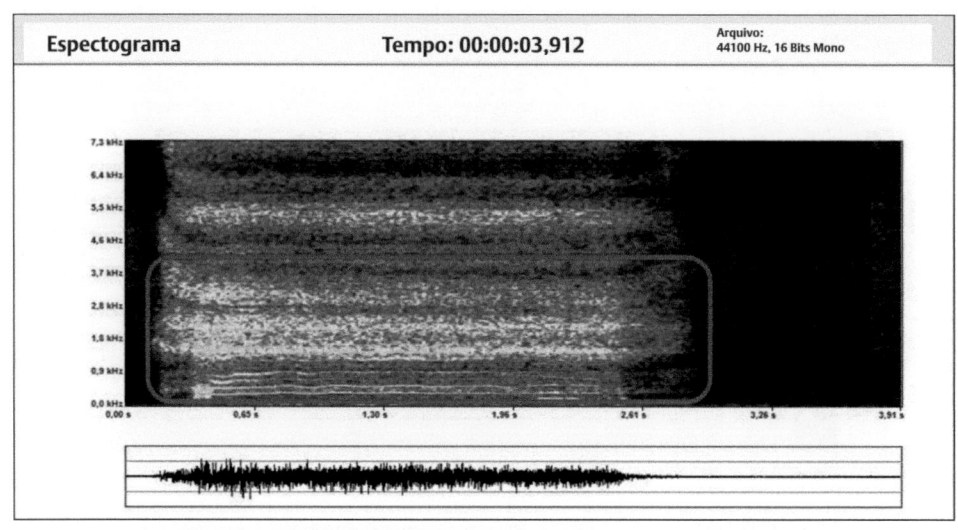

**Fig. 13-7.** Espectrograma de faixa estreita gerado no *software* Fonoview, correspondendo à emissão da vogal /ɛ/ sustentada. O destaque indica a diminuição ou reduzido número de harmônicos até 4.000 Hz. *(Ver Pranchas em Cores.)*

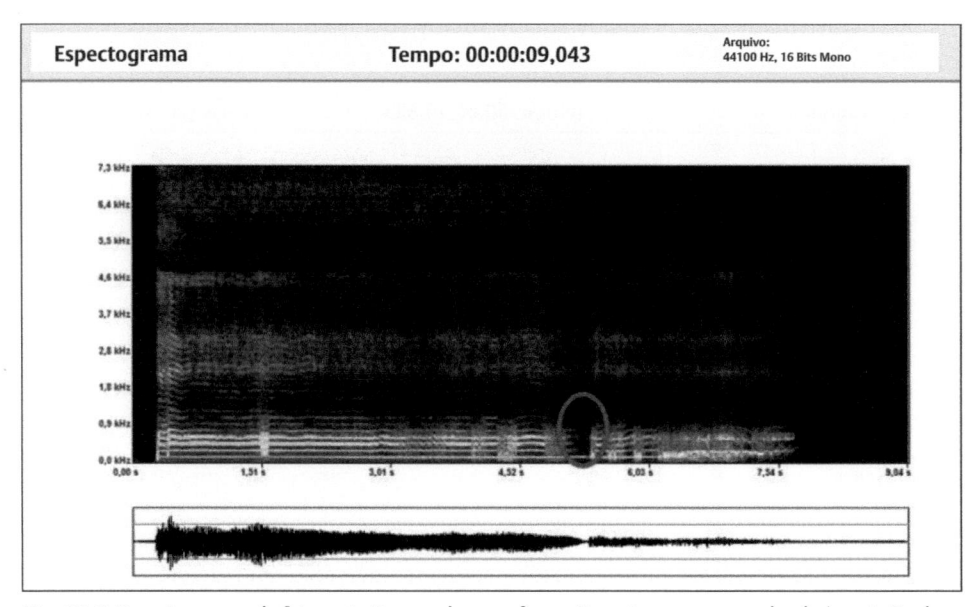

**Fig. 13-8.** Espectrograma de faixa estreita gerado no *software* Fonoview, correspondendo à emissão da vogal /ɛ/ sustentada. O destaque indica a presença de interrupções abruptas no traçado. *(Ver Pranchas em Cores.)*

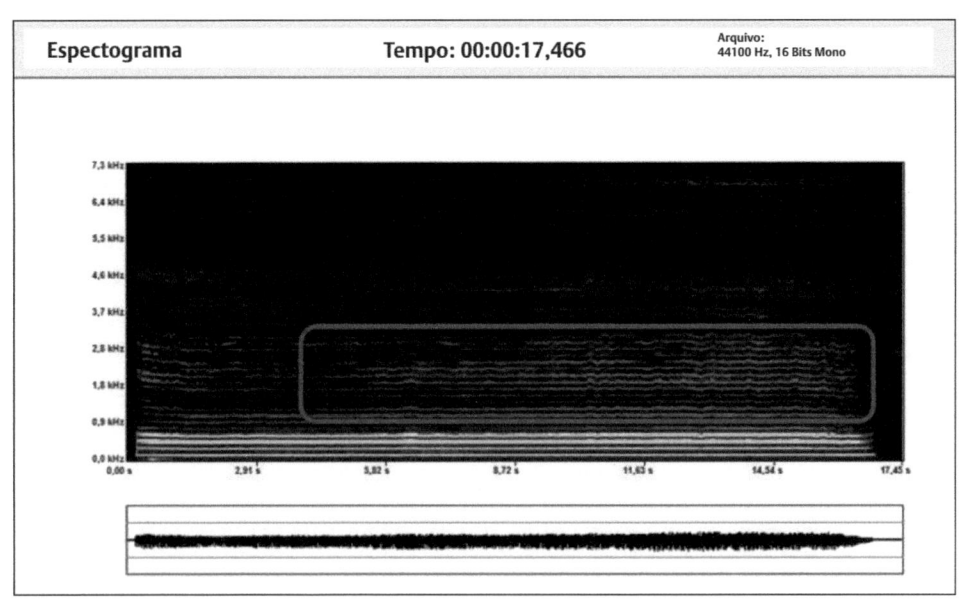

**Fig. 13-9.** Espectrograma de faixa estreita gerado no *software* Fonoview, correspondendo à emissão da vogal /ɛ/ sustentada. O destaque indica a presença de harmônicos indefinidos ou esboço de harmônicos. *(Ver Pranchas em Cores.)*

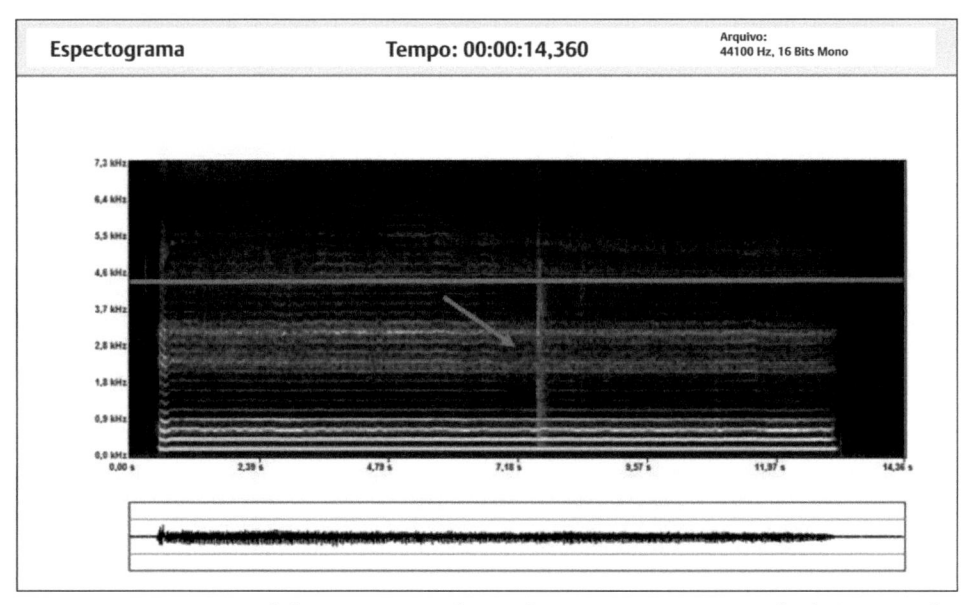

**Fig. 13-10.** Espectrograma de faixa estreita gerado no *software* Fonoview, correspondendo à emissão da vogal /ɛ/ sustentada. O destaque indica a presença de ruído entre os harmônicos abaixo de 4.000 Hz. *(Ver Pranchas em Cores.)*

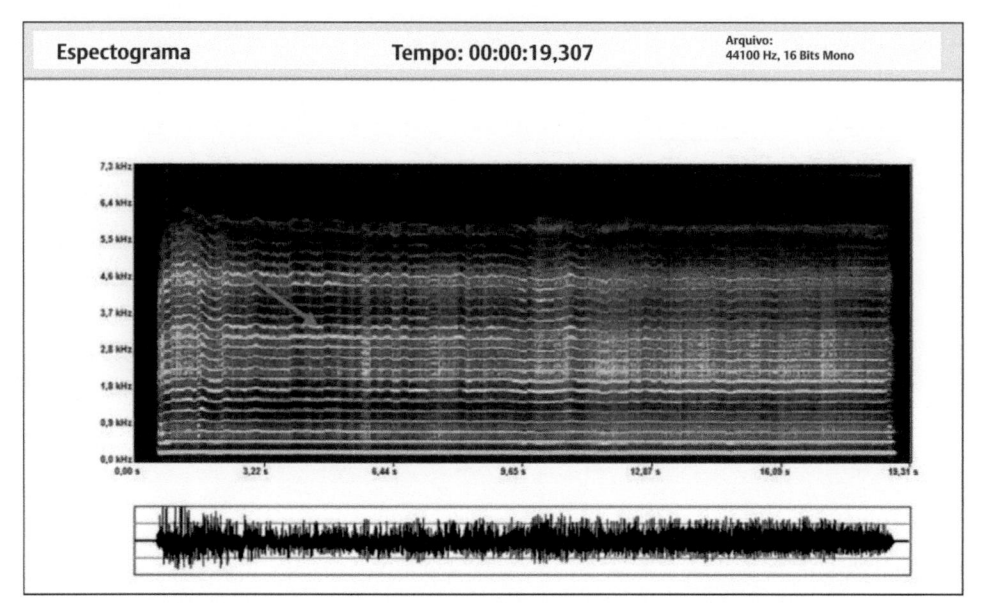

**Fig. 13-11.** Espectrograma de faixa estreita gerado no *software* Fonoview, correspondendo à emissão da vogal /ɛ/ sustentada. O destaque indica a presença de harmônicos com trajetória e morfologia irregular (não retilíneo). *(Ver Pranchas em Cores.)*

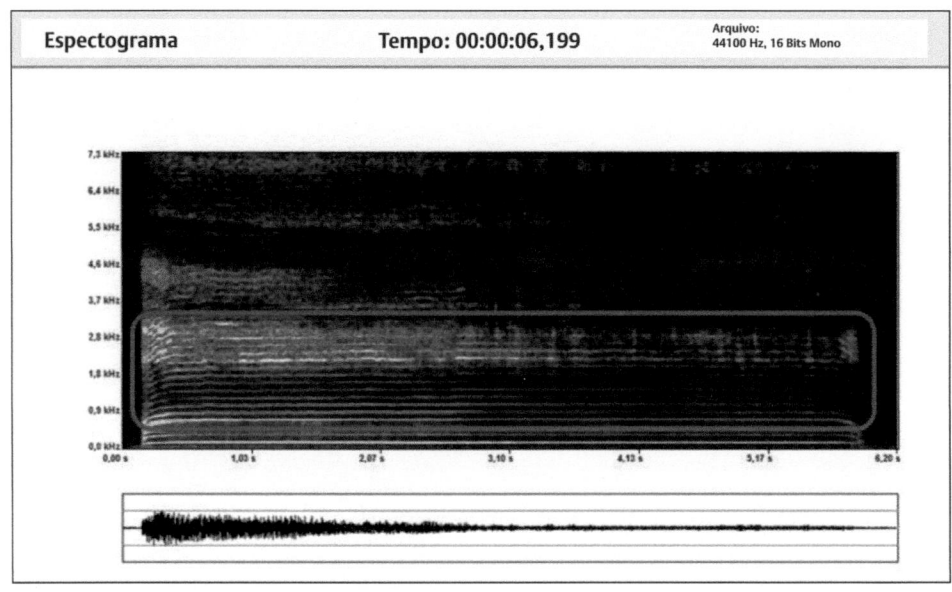

**Fig. 13-12.** Espectrograma de faixa estreita gerado no *software* Fonoview, correspondendo à emissão da vogal /ɛ/ sustentada. O destaque indica perda gradativa da definição/energia do traçado. *(Ver Pranchas em Cores.)*

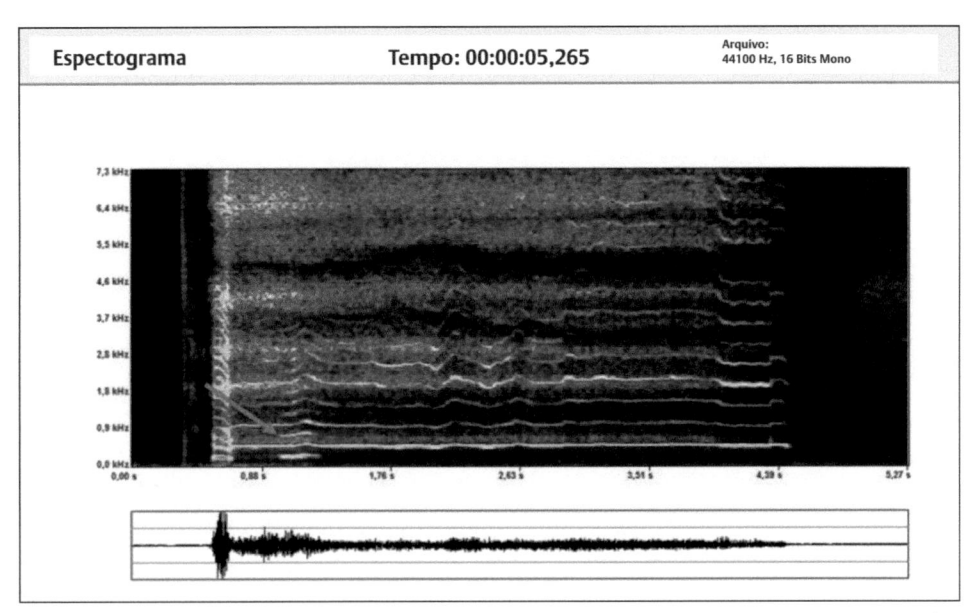

**Fig. 13-13.** Espectrograma de faixa estreita gerado no *software* Fonoview, correspondendo à emissão da vogal /ɛ/ sustentada. O destaque indica a presença de estrias horizontais irregulares (sub-harmônicos) entre harmônicos. *(Ver Pranchas em Cores.)*

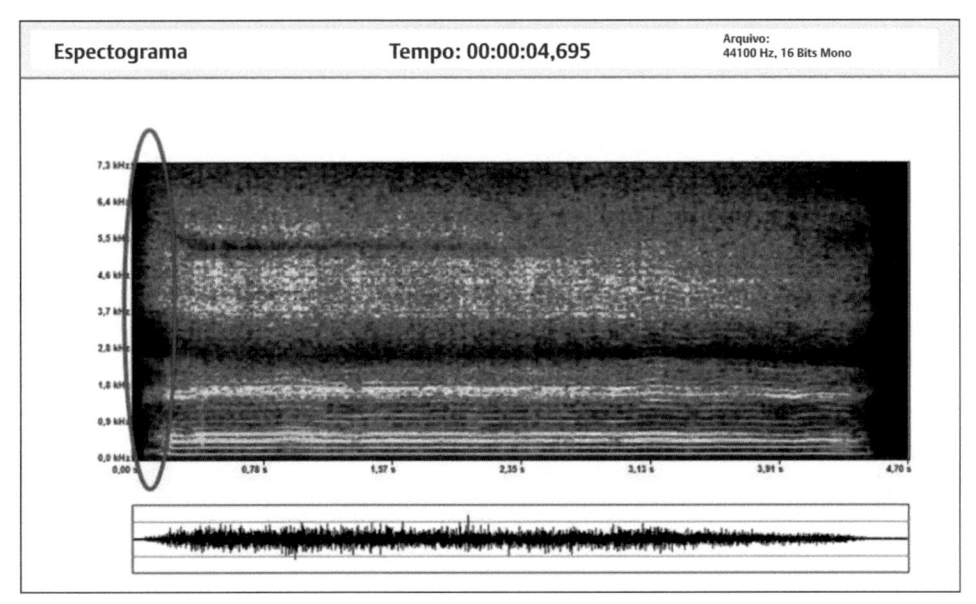

**Fig. 13-14.** Espectrograma de faixa estreita gerado no *software* Fonoview, correspondendo à emissão da vogal /ɛ/ sustentada. O destaque indica a presença de ruído ou irregularidade no início do traçado. *(Ver Pranchas em Cores.)*

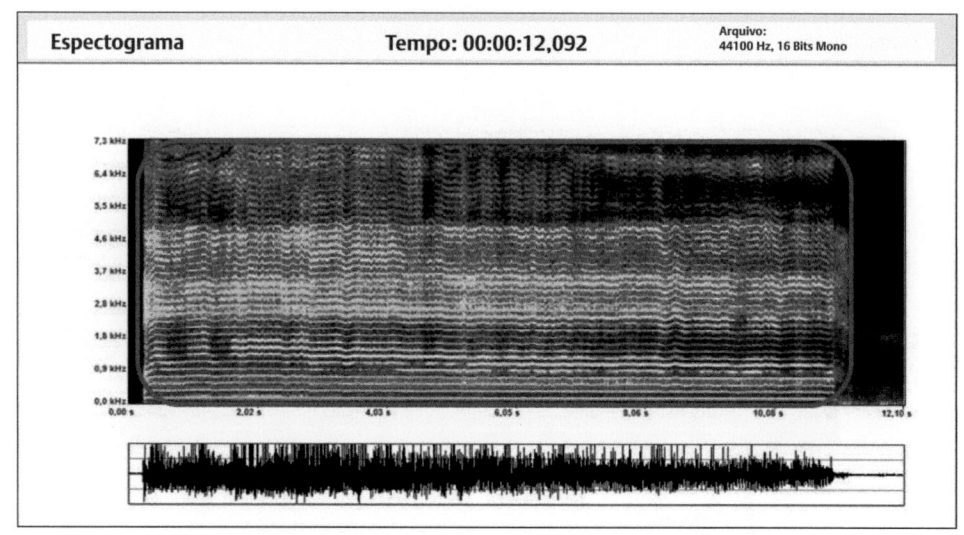

**Fig. 13-15.** Espectrograma de faixa estreita gerado no *software* Fonoview, correspondendo à emissão da vogal /ɛ/ sustentada. O destaque indica nível de energia aumentado em toda a faixa de frequência ao longo do traçado. *(Ver Pranchas em Cores.)*

## Medidas de Perturbação e Ruído

As medidas acústicas tradicionais podem ser divididas em medidas de frequência fundamental, que mensuram o número de ciclos vibratórios completos das pregas vocais por segundo, medidas de perturbação, que dizem respeito ao quanto um determinado período de vibração apresenta-se diferente do seguinte, tanto em termos de frequência (*jitter*) quanto de amplitude (*shimmer*), e medidas de ruído, que avaliam o ruído em diferentes faixas de frequência do espectro.

A extração das medidas de perturbação e de algumas medidas de ruído necessita de uma predição dos valores da frequência fundamental, o que é possível de ser realizado nos sinais de voz quase periódicos, mas inviável nos sinais com maior aperiodicidade. Um sinal de voz de um paciente disfônico pode variar de quase periódico a aperiódico. A complexidade de um sinal vocal com maior nível de aperiodicidade afeta a aplicabilidade dos métodos tradicionais de análise acústica, como *jitter* e *shimmer*, que pressupõem certa periodicidade para serem analisados.

As pesquisas recentes não conseguiram demonstrar que essas medidas são índices absolutos ou independentes de alteração vocal ou disfonia percebida auditivamente. Entretanto, nas análises de comparação pré e pós-tratamento de pacientes, esses índices têm valor como medida de resultado. No entanto, sua verdadeira contribuição é ainda mascarada por fatores de confundimento, tais como tipo de sistema de avaliação, gênero, vogal empregada e, de modo especial, pela intensidade da emissão durante a gravação da voz.[8]

O *jitter* relaciona-se com as variações de curto termo na frequência de vibração das pregas vocais, entre ciclos glóticos vizinhos. Desse modo, seus valores podem indicar irregularidades no sinal vocal no domínio do tempo.[8,10,11] Valores mais elevados do *jitter* podem indicar irregularidade na vibração das pregas vocais ocasionada pela presença de lesões de massa ou pelo aumento de tensão nas pregas vocais. O *jitter* é considerado uma das medidas acústicas mais correlacionadas com o grau geral do desvio vocal.

O *shimmer* corresponde às variações de amplitude da onda sonora a curto prazo, de um ciclo glótico ao outro.[12] Em termos fisiológicos, essa medida está relacionada com a diminuição da resistência glótica o que pode ocasionar, no plano perceptivoauditivo, a presença de soprosidade na emissão.[10,13]

O desvio-padrão de $F_0$ também pode ser utilizado como uma medida de irregularidade do sinal vocal. Ela está diretamente relacionada com o controle neuromuscular e a regularidade de vibração das pregas vocais.[14] Valores acima de 2 Hz nessa medida podem indicar comprometimento no controle neuromuscular envolvido com a produção vocal e presença de irregularidade vibratória das pregas vocais.

As medidas de ruído são essenciais para quantificar o ruído adicional presente no sinal vocal ou o mecanismo de transformação da energia aerodinâmica em energia acústica. A proporção harmônico-ruído (PHR) é uma medida clássica para avaliação do ruído presente no sinal vocal, obtendo uma proporção entre o componente harmônico e o componente de ruído presente no sinal.[10,15,16] Quanto maior o valor da PHR, maior a energia harmônica presente no sinal e menor a presença de soprosidade na emissão.

O *glottal to noise excitation* (GNE) é uma medida de ruído que possibilita mensurar a quantidade de excitação causada pela vibração das pregas vocais em detrimento da excitação gerada pelo ruído turbulento transglótico.[16-18] Desse modo, é um parâmetro diretamente relacionado à soprosidade, sendo considerada uma medida confiável para o nível de ruído relativo, mesmo na presença de grandes perturbações de frequência e amplitude. Ele indica a origem do sinal vocal, se ele é proveniente da vibração das pregas vocais ou da corrente de ar turbulenta gerada no trato vocal. É capaz de mostrar valores diferentes nos mais diversos ajustes fonatórios, em diferentes alterações vocais.[16-18] O GNE tem demonstrado ser uma das medidas mais robustas para detectar a presença de desvio de qualidade vocal[17,18] e a presença de alteração laríngea.[19] Pacientes com alteração laríngea e maior grau de soprosidade apresentam menores valores dessa medida.

## CPPS

Nos últimos anos, a análise cepstral demonstrou ser uma alternativa para avaliação de sinais com ampla faixa de desvio, uma vez que ela é capaz de determinar a $F_0$ e produzir estimativas de aperiodicidade e/ou ruído aditivo sem a identificação de limites de ciclo individuais, como preconizado na extração das medidas de perturbação e ruído.[20] De forma geral, o cepstro evidencia em que medida os harmônicos advindos da $F_0$ são individualizados e se destacam em relação ao nível de ruído presente no sinal. Sinais com maior regularidade e menor quantidade de ruído apresentam maior definição e amplitude do pico cepstral dominante.[20] Desse modo, as medidas cepstrais são mais confiáveis que as medidas tradicionais de perturbação e ruído para avaliação de vozes com ampla faixa de desvio e, além disso, demonstraram ser fortes preditoras da presença de desvio vocal.[20-22] De modo geral, os valores de CPPS são mais reduzidos em indivíduos com desvio da qualidade vocal, indicando uma maior aperiodicidade no sinal e menor definição da estrutura harmônica e aumento do componente de ruído.

Tais achados possibilitaram a indicação dessas medidas cepstrais como principal medida acústica a ser utilizada na clínica vocal. Atualmente, na realidade brasileira, essas medidas podem ser extraídas por meio do PRAAT. Para facilitar a extração, incluímos no apêndice desse capítulo um breve roteiro para extração dessas medidas.

Os seguintes comandos e parâmetros foram aplicados para gerar o *CPPS* no *Praat*:

1. Clica-se em "Analyze Periodicity" e, na sequência, em "Fo PowerCepstrogram".
2. No "menu", prossegue-se com "Pitch floor (Hz) = 60", "Time Step (s) = 0,002", "Maximum Frequency (Hz) = 5.000" e "Pre-emphasis from (Hz) = 50".
3. Clica-se em "Query", e seleciona-se "Get CPPS" no "menu", segue-se com "Substract tilt before smoothing" e com "Time averaging window (s) = 0.01", "Quefrequency-averaging window (s) = 0,001". "Peak search pitch range (Hz) = 60-330", "Tolerance (0-1) = 0,05", "Interpolation = Parabolic". "Tilt line quefrequency range (s) = 0,001-0.0 (= end)", "Line type = Straight", e Fit method = Robust.
4. O resultado desse procedimento serão as medidas do CPPS, conforme descrito em Maryn e Weenink (2015).[22]

## Análise Multivariada

A utilização de parâmetros acústicos com medidas isoladas da análise de voz oferece informações apenas parciais da qualidade vocal do indivíduo,[23,24] visto que a voz é um fenômeno multidimensional e a análise de apenas um aspecto obtido na avaliação torna limitada a compreensão deste fenômeno. Por isso, o uso de medidas combinadas para avaliação vocal vem sendo cada vez mais frequente, uma vez que favorece melhor *performance* na classificação entre vozes desviadas e não desviadas,[7,17-19,25] na discriminação entre tipos de disfonia e seu grau de alteração[20,26,27] ou mesmo entre diferentes tipos de alterações laríngeas,[19] trazendo maior segurança ao clínico pouco experiente no uso da análise acústica como parte do protocolo de avaliação vocal, especialmente quando a utilização de tais medidas é de fácil acesso.

Nesse sentido, alguns pesquisadores têm se dedicado à compreensão e ao desenvolvimento de medidas combinadas padronizadas que possibilitem a extração de índices, facilitando a classificação vocal,[7,26] ou mesmo fornecendo dados visuais que favorecem a interpretação do fenômeno de produção da voz em cada indivíduo,[28,29] tendo em vista que a utilização de análises com a combinação de medidas não é recente na área de ciências da saúde,[26] o que contribui consideravelmente na descrição de um fenômeno complexo como a voz.

O *dysphonia severity index* (DSI) ou índice de intensidade da disfonia, em tradução livre, é uma das primeiras propostas a utilizar diversas medidas acústicas e, por meio de análise multivariada, fornecer uma combinação de medidas selecionadas que, após cálculo matemático, gera um índice capaz de se relacionar com o grau global do desvio vocal (G), proveniente da avaliação perceptiva da voz. A seleção dos parâmetros foi baseada na integração de medidas do perfil de extensão vocal (PEV), de medidas aerodinâmicas e medidas acústicas. Após análise multivariada dos diferentes parâmetros obtidos das vozes de 387 indivíduos, foram selecionados a frequência mais alta ($F_0$-*high* em Hz), intensidade mais baixa (I-*low* em dBNPS), tempo máximo de fonação em segundos e *jitter* (%), por meio da seguinte equação: DSI = 0,13 × TMF + 0,0053 × $F_0$-*high* – 0,26 X I-*low* – 1,18 × *jitter* (%) + 12,4. O DSI para vozes classificadas como normais na avaliação perceptual ($G_0$) é igual a +5, ao passo que vozes com desvio intenso ($G_3$) têm um DSI de -5, valores acima ou abaixo destes também são possíveis. Quanto mais negativo o índice, pior a qualidade vocal.[26]

O DSI pode ser aplicado utilizando medidas extraídas de qualquer programa de análise acústica, medidor de pressão sonora (decibelímetro) e contador de tempo. Os parâmetros devem ser extraídos da emissão da vogal /a/ e demonstram viabilidade na discriminação entre vozes desviadas ou não[30] e na diferenciação entre momentos antes e após intervenção vocal.[31,32]

Uma outra ferramenta bastante utilizada e disponível no Brasil é o diagrama de desvio fonatório (DDF), do programa voxmetria (CTS Informática), que utiliza medidas acústicas combinadas, apresentando-as em um gráfico bidimensional que facilita a interpretação clínica.[29] Tal diagrama foi originalmente proposto por um grupo alemão, com o nome diagrama de rouquidão,[28] e demonstrou-se viável especialmente por permitir a utilização na análise de vozes com maior grau de desvio.

Para a representação gráfica bidimensional do DDF são utilizados quatro parâmetros. Três deles relacionam-se com a periodicidade do sinal de onda, e estão dispostos no eixo horizontal do gráfico gerado pelo programa, sendo eles: *jitter*, *shimmer* e coeficiente de correlação. Este último utilizado do *Waveform Matchin Coefficient* (WMC), calculado para cada par de períodos ou ciclos glóticos, indicando a similaridade entre eles dentro de todo o sinal. Tal algoritmo demonstrou sofrer menor intervenção da presença de ruído adicional ao sinal, bem como de pequenas flutuações de amplitude[33] o que favorece a análise de vozes com maior grau de desvio. O quarto parâmetro utilizado é o GNE, apresentado no eixo vertical do gráfico. Assim, no eixo horizontal estão dispostas as informações sobre a estabilidade fonatória e no vertical as informações sobre ruído glótico.

A interpretação do DDF se baseia na descrição de como o sinal sonoro se distribui no gráfico apresentado pelo programa. Tal interpretação se dá em relação à forma de distribuição, à densidade e à localização dos pontos que representam a dispersão do sinal vocal nos quadrantes do gráfico, favorecendo uma interpretação bastante rica das informações a respeito da voz analisada. Em relação à densidade do sinal, esta pode ser concentrada ou ampliada, sendo concentrada quando a distribuição dos pontos que representam o sinal concentra-se dentro de um quadrado, e ampliada quando tais pontos excedem esta dimensão. No que diz respeito à forma, esta pode ser classificada como horizontal, quando a distribuição dos pontos neste eixo é maior do que na sua perpendicular; da mesma forma, para ser considerada como vertical, a distribuição dos pontos neste sentido deve ser maior do que no eixo horizontal. Por fim, é classificada com forma circular a voz que apresentar distribuição similar nos dois eixos. Quanto à localização, é importante mencionar que o gráfico apresentado pelo DDF é dividido em quatro quadrantes, sendo que o quadrante inferior à esquerda corresponde à área de normalidade, proposta pelo programa. Assim, a voz analisada pode ser classificada como dentro ou fora da área de normalidade.

Dentre as vantagens oferecidas pelo programa está, conforme já citado, a possibilidade de análise de vozes com maior grau de desvio, a didática oferecida pela possibilidade de interpretação visual do sinal sonoro, além de ser um programa acessível ao clínico, não sendo de uso exclusivo dos grandes centros de pesquisa. Uma das poucas desvantagens é a possibilidade de uso do DDF apenas na análise da emissão da vogal sustentada, que oferece informações por vezes distintas do que é observado na fala encadeada.[7] O programa é calibrado para a análise do sinal sonoro durante a emissão da vogal /ɛ/, o que é uma vantagem visto que esta emissão é semelhante ao que é solicitado ao paciente durante o exame laringológico, além de ser a vogal em que a posição do trato vocal é considerada mais neutra.[17,18,34]

Uma outra ferramenta promissora na avaliação vocal é o *Acoustic Voice Index* (AVQI) desenvolvido com a combinação de seis parâmetros extraídos na análise acústica e que fornece um índice que varia de um a dez, com ponto de corte em 2,43,[25] separando as vozes com índice menor como normais e as com valores maiores que este como alteradas.[7] Tal índice tem o diferencial de realizar a análise de trecho da vogal e de fala sequenciada concatenadas, fornecendo informações de duas diferentes formas de uso vocal e que devem sempre ser consideradas no processo de avaliação.

A análise por meio da vogal sustentada é comumente realizada na maior parte dos programas de acústica e para isso é preciso que o profissional selecione o trecho medial da emissão, excluindo seu início e final, onde há presença de maior instabilidade. Desta forma, os parâmetros acústicos extraídos da vogal sustentada fornecem informações de uma emissão mais estável, sem grandes modificações das estruturas da glote e supraglote, sendo frequentemente contrastante da fala na avaliação perceptiva, por vezes indicando diferenças em relação ao grau da alteração.[35]

O AVQI é uma das primeiras medidas a incorporar trechos da fala encadeada, trazendo vantagens por representar as inconsistências da emissão de fala, com a presença de modulações advindas da entonação, trechos com variações rápidas entre emissões surdas e sonoras, quebras e pausas.

Para o cálculo do AVQI é realizada uma fórmula de regressão linear a partir das medidas acústicas de perturbação e ruído (*shimmer* local, *shimmer* local dB, relação harmônico ruído), distribuição da energia espectral (declínio espectral e queda da linha de regressão espectral) e domínio cepstral (suavização da proeminência do pico cepstral).[35] Após estudos para validação deste índice, este foi considerado viável para uso na diferenciação entre vozes disfônicas ou não e também na comparação das avaliações antes e após intervenção vocal.[25,35-37]

Dentre as vantagens do AVQI está a sua extração por meio do programa de análise acústica da voz e da fala PRAAT que pode ser utilizado em computadores com diferentes sistemas operacionais, de *download* livre e sem custos. Além disso, ele tem como uma das medidas base o cepstrum, que apresenta maior correlação com a avaliação perceptiva[38] sugerido pela American Academy of Hearing and Speech (ASHA) em uma proposta de padronização da avaliação vocal, como a medida acústica a ser considerada na avaliação multidimensional da voz.[6] Como desvantagem, há a necessidade de verificar sua validade nas diferentes línguas e dialetos, uma vez que a fala encadeada sofre influência das características da emissão em cada língua. Felizmente a ferramenta já conta com estudos realizados em falantes do português brasileiro e tem se mostrado um índice promissor na avaliação vocal, relacionando-se com o grau global de desvio vocal (G) utilizado na análise perceptivoauditiva. Os autores precursores da utilização deste índice no português brasileiro testaram sua validade em diferentes trechos da fala encadeada e sugeriram a contagem de números de um a dez para a amostra a ser utilizada, visto que é o padrão de trecho de fala solicitado na avaliação vocal no Brasil, uma vez que a leitura de textos não seria indicada para uso nos inúmeros casos de pacientes iletrados ou com leitura pouco fluente, além de ter apresentado boa correlação com a análise perceptivoauditiva e melhores valores de acurácia.[39]

Por fim, ressalta-se que existem outros índices ou formas de interpretação de medidas combinadas na análise acústica do sinal vocal, e as diversas pesquisas têm mostrado a validade destes métodos. O rigor metodológico utilizado nos diferentes estudos favorece a segurança para reprodução dos dados e aplicação no ambiente clínico, evidenciando o caráter translacional deste tipo de pesquisa que contribui no processo clínico de avaliação, diagnóstico e acompanhamento vocal.

## FFR

Atualmente, a principal medida acústica com a finalidade de investigar a tensão laríngea presente na produção vocal é a frequência fundamental relativa (RFF). Ela torna estimável a tensão laríngea, de forma fácil, não invasiva, confiável, acessível, e fundamental para clínica vocal no processo de reabilitação.[40] É definida como a frequência fundamental dos 10 ciclos imediatamente antes e após a produção de uma consoante não vozeada, normalizada pelas frequências fundamentais do estado estacionário da voz, anterior e posterior à consoante.[41]

Para a extração da FFR, é necessário um contexto de fala com a presença de duas vogais e uma consoante desvozeada, da seguinte forma: vogal-consoante-vogal. A gravação vocal deve ser baseada no enunciado /afa/, /ifi/ e /ufu/, com três repetições de cada seguimento para confiabilidade dos dados.[42] A cada três enunciados emitidos, o indivíduo deve fazer uma pausa rápida para respiração, com a instrução de usar seu tom e volume habitual da voz. Esses estímulos foram escolhidos por produzirem baixa variabilidade intrafalante em comparação com a execução de estímulos de fala e outros fonemas desvozeados. Eles também encurtam o protocolo de registro e facilitam o processamento algorítmico com base nos seguimentos nesses seguimentos mencionados acima.[43]

O cálculo da FFR passa pela extração da frequência instantânea dos últimos 10 ciclos antes do desvozeamento da consoante não vozeada, em especial a fricativa sonora /f/, e os primeiros 10 ciclos de início da sonorização de uma vogal.[40] Para a extração dos 10 ciclos finais da vogal antes da consoante não vozeada utiliza-se a denominação RFF *offset*. De igual modo, para extração das frequências instantâneas dos dez ciclos iniciais da vogal que está depois da consoante não vozeada, utiliza-se o RFF *onset* (Fig. 13-16).[44]

O *software* utilizado para a extração dessa medida acústica é o Praat, *software* gratuito, versão 5.3.77h, Universidade de Amsterdã. São selecionados os ciclos vibratórios das vogais dos seguimentos fonéticos citados anteriormente utilizando a função "pulses".[45] Devem ser consideradas as sequências fonéticas em que cada fonema tenha pelo menos 10 ciclos vibratórios, para permitir o cálculo do RFF.[44]

Atualmente, o *software* mais utilizado para a extração é o *MATLAB* (versão R2015b, MathWorks, Natick, Massachusetts) para promover a praticidade e otimização temporária da extração dos dados. A subjetividade e o esforço do operador na estimativa manual de RFF foi modificado após estudo de Lien *et al.*, (2017),[46] que desenvolveram um algoritmo automatizado para estimar RFF de forma mais objetiva e eficiente. O algoritmo FFR automatizado identifica os ciclos antes e depois das consoantes, estima os períodos e a $F_0$ instantânea para cada ciclo, e calcula RFF. Há rejeição de qualquer erro de gravação ou estímulos que não contenham os períodos suficientes para análise.[42]

Fisiologicamente, a FFR está relacionada com a tensão laríngea, uma vez que, a frequência fundamental sofre variações durante a produção da fala, e como resultado temos ajustes na musculatura laríngea. Durante a produção do seguimento /afa/, é necessário certo aumento da tensão nas pregas vocais para inibir sua vibração durante a produção da consoante não vozeada, assim como para manter e aumentar a tensão nos primeiros ciclos da vogal seguinte. Dessa forma, há aumento na FFR no final da vogal que precede a consoante e no início da vogal que sucede, devido ao ajuste tensional dos falantes.[41]

Os valores de FFR no final da vogal antes da consoante não vozeada e no início da vogal após consoante não vozeada, apresentam-se mais baixos em indivíduos com hiperfunção vocal quando comparados com os sem alteração vocal.[41] Considera-se que pessoas com hiperfunção vocal apresentam valores mais baixos da FFR já que a capacidade para o

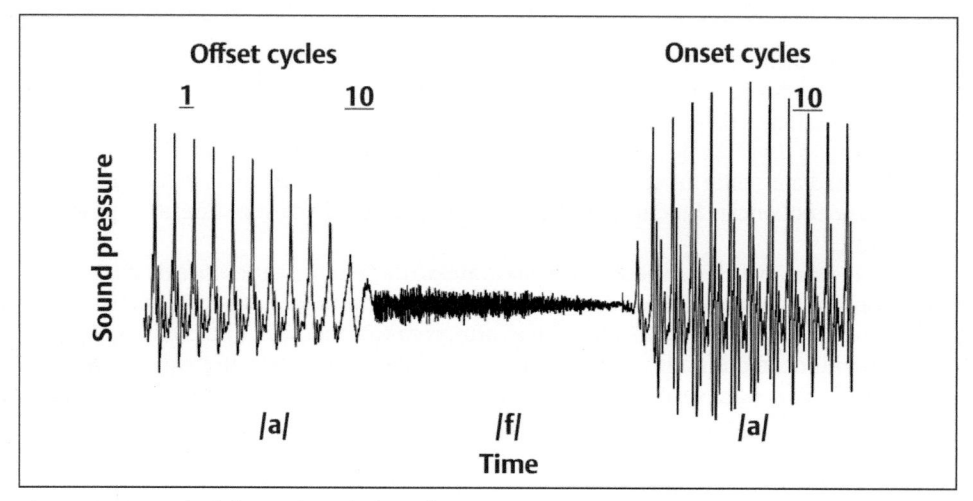

**Fig. 13-16.** Exemplo da forma de onda dos ciclos antes e após a produção da consoante desvozeada. (Fonte: Park; Stepp, 2019.)[42]

indivíduo fazer pequenas variações na tensão para iniciar e parar o vozeamento está prejudicada pela tensão elevada a nível laríngeo.[40,44,47]

Alguns estudos encontraram que a FFR foi significativamente menor em participantes com hiperfunção vocal,[48] doença de Parkinson[49] e disfonia espasmódica de adução[50] em comparação com os valores dos indivíduos com vozes saudáveis.

Na clínica vocal, verificou-se que indivíduos com hiperfunção vocal apresentaram aumentos significativos nos valores de FFR após sessões bem-sucedidas de terapia vocal, com valores pós-terapia próximos aos de indivíduos com vozes saudáveis.[45,51]

Ao analisar o *offset* e *onset* da FFR, alguns estudos identificaram que o 10º ciclo do *offset* e o 1º ciclo do *onset* são os principais momentos da identificação da tensão laríngea, são referidos como os que mais facilmente diferenciam o grau de hiperfunção vocal e os mais distantes dos ciclos usados para a normalização.[44] Eles estão reduzidos quando falantes saudáveis aumentam intencionalmente o esforço e a tensão vocal[40,47] e quando falantes têm distúrbios da voz, como disfonia espasmódica e hiperfunção vocal.[48,50]

## Casos Neurológicos

A avaliação vocal em casos neurológicos é de extrema importância, uma vez que em muitas situações um dos primeiros sinais de alteração é relacionado com a produção de voz e fala. Assim, a análise acústica passa a ser uma importante ferramenta, já que traz informações não percebidas pelo ouvido humano.

Devido à particularidade de cada uma das diferentes alterações neurológicas que podem afetar o mecanismo de fala, não há padronização de parâmetros acústicos a se analisar. Além disso, dados da literatura trazem inconsistências quanto a este aspecto.[52-54]

Entretanto, os parâmetros relacionados com as modificações na frequência fundamental são os mais comumente observados. Ao pensar que grande parte das doenças neurológicas se relaciona com alterações na acurácia, força, precisão e amplitude dos movimentos musculares, envolvendo também a musculatura responsável pela produção da fala,[55] é esperado que as modificações envolvam o descontrole do mecanismo fonatório, o que pode refletir em instabilidades durante as emissões. Assim, dentre as medidas mais descritas como alteradas está a variabilidade da frequência fundamental (vf0) medida em porcentagem ou semitons, que identifica as instabilidades presentes na emissão em relação à frequência do sinal, considerando todo o trecho de amostra vocal, além do desvio-padrão da fundamental.[56-58] Alguns estudos mostraram que tais medidas são mais sensíveis na distinção entre vozes de pacientes neurológicos e indivíduos saudáveis, em relação a outras medidas de instabilidade como o *jitter* e *shimmer*,[57,58] já que estes identificam instabilidades comparando ciclos glóticos vizinhos. Entretanto, outros autores encontraram diferenças também nestes parâmetros, relacionando as disfonias neurológicas com a presença de ruído vocal.[59]

Outras medidas acústicas relevantes, porém, menos acessíveis, já que nem todos os programas disponíveis no mercado as fornecem, são as medidas de tremor, que podem indicar a frequência das oscilações rítmicas da glote.[60] Estas são importantes e também sensíveis na diferenciação entre indivíduos saudáveis e portadores de alteração ou sequela neurológica.[57,58]

Ainda assim, uma das dificuldades no uso da análise acústica como ferramenta de avaliação das vozes de indivíduos com alterações neurológicas, é que as características mais marcantes não são percebidas nas emissões sustentadas e sim nos trechos de fala, em razão da presença de alterações relevantes na prosódia.[55]

Uma alternativa na avaliação objetiva do mecanismo de fala em indivíduos com prováveis afecções neurológicas é o teste de diadococinesia (DDC), relevante na avaliação do mecanismo fonatório e articulatório da fala, utilizada como parte do protocolo de avaliação fonoaudiológica e que auxilia no diagnóstico diferencial.[52,61-65]

Definida como a habilidade de realizar rápidas repetições, compostas por contrações oposicionais de padrões relativamente simples[66] a DDC avalia a maturação e integração neuromotora da musculatura envolvida com a produção da fala, especificamente envolvida com o véu palatino, língua, lábios e mandíbula. Na avaliação fonoaudiológica são realizados os testes de DDC oral e laríngea.[67,68]

A DDC oral, mais conhecida e utilizada internacionalmente na avaliação de fala, é caracterizada pela repetição rápida e interrupta de uma mesma sílaba, sendo padrão a utilização das sílabas /pa/, /ta/ e /ka/ e do vocábulo /pataka/ (p. ex., "pa – pa – pa – pa"). O indivíduo é orientado a inspirar e produzir a emissão solicitada repetidamente em uma única expiração e da maneira mais rápida e estável possível. A emissão de cada sequência de repetições deve ser gravada para posterior análise. O fonoaudiólogo deverá identificar a velocidade, a precisão e a regularidade das emissões. Em geral, pacientes com alterações neurológicas apresentam lentidão na emissão da DDC oral, de maneira que as emissões de /pa/ são mais velozes que de /ta/, e estas mais velozes do que /ka/.[55] Tais emissões refletem o controle motor dos movimentos de lábios, região anterior e região posterior da língua, respectivamente.

A DDC laríngea, proposta inicialmente por Leeper e Jones (1991),[69] reflete o controle neuromotor dos movimentos de abertura e fechamento das pregas vocais e tem se mostrado relevante pois avalia o mecanismo fonatório e respiratório, com menor interferência do mecanismo articulatório da fala. A tarefa solicitada durante a avaliação é a repetição rápida e interrupta da vogal /a/ ou da vogal /i/ (p. ex., "a – a – a – a").

Tanto a DDC oral quanto laríngea podem ser analisadas perceptivamente pelo clínico experiente, ou com auxílio da espectrografia, de maneira a identificar a velocidade de produção e a estabilidade dos períodos de emissão e de silêncio. Entretanto, dados numéricos podem ser obtidos através da análise em *softwares* de acústica, como o módulo *Motor Speech Profile* (MSP – Kay Pentax), que fornece parâmetros relacionados com velocidade e taxa da emissão, além de informações precisas sobre a estabilidade da mesma, especialmente em relação a sua duração e intensidade. As pesquisas mostram que a DDC é mais lenta em idosos e indivíduos acometidos por doenças neurológicas e o que diferencia os dois grupos é a instabilidade no controle das emissões, tanto em relação à duração de cada emissão, quanto em relação à intensidade.[58] De todas as populações avaliadas com a DDC, a única em que foi encontrada taxa de velocidade aumentada foi a doença de Parkinson.[55] Entretanto, nestes casos, geralmente há menor precisão dos movimentos.[70]

Assim, estas medidas favorecem a compreensão de alguns aspectos da fala afetada por uma lesão neurológica, complementando os dados da avaliação e favorecendo o diagnóstico diferencial.

A análise acústica deve ser realizada de modo racional na avaliação vocal, considerando-se os critérios de seleção das medidas a serem utilizadas, os princípios físicos e fisiológicos subjacentes, assim como os correlatos perceptivoauditivos. Dessa forma, a análise deve ser integrada no contexto multidimensional da avaliação vocal, possibilitando uma análise global das condições de produção vocal do paciente. A análise descritiva do traçado espectrográfico e as medidas indicadas nesse capítulo podem fazer parte de um roteiro básico de avaliação vocal.

## REFERÊNCIAS BIBLIOGRÁFICAS

1. Deary IJ, Wilson JA, Carding PN, Mackenzie K. The dysphonic voice heard by me, you and it: differential associations with personality and psychological distress. Clin Otolaryngol Allied Sci. 2003;28(4):374-78.
2. Souza OC, Hanayama EM: Fatores psicológicos associados a disfonia funcional e a nódulos vocais em adultos. Rev CEFAC. 2005;7(3):388-97.
3. Patel RR, Awan SN, Barkmeier-kraemer J, Courey M, Deliyski D, Eadie T et al. Recommended protocols for instrumental assessment of voice: American Speech-Language-Hearing Association Expert Panel to develop a protocol for instrumental assessment of vocal function. Am J speech-language Pathol. 2018;27(August):887-905.
4. Roy N, Barkmeier-Kraemer J, Eadie T, Sivasankar MP, Mehta D, Paul D et al. Evidence-Based Clinical Voice Assessment: A Systematic Review. Am J Speech-Language Pathol. 2013;22:212-26
5. American Speech-Language-Hearing Association (ASHA). Voice Disorders evidence map: Assessment section. [acesso em 23 jan 2018]; [about 7 screens] Disponível em: https://www.asha. org/PRPSpecificTopic.aspx?folderid=8589942600&section=Assessment
6. Patel RR, Awan SN, Barkmeier-Kraemer J et al. Recommended protocols for instrumental assessment of voice: American Speech Language-Hearing Association expert panel to develop a protocol for instrumental assessment of vocal function. Am J Speech-Language Pathol. 2018;25:1-19.
7. Maryn Y, Corthals P, De Bodt M, Van Cauwenberge P, Deliyski D. Perturbation measures of voice: A comparative study between multi-dimensional voice program and praat. Folia Phoniatr Logop. 2009;61(4):217-26.
8. Brockmann-Bauser M, Drinnan MJ. Routine acoustic voice analysis: time to think again? Curr Opin Otolaryngol Head Neck Surg. 2011;19(3):165-70.
9. Lopes LW, Alves GAS, Melo ML. Evidência de conteúdo de um protocolo de análise espectrográfica. Rev CEFAC. 2017;19(4):510-528.
10. Behlau M (org.) Voz: o livro do especialista. Rio de Janeiro: Revinter; 2001.
11. Kreiman, J, Sidtis, D. Foundations of voice studies: an interdisciplinary approach to voice production and perception. Boston: John Wiley e Sons; 2013.

12. Brockmann M, Drinnan MJ, Storck C, Carding PN. Reliable jitter and shimmer measurements in voice clinics: the relevance of vowel, gender, vocal intensity, and fundamental frequency effects in a typical clinical task. J Voice. 2011;25:44-53.
13. Lopes LW, Cavalcante DP, Costa PO. Intensidade do desvio vocal: integração de dados perceptivo-auditivos e acústicos em pacientes disfônicos. CoDAS. 2014;26(5):382-8.
14. Jotz GP, Cervantes O, Settani FAP, Angelis EC. Acoustic measures for the detection of hoarseness in children. Int Arch Otorhinolaryngol. 2006;10(1):14-20.
15. Awan SN, Frenkel ML. Improvements in estimating the harmonic-to-noise ratio of the voice. J Voice. 1994;8:255-62.
16. Godino-Llorente JI, Osma-Ruiz V, Sáenz-Lechón N, Vilda-Gómez P, Blanco-Velasco M, Cruz-Roldán F. The effectiveness of the glottal to noise excitation ratio for the screening of voice disorders. J Voice. 2010;24(1):47-56.
17. Lopes LW, Alves JN, Evangelista DS, França FP, Vieira VJD, Lima-Silva MFB, Pernambuco LA. Acurácia das medidas acústicas tradicionais e formânticas na avaliação da qualidade vocal. CoDAS 2018; 30(5): e20170282.
18. Lopes LW, Vieira VJD, Costa SL do NC, Correia SÉN, Behlau M. Effectiveness of Recurrence Quantification Measures in Discriminating Subjects With and Without Voice Disorders. J Voice. 2018;1-13.
19. Lopes LW, Simões LB, Delfino J, Silva D, Celiane A, Oliveira P et al. Accuracy of Acoustic Analysis Measurements in the Evaluation of Patients With Different Laryngeal Diagnoses. J Voice. 2017;31(3):382-26.
20. Awan SN, Roy N. Outcomes Measurement in Voice Disorders: Application of an Acoustic Index of Dysphonia Severity. J Speech, Lang Hear Res. 2009;52(2):482-99.
21. Wolfe VI, Martin DP, Palmer CI. Perception of dysphonic voice quality by naıve listeners. J Speech Hearing Res. 2000;43:697-705.
22. Maryn Y, Weenink D. Objective dysphonia measures in the program Praat: smoothed cepstral peak prominence and acoustic voice quality index. J Voice. 2015;29:35-43.
23. Maryn Y, De Bodt M, Roy N. The Acoustic Voice Quality Index: Toward improved treatment outcomes assessment in voice disorders. J Commun Disord. 2010;43(3):161-74.
24. Pifaia LR, Madazio G, Behlau M. Diagrama de desvio fonatório e análise perceptivo-auditiva pré e pós-terapia vocal Phonatory Deviation Diagram pre and post vocal. CoDAS. 2013;25(2):140-7.
25. Barsties B, Maryn Y. External Validation of the Acoustic Voice Quality Index Version 03.01 with Extended Representativity. Ann Otol Rhinol Laryngol. 2016;125(7):571-83.
26. Wuyts FL, Bodt MS De, Molenberghs G, Remacle M, Heylen L, Millet B et al. The Dysphonia Severity Index: An Objective Measure of Vocal Quality Based on a Multiparameter Approach. J Speech, Lang Hear Res. 2000;43:796-809.
27. Awan SN, Roy N. Toward the development of an objective index of dysphonia severity: A four-factor acoustic model. Clin Linguist Phonetics. 2006;20(1):35-49.
28. Fröhlich M, Strube HW, Kruse E. Acoustic Voice Analysis by Means. J Speech Lang Hear Res. 2000;43:706-20.
29. Madazio G, Leão S, Behlau M. The phonatory deviation diagram: A novel objective measurement of vocal function. Folia Phoniatr Logop. 2011;63(6):305-11.
30. Nemr K, Simões-zenari M, Souza GS De, Hachiya A, Tsuji DH. Correlation of the Dysphonia Severity Index (DSI), Consensus Auditory-Perceptual Evaluation of Voice (CAPE-V), and Gender in Brazilians With and Without Voice Disorders. J Voice. Elsevier Inc.; 2016;30(6):765-11.
31. Henry LR, Helou LB, Solomon P. Functional voice outcomes after thyroidectomy : An assessment of the Dsyphonia Severity Index ( DSI ) after thyroidectomy. Surgery [Internet]. Mosby, Inc. 2010;147(6):861-70.
32. Hakkesteegt MM, Brocaar MP, Wieringa MH, Feenstra L. The Relationship Between Perceptual Evaluation and Objective Multiparametric Evaluation of Dysphonia Severity. J Voice. 2008;22(2):138-45.
33. Titze IR, Liang HX. Comparison of F0 extraction methods for high-precision voice perturbation measurements. J Speech Lang Hear Res. 1993;33(6):1120-33.

34. Gonçalves MIR, Pontes PA de L, Vieira VP, Pontes AA de L, Curcio D, Biase NG De. Transfer function of brazilian portuguese oral vowels: a comparative acoustic analysis. Braz J Otorhinolaryngol. 2009;75(5):680-4.
35. Maryn Y, Corthals P, Van Cauwenberge P, Roy N, De Bodt M. Toward improved ecological validity in the acoustic measurement of overall voice quality: Combining continuous speech and sustained vowels. J Voice. 2010;24(5):540-55.
36. Núñez-Batalla F, Díaz-Fresno E, Álvarez-Fernández A, Muñoz Cordero G, Llorente Pendás JL. Application of the Acoustic Voice Quality Index for Objective Measurement of Dysphonia Severity. Acta Otorrinolaringol. (English Ed.). 2017;68(4):204-11.
37. Maryn Y, De Bodt M, Barsties B, Roy N. The value of the Acoustic Voice Quality Index as a measure of dysphonia severity in subjects speaking different languages. Eur Arch Oto-Rhino-Laryngology. 2014;271(6):1609-19.
38. Heman-Ackah YD, Michael DD, Goding GS. The relationship between cepstral peak prominence and selected parameters of dysphonia. J Voice. 2002;16(1):20-7.
39. Englert M, Lima L, Constantini AC, Latoszek, Ben Barsties v. Maryn Y, Behlau M. Acoustic Voice Quality Index – AVQI para o português brasileiro: análise de diferentes materiais de fala. CoDAS. 2019;31(1):1-7.
40. McKenna VS, Heller Murray ES, Lien YS, Stepp CE. The relationship between relative fundamental frequency and a kinematic estimate of laryngeal stiffness in healthy adults. J Speech Lang Hear Res. 2016;59:1283-1294.
41. Stepp CE, Hillman RE, Heaton JT. The impact of vocal hyperfunction on relative fundamental frequency during voicing offset and onset. J Speech Lang Hear Res. 2010; 53:1220-1226.
42. Park Y, Stepp CE. The Effects of Stress Type, Vowel Identity, Baseline f0, and Loudness on the Relative Fundamental Frequency of Individuals With Healthy Voices. J Voice. 2018; pii: S0892-1997(17)30473-3.
43. Lien YA, Gattuccio CI, Stepp CE. Effects of phonetic context on relative fundamental frequency. J Speech Lang Hear Res. 2014;57:1259-1267.
44. Stepp CE, Sawin DE, Eadie TL. The relationship between perception of vocal effort and relative fundamental frequency during voicing offset and onset. J Speech Lang Hear Res. 2012;55:1887-1896.
45. Stepp CE, Merchant GR, Heaton JT, Hillman RE. Effects of voice therapy on relative fundamental frequency during voicing offset and onset in patients with vocal hyperfunction. J Speech Lang Hear Res. 2011;54:1260-1266.
46. Lien YS, Heller Murray ES, Calabrese CR, Michener CM, Stan JHV, Mehta DD, Hillman RE, Noordzij JP, Stepp CE. Validation of an algorithm for semi-automated estimation of voice relative fundamental frequency. Ann Otol Rhinol Laryngol. 2017;3489417728088.
47. Lien YA, Michener CM, Eadie TL, Stepp CE. Individual monitoring of vocal effort with relative fundamental frequency: relationships with aerodynamics and listener perception. J Speech Lang Hear Res. 2015;58:566-575. 18.
48. Heller Murray ES, Lien YS, Van Stan JH, Metha DD, Hillman RE. Relative fundamental frequency distinguishes between phonotraumatic and non-phonotraumatic vocal hyperfunction. J Speech Lang Hear Res. 2017;60:1507-1515.
49. Stepp CE. Relative fundamental frequency during vocal onset and offset in older speakers with and without Parkinson's disease. J Acoust Soc Am. 2013;133:1637-1643.
50. Eadie TL, Stepp CE. Acoustic correlate of vocal effort in spasmodic dysphonia. Ann Otol Rhinol Laryngol. 2013;122:169-176.
51. Roy N, Fetrow RA, Merrill RM, Dromey C. Exploring the clinical utility of relative fundamental frequency as an objective measure of vocal hyperfunction. J Speech Lang Hear Res. 2016;59:1002-1017.
52. Kent RD, Vorperian HK, Kent JF, Duffy JR. Voice dysfunction in dysarthria: Application of the Multi- Dimensional Voice ProgramTM. J Commun Disord. 2003;36(4):281-306.
53. Dromey C. Spectral measures and perceptual ratings of hypokinetic dysarthria. J Med Speech Lang Pathol. 2003;11(2):85-94.

54. Orozco-Arroyave JR, Belalcazar-Bolaños EA, Arias-Londoño JD, Vargas-Bonilla JF, Skodda S, Rusz J et al. Characterization Methods for the detectionof multiple voice disorders: Neurological, functional, and laryngeal diseases. IEEE J Biomed Heal informatics. 2015;00(0):1-9.
55. Duffy JR. Examination of Motor Speech Disorders. In: Motor Speech DIsorders – Substrates, differential diagnosis, and management. Second. St. Louis: Elsevier; 2005. p. 69-101.
56. Kent RD, Weismer G, Kent JF, Vorperian HK, Duffy JR. Acoustic studies of dysarthric speech. J Commun Disord. 1999;32(3):141-86.
57. Padovani M. Medidas perceptivo-auditivas e acústicas de voz e fala e autoavaliação da comunicação das disartrias. Universidade Federal de São Paulo; 2011.
58. Brasolotto AG. Características vocais e respiratórias relacionadas ao envelhecimento e ao Acidente Vascular Encefálico. Faculdade de Odontologia de Bauru – Universidade de São Paulo; 2014.
59. Wang Y-T, Kent RD, Kent JF, Duffy JR, Thomas JE. Acoustic analysis of voice in dysarthria following stroke. Clin Linguist Phon [Internet]. 2009 May [acesso em 24 nov 2013];23(5):335-47. Disponível em: http://www.ncbi.nlm.nih.gov/pubmed/19399666.
60. Gillivan-Murphy P, Miller N, Carding P. Voice Tremor in Parkinson's Disease: An Acoustic Study. J Voice. Rio de Janeiro: Elsevier Inc.; 2018.
61. Urban PP, Wicht S, Vukurevic G, Fitzek C, Fitzek S, Stoeter P et al. Dysarthria in acute ischemic stroke: lesion topography, clinicoradiologic correlation, and etiology. Neurology. 2001 Apr 24;56(8):1021-7.
62. Urban PP, Rolke R, Wicht S, Keilmann A, Stoeter P, Hopf HC et al. Left-hemispheric dominance for articulation: a prospective study on acute ischaemic dysarthria at different localizations. Brain [Internet]. 2006 Mar [acesso em 24 nov 2013];129(Pt 3):767-77. Disponível: http://www.ncbi. nlm.nih.gov/pubmed/16418180.
63. Tjaden K, Watling E. Characteristics of diadochokinesis in multiple sclerosis and Parkinson's disease. Folia Phoniatr Logop. 2003;55(5):241-59.
64. Canbaz DH, Celebisoy M, Ozdemirkiran T, Tokucoglu F. Dysarthria in Acute Ischemic Stroke: Localization and Prognosis. J Neurol Sci [Turkish]. 2010;27(1):20-7.
65. Godoy JF, Brasolotto AG, Berretin-Félix G, Fernandes AY. Neuroradiology and voice findings in stroke. CoDAS. 2014;26(2).
66. Baken R, Orlikoff R. Speech movements. In: Clinical measurement of speech and voice. San Diego: Singular; 2000. p. 511-74.
67. Modolo DJ, Berretin-Felix G, Genaro KF, Brasolotto AG. Oral and vocal fold diadochokinesis in children. Folia Phoniatr Logop [Internet]. 2011 Jan [acesso em 24 nov 2013];63(1):1-w8. Disponível em: http://www.ncbi.nlm.nih.gov/pubmed/20689303.
68. Padovani M, Gielow I, Behlau M. Phonarticulatory diadochokinesis in young and elderly individuals. Arq Neuropsiquiatr. 2009 Mar;67(1):58-61.
69. Leeper HÁ, Jone E. Frequency and Intensity Effects upon Temporal and Aerodynamic Aspects of Vocal Fold Diadochokinesis. Perceptual and Motor Skills. 1991;73(3):880-882.
70. Ziegler W. Articulatory Deficits in Parkinsonian dysarthria: An Acoustic Analysis. J Neurol Neurosurg Psychiatry. 1991;54:1093-8.

# AVALIAÇÃO E DIAGNÓSTICO DO COMPORTAMENTO VOCAL

Anna Alice Almeida
Leonardo Lopes
Alexandra Christine de Aguiar
Priscila Oliveira
Mara Behlau

## ASPECTOS GERAIS DA AVALIAÇÃO DO COMPORTAMENTO VOCAL

A manifestação da disfonia é multidimensional, assim, sua avaliação precisa abranger diferentes métodos, incluindo a avaliação perceptivoauditiva da voz, o exame visual laríngeo, a análise acústica, a aerodinâmica e a autoavaliação do paciente em relação à frequência de sintomas e impacto da disfonia em suas atividades de vida diária.[1-3]

A falta de padronização de procedimentos avaliativos das disfonias limita a capacidade de fazer comparações válidas das medidas de função vocal com dados normativos existentes, restringe as comparações entre estudos de pesquisa e prejudica a observação do monitoramento da evolução terapêutica de um mesmo paciente, o que dificulta a melhora da prática baseada em evidências.[2]

Na tentativa de sanar essas limitações, a *American Speech-Language-Hearing Association – ASHA*[4] selecionou uma equipe de cientistas da voz para desenvolver recomendações básicas para uma avaliação completa da disfonia. Essa sugestão envolve a obtenção do histórico do caso e medidas de avaliação, que inclui imagens laríngeas, avaliação da função estomatognática, medidas acústicas, aerodinâmicas, perceptivoauditivas e a autoavaliação do paciente, conforme discutido a seguir.

## MEDIDAS DE AVALIAÇÃO VOCAL

A avaliação global da voz por meio das medidas de avaliação possibilita diagnosticar e identificar a gravidade da disfonia, influenciar no prognóstico do caso, nas recomendações para a intervenção, na eficácia da reabilitação e no encaminhamento para outros profissionais que se fizerem necessários.[4] Esta avaliação deve ser multidimensional e ter a participação minimamente do médico otorrinolaringologista e do fonoaudiólogo.

Toda avaliação deve ser abrangente para compreender interferências sistêmicas e específicas no sentido de definir as particularidades de cada caso.[5] Assim, partindo do ponto de vista macroscópico, a avaliação deve investigar: 1. deficiências na função e estrutura do corpo, com os pontos fortes e fracos que podem repercutir na produção vocal e comunicação do paciente; 2. outras condições de saúde e uso de medicamentos que podem afetar a produção da voz; 3. limitações do indivíduo em atividades e participações, sobretudo nas suas relações interpessoais vinculadas à comunicação; 4. fatores que servem como barreiras ou facilitadores para a comunicação e 5. o impacto da limitação da comunicação na qualidade de vida e limitações funcionais em relação ao papel social do indivíduo.[4]

Dentro da perspectiva mais específica, a avaliação global da voz deve envolver a história do caso, a autoavaliação por parte do paciente, o exame físico e perioral, a avaliação da respiração, a avaliação perceptivoauditiva e a avaliação instrumental.[4] Esta última abrange a imagem laríngea, a análise acústica e a aerodinâmica.[6] Este capítulo se propõe descrever a avaliação do comportamento vocal, excluindo a avaliação instrumental, que será alvo do capítulo a seguir.

O foco deste momento é identificar o caso e mapear a história pregressa da disfonia. As medidas de avaliação permitem identificar o impacto da disfonia nos diversos subsistemas envolvidos na produção vocal, como a avaliação das características vocais relacionadas com a fonação, a respiração e a ressonância. Os clínicos podem usar ferramentas formais ou obter dados usando tarefas informais para a avaliação.[4] Podem ser incluídos métodos padronizados para uma investigação mais completa.[6] Sugerimos a leitura mais detalhada da revisão sistemática que aborda como a voz deve ser avaliada dentro de uma perspectiva multidimensional, apesar do estudo apontar não haver consenso entre a literatura da área de voz.[3]

## Anamnese Vocal

A anamnese vocal é o primeiro contato com o paciente, é a entrevista em que o paciente ou seu responsável irá relatar informações acerca do princípio e da evolução da disfonia. Ela é importante para auxiliar o raciocínio do clínico em relação ao diagnóstico do paciente. O fonoaudiólogo deve estar atento aos dados mais simples e, desde esse momento, conhecer o comportamento comunicativo do paciente, bem como os aspectos da psicodinâmica vocal, de forma a verificar como a sua comunicação ocorre o mais próximo da sua realidade cotidiana.

Sugerimos que algumas questões devem nortear a anamnese relacionada com a investigação da voz, a saber: identificação pessoal; queixa e duração; história pregressa; fatores de risco; investigação complementar; tratamentos anteriores; e motivação para a terapia. Vamos abordar brevemente o objetivo e a importância de cada uma delas.

A informação pessoal envolve dados pessoais, como idade, data de nascimento, sexo, estado conjugal, quantas pessoas convivem na moradia, quantidade de salários mínimos na residência em que mora, naturalidade, grau de instrução, profissão, período de trabalho e carga horária, quem encaminhou e contatos do respondente. Esses dados são importantes para caracterizar o paciente do ponto de vista socioeconômico, além de poder contatá-lo durante a terapia.

A queixa e a duração da disfonia envolvem mais precisamente o motivo da consulta e, na maioria das vezes, representa o principal sintoma da disfonia, a queixa do paciente. De forma complementar, somam-se os dados da história pregressa da disfonia, onde se investiga como ocorreu a instalação da alteração, se lenta, comum em lesões crônicas por uso inadequado; abrupta, frequente em alterações vocais de causa psicogênica, trauma vocal ou ainda paralisias de prega vocal; instalação gradual que é comum em casos neurológicos progressivos; e quando há flutuação de sintomas é indicativo de disfonias comportamentais, o importante é buscar os principais fatores intervenientes. Além disso, investiga-se a origem do encaminhamento: se foi uma procura pessoal, sugestão de amigo/parente, orientação de outro especialista; qual o impacto pessoal/profissional da disfonia na comunicação; e saber o que conseguia fazer antes com a voz que não consegue mais. Essas informações podem revelar o grau de conscientização sobre a alteração vocal e a autoimagem do paciente.

Devemos checar os sintomas vocais, pois é uma manifestação da disfonia e tem forte associação com a fisiopatologia da produção vocal. A nossa proposta é avaliar os sintomas sob duas óticas: sintomas vocais auditivos e proprioceptivos/sensoriais.[7,8] Os auditivos referem-se ao que pode ser ouvido, percebido e relatado pelo próprio paciente, tais como: rouquidão, voz fraca, tremor e outros; enquanto os proprioceptivos/sensoriais estão relacionados com a cinestesia do paciente, são aqueles que o próprio paciente refere sentir, como dor, queimação, coceira e bola na garganta, garganta dolorida, pigarro, dentre outros. O Quadro 14-1 apresenta a relação de alguns sintomas vocais com a fisiopatologia da produção vocal.

Outro item bastante relevante é a investigação dos fatores de risco para o desenvolvimento da disfonia. A gênese e/ou manutenção da disfonia, sobretudo nas disfonias comportamentais, está associada à prática de fatores de risco. Os fatores de risco vocais podem ser classificados de duas formas: 1. a categorização de fatores de risco endógenos e exógenos. Fatores de risco endógenos, ocorre quando são relacionados com o próprio indivíduo, por exemplo, na presença de doenças de vias aéreas superiores e tabagismo; e fatores de risco exógenos, quando referentes a fatores externos ao indivíduo, por exemplo, exposição à poeira, ar condicionado, entre outros;[9,10] e 2. os fatores de risco organizacionais e ambientais, sendo esses referentes às condições de trabalho; e ambientais, quando associados ao ambiente no qual o sujeito está inserido.[11] Sugere-se a adoção de uma classificação mista que contemple tanto os fatores de risco endógenos, que podem ser chamados de fatores de risco pessoais, relacionados com o uso da voz, somados aos fatores de risco organizacionais e ambientais, estes últimos podem ser sinônimos de exógenos. Essa proposta foi exposta anteriormente.[12,13] Quanto maior a exposição a fatores de risco vocais, maior a chance do desenvolvimento de uma disfonia.

O tópico investigação complementar está relacionado com o rastreio das comorbidades que possam acometer o paciente, sobretudo que possam impactar diretamente no problema de voz. Assim, consideramos interessante questionar sobre distúrbios alérgicos, faríngeos, bucais, nasais, otológicos, pulmonares, digestivos, hormonais, psiquiátricos e neurovegetativos. Somamos à sondagem de saber se houve tratamentos anteriores, tanto relacionados mais especificamente com disfonia (fonoaudiológico, medicamentoso ou cirúrgico), quanto com outras patologias, a fim de compreender a linha de trabalho e a adesão do paciente.

Todos esses tópicos que descrevemos acima podem ser elencados no Protocolo de Anamnese do Comportamento Vocal (PACV) que consta no Anexo 1 deste capítulo. Esse foi desenvolvido pelo Laboratório Integrado de Estudos da Voz (LIEV) com base em autores já referenciados neste capítulo.

**Quadro 14-1.** Sintomas Vocais e Suas Respectivas Fisiopatologias com a Produção Vocal

| Sintoma vocal | Tipo | Fisiopatologia |
| --- | --- | --- |
| Voz rouca | Auditivo | Relação com alteração de massa |
| Voz tensa | Auditivo | Relação com alteração de massa |
| Voz fraca | Auditivo | Relação com fendas glóticas ou DTME |
| Presença de ar na voz | Auditivo | Relação com fendas glóticas, DTME ou AEM |
| Voz muda depois de um tempo | Auditivo | Relação com abuso vocal |
| Voz muda ao final do dia | Auditivo | Relação com fendas glóticas ou DTME |
| Falhas na voz | Auditivo | Relação com fendas glóticas ou DTME |
| Dificuldade em projetar a voz | Auditivo | Relação com inflamação, edema, uso excessivo |
| Voz monótona | Auditivo | Relação com abuso vocal e neurológicos |
| Dificuldade para agudos | Auditivo | Relação com inflamação, edema, uso excessivo |
| Dificuldade para graves | Auditivo | Relação com inflamação, edema, uso excessivo |
| Instabilidade na voz | Auditivo | Relação com neurológicos, emocionais e muda vocal |
| Dificuldade de falar baixo | Auditivo | Relação com abuso vocal |
| Dificuldade em projetar a voz | Auditivo | Relação com inflamação, edema, uso excessivo |
| Perda da voz constante | Auditivo | Relação com abuso vocal e neurológicos |
| Esforço a fonação | Proprioceptivo | Relação com fendas glóticas ou DTME |
| Fadiga ao falar | Proprioceptivo | Relação com fendas glóticas ou DTME |
| Tensão no pescoço | Proprioceptivo | Relação com tensão muscular ou lesão posterior |
| "Bolo" da garganta | Proprioceptivo | Relação com tensão muscular, lesão posterior ou DRGE |
| Formação de muco | Proprioceptivo | Relação com alimentação e hidratação |
| Gosto ácido na boca | Proprioceptivo | Relação com tensão muscular ou lesão posterior |
| Desconforto ao falar | Proprioceptivo | Relação com tensão muscular ou lesão posterior |
| Dor para engolir | Proprioceptivo | Relação com tensão muscular ou DRGE |
| Tosse seca persistente | Proprioceptivo | Relação com tensão muscular ou DRGE |
| Pigarro | Proprioceptivo | Relação com tensão muscular ou DRGE |
| Garganta seca | Proprioceptivo | Relação com tensão muscular ou DRGE |
| Dor cervical | Proprioceptivo | Relação com tensão muscular ou lesão posterior |
| Irritação na garganta | Proprioceptivo | Relação com tensão muscular ou lesão posterior |
| Falta de ar ao falar | Proprioceptivo | Relação com inflamação, edema, uso excessivo |

AEM: alteração estrutural mínima; DTME: disfonia por tensão musculoesquelética; DRGE: doença do refluxo gastroesofágico.

## Autoavaliação Vocal

Os distúrbios de voz podem provocar efeitos variados e profundos em diversos aspectos da vida dos indivíduos, comprometendo a comunicação familiar, social e profissional. Embora os desvios vocais sejam medidos por meio de análises auditiva e acústica, a quantificação do impacto de um problema de voz requer a avaliação do próprio paciente. Essa reflexão individual do impacto do problema vocal e sua quantificação é geralmente obtida por meio da aplicação de questionários, chamados protocolos de autoavaliação. Na clínica vocal esses instrumentos foram propostos na década de 1980, com critérios variáveis de formulação dos itens de investigação, envolvendo dados de prontuários clínicos e hospitalares, opiniões de profissionais da saúde e dos próprios pacientes, além de material da literatura científica da área.

O *Voice Handicap Index* – VHI (índice de desvantagem vocal – IDV), de Jacobson *et al.* (1997)[14] foi o primeiro questionário introduzido para avaliar especificamente o impacto de uma disfonia na qualidade de vida de um paciente, uma perspectiva totalmente nova de medida de desvantagem vocal, proposto em um momento no qual a tendência dominante era a de se utilizar instrumentação na análise vocal, ou seja, medidas acústicas e aerodinâmicas. Além de quantificar este impacto, percebeu-se rapidamente a utilidade do uso desse protocolo para medir o resultado de um tratamento clínico e/ou cirúrgico, assim como contribuir na definição da conduta terapêutica, podendo ainda ser empregado em processos de rastreio, embora não tenha sido esse o objetivo inicial.

Considerar a perspectiva do paciente na avaliação clínica da voz é reconhecer que a experiência de viver com uma disfonia não pode ser diretamente inferida por exames clínicos, como a avaliação auditiva, acústica e/ou laríngea, sendo que a correlação entre a opinião do paciente e a do clínico é geralmente baixa.[15,16] Além disso, o uso específico da voz pode influenciar grandemente na autoavaliação do impacto de um problema de voz em indivíduos da elite vocal (cantores e atores), que mesmo com vozes pouco alteradas do ponto de vista perceptivoauditivo podem apresentar escores muito desviados na autoavaliação do problema. Sendo assim, o uso de questionários de autoavaliação ocupa papel central na área de voz e está definitivamente incorporado na clínica vocal.

Após a publicação do VHI seguiram-se vários outros instrumentos, quase na totalidade desenvolvidos originalmente na língua inglesa, com processos de maior ou menor formalidade, com focos variados, como análise de qualidade de vida, sinais e sintomas vocais, participação e atividade, redução de rendimento, entre outros. O processo de criação dos instrumentos nem sempre é descrito de modo claro e metodologicamente detalhado, aspecto esse que recebeu atenção apenas nos últimos 15 anos, culminando no documento do *Scientific Advisory Committee* (SAC), do *Medical Outcome Trust*,[17] que oferece uma série de regras para a produção desses questionários.

Uma análise detalhada dos protocolos disponíveis na década de 2000, feita com nove questionários que preencheram os critérios de inclusão[18] revelou qualidade insuficiente no processo de desenvolvimento desses instrumentos e nenhum deles preencheu todos os critérios recomendados. Dos questionários revisados, a *Voice Signs and Symptom Scale* – V*oiSS* (escala de sintomas vocais – ESV, de Deary *et al.*, 2003)[19] foi considerado o mais rigoroso, embora também com falhas. Uma crítica adicional é feita quanto à tendência de modificar os instrumentos já existentes para aplicar a outras populações de pacientes, como crianças, cantores, ou informantes substitutos (*proxy*), o que viola os critérios fundamentais de desenvolvimento de protocolos clínicos. Por exemplo, questionários de qualidade de vida pediátricos devem necessariamente incluir os domínios que são importantes para as crianças e a modificação de versões para adultos pode não ser confiável na avaliação dos aspectos relevantes para a população pediátrica. Finalmente, para que um questionário seja utilizado em uma língua diferente da que foi originalmente desenvolvido, a nova versão deve ser submetida a um processo de validação, para verificação da manutenção dos itens e a confirmação de seus fatores ou domínios.

Contudo, apesar das reconhecidas limitações, os questionários de autoavaliação do impacto de um problema de voz melhoraram sem dúvida a capacidade clínica de detectar a presença ou progressão de uma doença ou distúrbio, assim como de mensurar o resultado de um tratamento. A informação resultante da análise das respostas desses instrumentos não pode ser derivada de nenhuma outra medida clínica e pode ser determinante na definição e progressão de uma intervenção de tratamento.

A seleção do instrumento a ser utilizado em uma avaliação deve ser uma escolha clínica, podendo ser considerados os seguintes aspectos,[20] decorrentes da análise de mais de 103 casos de disfonia comportamental e orgânica: a autoavaliação do impacto da disfonia não pode ser derivada da análise perceptivoauditiva; mulheres podem relatar um impacto maior que homens; a correlação entre as análises perceptivoauditiva e a autoavaliação é apenas moderada e, portanto, a associação entre esses dados deve ser verificada e não inferida, sendo que o desvio mensurado nas tarefas de fala (como na contagem de números) correlaciona-se melhor com o impacto percebido que o da vogal sustentada; o tipo de voz (seja com predominância rugosa, soprosa ou tensa) não se relaciona com a percepção do impacto; para a avaliação de grandes populações de indivíduos, a ESV (VoiSS) parece ser uma escolha melhor, contudo, o consumo de tempo é maior e pode-se optar por empregar o QVV (VR-QoL) ou IDV-10 (VHI-10).

No caso de usuário profissional da voz, com possível disfonia comportamental, como professor e operador de central de teleatendimento. A Escala de Desconforto do Trato Vocal (EDTV) deve ser também administrada, para verificar o papel do desconforto, uma queixa bastante presente nesses casos; por outro lado, quando indivíduos com disfonia orgânica apresentam escores elevados nesse protocolo, aspectos comportamentais devem ser investigados; o uso do Questionário de Performance Vocal (QPV) nos quadros orgânicos, como nas disfonias neurológicas e de pós-operatório (p. ex., nas cicatrizes de pregas vocais), mostra claramente a perda de rendimento vocal, por comparar dois momentos definidos no tempo; o emprego combinado de protocolos deve ser realizado em casos com fatores etiológicos pouco definidos ou em fracasso prévio de reabilitação; finalmente, os protocolos de autoavaliação não devem ser utilizados de modo isolado para diagnóstico.

Os principais instrumentos com adaptação cultural e linguística ou validação completa para o português brasileiro com foco no impacto de um problema de voz são apresentados no Quadro 14-2, com algumas observações sobre suas características. Protocolos de avaliação de aspectos de diversas dimensões vocais, de rastreio ou não relacionados com o impacto específico de um problema de voz, tais como características de enfrentamento e aspectos de autorregulação, não foram incluídos.

**Quadro 14-2.** Características dos Protocolos Clínicos de Impacto de um Problema Vocal, com Observações sobre sua Aplicação

| Questionário, país de origem, publicação da versão brasileira e número de itens | Subescalas ou domínios | Distribuição dos escores | Valores de corte | Observações |
|---|---|---|---|---|
| Voice Handicap Index – VHI[14] – EUA<br>Índice de Desvantagem Vocal – IDV[21,22]<br>30 itens | Funcional<br>Físico<br>Emocional | Funcional: 0-40<br>Físico: 0-40<br>Emocional: 0-40<br>Total: 0-120 | Total: 19[22] | O mais tradicional protocolo e validado em mais de 15 línguas, incluindo o português brasileiro; é um protocolo longo, com algumas questões semelhantes |
| Voice Handicap Index – 10 items VHI-10[23] – EUA<br>Índice de Desvantagem Vocal – IDV-10[24]<br>30 itens | Nenhum, apenas escore total | Total: 0-40 | Total: 7,5 | Os resultados com a versão completa e reduzida são equivalentes; a versão completa deve ser preferida apenas quando se quer mais detalhes sobre aspectos da desvantagem percebida; validado para o português brasileiro |
| Voice-Related Quality of Life – V-RQOL[25] – EUA<br>Qualidade de Vida em Voz – QVV[22,26]<br>10 itens | Físico<br>Socioemocional | Físico: 0-100<br>Socioemocional: 0-100 | Total: 91,2[22] | Protocolo bastante utilizado, algumas validações em outras línguas, usa o cálculo dos instrumentos de qualidade de vida; validado para o português brasileiro |

*(Continua.)*

**Quadro 14-2.** *(Cont.)* Características dos Protocolos Clínicos de Impacto de um Problema Vocal, com Observações sobre sua Aplicação

| Questionário, país de origem, publicação da versão brasileira e número de itens | Subescalas ou domínios | Distribuição dos escores | Valores de corte | Observações |
|---|---|---|---|---|
| *Vocal Performance Questionnaire* – VPQ[27] – Reino Unido<br>Questionário de *Performance* Vocal – QPV[22,28]<br>12 itens | Nenhum; apenas escore total | Total: 12-60 | Total: 20,5[22] | Uso indicado quando há perda vocal definida, como nos casos de paralisia de prega vocal; requer a memória de ter tido voz boa anteriormente; validado para o português brasileiro |
| Voice Symptom Scale – VoiSS[19] – Reino Unido<br>Escala de Sintomas Vocais – ESV[29]<br>30 itens | Limitação<br>Emocional<br>Físico | Limitação: 0-60<br>Emocional: 0-32<br>Físico: 0-28<br>Total: 0-120 | Total: 16[22,29] | Avalia uma série de sintomas que incluem nariz entupido, dores de garganta, nódulos no pescoço, além de desvantagem; validado para o português brasileiro |
| Vocal Tract Discomfort Scale – VTD (Mathieson et al., 2009) – Reino Unido<br>Escala de Desconforto do Trato Vocal – EDTV[30]<br>8 itens | Frequência e Intensidade dos Sintomas | Frequência: 0-48<br>Intensidade: 0-48 | Frequência: 1,1<br>Intensidade: 1,1[30] | Específico para sinais de desconforto de trato vocal; frequência e ocorrência têm valores geralmente similares; não validado nem no original |

| Instrumento | Domínios | Escala | Valores de referência | Observações |
|---|---|---|---|---|
| *Pediatric Voice Related Quality-of-Life Survey* – PVRQoL[31] Qualidade de Vida em Voz Pediátrico – QVV-P[32,33] 10 itens | Físico Socioemocional | Físico: 0-100 Socioemocional: 0-100 | Total: 96,2[33] | Adaptado do protocolo VR-Qol (QVV) desenvolvido para adultos; validado para o português brasileiro |
| *Questionnaire des Symptômes Vocaux* – QSV[34] – Bélgica Questionário de Sintomas Vocais – QSV[35,36] 31 itens | Nenhum; há questões físicas, emocionais e sociofuncionais sobre aspectos de voz falada, cantada, projetada e gritada | Total: 0-21 | Total na autoavaliação: 7,6 e na versão parental: 2,1 | Desenvolvido especialmente para uso pediátrico para crianças e adolescentes entre 6 e 18 anos, com duas versões: autoavaliação (para a criança ou adolescente) e parental (*proxy*), o que permite a comparação das duas percepções sobre o problema; equivalência cultural disponível validado na versão brasileira |
| *Voice Activity and Participation Profile* -VAAP[37] – Hong Kong Perfil de Participação e Atividades Vocais – PPAV[38,39] 28 itens | Cinco domínios: autopercepção da intensidade do problema de voz, efeitos no trabalho, efeitos na comunicação diária, efeitos na comunicação social e efeitos na emoção; uso de escala analógico-visual de 100 pontos | Total: 0-280 Autopercepção: 0-10 Trabalho: 0-40 Comunicação diária: 0-120 Comunicação social: 0-40 Emoção: 0-70 2 escores adicionais: Limitação das Atividades – PLA: 0-100 e Restrição de Participação – PRP: 0-100 | Para a população em geral:[39] Total: 4,5 PLA: 2,0 PRP: 1,9 Para professoras:[39] Total: 14,6 PLA: 1,6 PRP: 1,3 | Alinhado com as tendências da OMS de se medir limitação e participação; validado em outras línguas; é longo e exige medida para cada questão; não há diferenças entre o uso da escala analógica original e uma versão numérica com 11 pontos, mais rápida[40] |

## Exame Físico e Perioral e Avaliação da Respiração

O exame físico do paciente é uma etapa importante da avaliação que possibilita observar aspectos específicos da produção vocal e a analisar a integração corpo-voz. Deve-se observar o alinhamento corporal, a postura global e o comportamento dos músculos e estruturas da área da cintura escapular, com o intuito de identificar alterações que possam prejudicar a produção vocal livre e harmoniosa.[5,41]

Zonas de tensão muscular excessiva, desequilíbrios na região de tronco, pescoço e cabeça, hipertonicidade da musculatura supra-hióidea, dor à palpação, laringe em posição alta no pescoço, redução do espaço da membrana tíreo-hióidea, travamento mandibular, entre outras alterações são aspectos que podem estar relacionados com a presença de desvios vocais de forma direta ou indireta. Assim, o exame físico é realizado por meio da observação visual do paciente, em repouso e durante a fala, além da palpação das estruturas da cintura escapular em repouso, em tarefas de fala com intensidade habitual e em tarefas de fala com forte intensidade. As estruturas de maior interesse para a investigação são os músculos esternocleidomastóideos, a área supralaríngea, o osso hióideo, a própria laringe e o triângulo submandibular.

Nesse momento da avaliação também é recomendável a realização do exame perioral do paciente, a fim de observar todas as estruturas responsáveis pela fonação com a avaliação das funções estomatognáticas. O objetivo é verificar se existem alterações quanto a forma, tonicidade ou mobilidade que possam estar afetando a dinâmica da fala e conduzindo a ajustes motores compensatórios inadequados, e, consequentemente, causando uma fonação sob esforço. Deve ser realizada a avaliação de alterações estruturais ou motoras que podem interferir na comunicação e na voz, incluindo força, velocidade e amplitude de movimento da musculatura oral, avaliação da simetria, mobilidade e tonicidade das estruturas da face, cavidade oral, articulação temporomandibular, cabeça, pescoço, sistema respiratório e musculatura laríngea.

É importante destacar ainda que, caso o paciente apresente sinais de disfagia nessa avaliação, deve-se aprofundar a investigação observando a qualidade vocal após a deglutição, a necessidade de pigarrear após deglutir, a presença de engasgos frequentes durante a fala, entre outros aspectos que podem sugerir a presença de um transtorno maior associado.

Outra medida importante é a avaliação aerodinâmica. Obtêm-se medidas de vazão e de pressão de acordo com a modificação do fluxo de ar que passa na laringe e no trato vocal. As medidas aerodinâmicas foram, portanto, projetadas para obter estimativas não invasivas de parâmetros aerodinâmicos básicos do funcionamento glótico na produção da fonação.[6] É importante ter como alvo uma avaliação objetiva, focada na relação entre respiração–fonação-articulação, sem a necessidade da realização de testes extensivos. Dessa forma, recomenda-se observar o padrão respiratório, a coordenação da respiração com a fonação, o tempo máximo de fonação (TMF), a relação s/z, a taxa de fluxo de ar glotal e a pressão de ar subglótica. Neste capítulo, abordaremos apenas a avaliação da respiração, tendo em vista que as demais medidas são compreendidas mais recentemente como parte de uma avaliação instrumental que será abordada no capítulo subsequente.

A avaliação do padrão respiratório ocorre de forma qualitativa, por meio da observação do tipo (clavicular/superior, média/torácica, inferior/abdominal ou completa/costodiafragmático-abdominal) e modo respiratório (exclusivamente oral, exclusivamente nasal ou mista). O tipo respiratório médio ou torácico é suficiente para o uso habitual da voz, pois representa o mecanismo respiratório mais econômico do ponto de vista energético. No entanto, é insuficiente para o uso profissional da voz, especialmente para o canto, que exige um funcionamento respiratório mais completo. Já quanto ao modo respiratório, espera-se que durante a fonação a inspiração ocorra por via oronasal alternada (mista), de forma rápida, silenciosa e efetiva.[5]

A coordenação entre respiração e fonação é importante para transmitir estabilidade e harmonia à emissão, sendo que quando essa relação se manifesta de forma descoordenada pode haver comprometimento no equilíbrio do funcionamento laríngeo, na inteligibilidade de fala, além de gerar uma sobrecarga em todo sistema de produção vocal. Na avaliação desse aspecto é importante definir o grau da alteração apresentada, assim como identificar o nível primário da alteração (respiratório ou fonatório), caso seja possível.

## Avaliação Perceptivoauditiva

A audição pode ser considerada um dos principais instrumentos de trabalho do fonoaudiólogo, visto que, de modo geral, o julgamento perceptivo da voz, fala e linguagem nos diferentes distúrbios da comunicação é a principal referência para a tomada de decisão e para comparação com as medidas objetivas obtidas no processo de avaliação e diagnóstico, e para avaliar o resultado do tratamento oferecido.[42] No campo dos distúrbios da voz, a avaliação perceptivoauditiva é, reconhecidamente, o principal método de avaliação usado pelos fonoaudiólogos,[43] embora o seu *status* de padrão ouro seja questionado devido aos vários fatores de confundimento que podem influenciar na confiabilidade de avaliação perceptivoauditiva.[44]

O parâmetro clássico de avaliação perceptiva nos pacientes com distúrbio de voz é a qualidade vocal, que corresponde à impressão global da emissão do indivíduo produzida pela interação de mecanismos glóticos e supraglóticos. A qualidade vocal varia em um *continuum*, de forma que se torna um desafio classificá-la dentro de um sistema de categorias, o que demanda treinamento e a utilização de instrumentos padronizados de avaliação. Por isso, a tendência atual é reduzir o número de parâmetros utilizados para avaliação da qualidade vocal, utilizar protocolos estruturados e escalas de avaliação que permitam identificar o desvio dentro de um *continuum*, como a escala analogicovisual (EAV).[44,45]

De modo geral, o julgamento perceptivoauditivo permite identificar a presença, a intensidade e o tipo de desvio na emissão vocal, além de possibilitar inferências acerca do impacto de tal desvio no interlocutor.[47] A presença de desvio na qualidade vocal está entre as principais manifestações da disfonia. Isso ocorre porque a presença de alterações estruturais e/ou funcionais na laringe e na supraglote podem produzir irregularidade e ruído no sinal vocal, o que pode ser percebido auditivamente como rugosidade e soprosidade, por exemplo.[44] O grau geral da alteração vocal ou a intensidade do desvio vocal é o parâmetro mais confiável da avaliação vocal e corresponde à percepção global do desvio presente na emissão, independente da sua natureza (irregularidade, ruído aditivo, tensão ou alteração ressonantal).[45]

A rugosidade e a soprosidade são considerados parâmetros universais de avaliação vocal,[44] com definição clara da sua manifestação auditiva e dos seus correlatos fisiológicos e acústicos. Tal fato possibilita maior confiabilidade dessas medidas e a inclusão nos principais protocolos de avaliação perceptivoauditiva da voz. A rugosidade está relacionada com a presença de alterações estruturais e/ou funcionais na laringe que produzam irregularidade no padrão vibratório. A impressão auditiva da rugosidade parece estar mais relacionada com um ruído multiplicativo de baixa frequência, gerando irregularidade no sinal. Por sua vez, o correlato fisiológico da soprosidade pode envolver o maior grau de afastamento entre os processos vocais, menor convexidade da borda livre das pregas vocais e/ou menor tempo da fase fechada dos ciclos glóticos.[48] A soprosidade é identificada auditivamente com um ruído aditivo (ou escape de ar audível) em frequências mais elevadas, que se sobrepõem ao sinal vocal.

Entre os parâmetros mais comuns da avaliação perceptivoauditiva, a tensão fonatória apresenta a menor confiabilidade intra e interavaliadores.[49] Talvez isso ocorra porque a tensão é um parâmetro diretamente relacionado com a percepção de esforço, o que deveria ser mais facilmente avaliado do ponto de vista de quem está produzindo a voz e não do interlocutor, nesse caso, o avaliador. A percepção auditiva de tensão está associada à atividade muscular, esforço ou tensão excessiva, desequilibrada ou inadequada da musculatura intrínseca e/ou extrínseca da laringe durante a produção vocal.[50,51]

Além disso, a manifestação auditiva de um distúrbio de voz pode incluir desvios nos parâmetros de ressonância, *pitch*, *loudness*, na articulação dos sons da fala e na prosódia. Sendo assim, as rotinas de avaliação vocal devem incluir tarefas e métricas que possibilitem a análise de tais parâmetros. Obviamente, a natureza dos distúrbios da voz avaliada pode demandar a inclusão de diferentes tarefas de fala e parâmetros de análise, que são úteis para a conclusão diagnóstica em condições específicas, como é o caso dos distúrbios neurológicos da voz. Nesta seção, apresentaremos uma rotina básica de avaliação perceptivoauditiva e os fundamentos para sua interpretação no contexto clínico.

Um dos principais desafios da avaliação perceptivoauditiva é a subjetividade inerente a essa modalidade de avaliação, o que demanda a necessidade de treinamento e de utilização de procedimentos padronizados para coleta e análise perceptiva da voz. Nesse contexto, várias sociedades científicas reuniram grupos de especialistas para a elaboração de protocolos padronizados de avaliação perceptivoauditiva da voz. Os protocolos mais disseminados mundialmente são a escala GRBAS,[52,53] proposta pela *Japan Society of Logopedics and Phoniatrics* e o *Consensus Auditory-Perceptual Evaluation of Voice* – CAPE-V.[45] No Brasil, a escala de desvio vocal – EDV[54] também passou a ser amplamente utilizada na última década.

A GRBAS é uma escala numérica de quatro pontos (0-4), incluindo os parâmetros G (*grade* – grau geral da alteração vocal), R (*roughness* – rugosidade), B (*breathiness* – soprosidade), A (*asteny* – astenia) e S (*strain* – tensão), possibilitando a classificação de cada parâmetro de acordo com o grau do desvio: normal/ausência (0), leve (1), moderado (2) ou intenso (3). Posteriormente, sugeriu-se a inserção opcional do parâmetro I (*instability* – instabilidade) na escala,[55] principalmente na avaliação das disfonias de causa neurológica.

O CAPE-V utiliza uma escala analogicovisual (EAV) de 100 mm para avaliação dos parâmetros de grau geral do desvio vocal, rugosidade, soprosidade, tensão, *pitch* e *loudness*.[45] A EAV proposta no CAPE-V apresenta delimitações acerca do grau de desvio no parâmetro analisado (leve, moderado e intenso) para ancorar o julgamento perceptual do avaliador. Ele ainda possibilita o acréscimo de dois outros parâmetros de avaliação a critério do avaliador. Um dos diferenciais o CAPE-V é a indicação clara das tarefas de fala que devem ser utilizadas para preenchimento do protocolo, que inclui a emissão das vogais /a/e/i/ sustentadas (3 a 5 segundos) por três vezes consecutivas, leitura de seis frases específicas com contextos fonéticos diferentes e fala espontânea ("fale-me sobre o seu problema de voz").

A EDV foi proposta por Yamasaki *et al.* (2017),[54] embora sua utilização no Brasil remonte desde 2008, com a divulgação dessa escala pelos autores em evento científico da área.[56] A EDV propõe apenas a avaliação do grau geral de desvio por meio de uma EAV de 100 mm, com os maiores desvios situados no extremo direito e a ausência de desvio localizado na extremidade esquerda. Diferentemente do CAPE-V, a EDV não possui referências de ancoragem quanto ao grau desvio, além de utilizar como tarefa de fala para avaliação apenas a contagem dos números de 1 a 10. Os valores obtidos na EDV permitem classificar as vozes em: variabilidade normal da qualidade vocal (VNQV), 0-35 mm; desvio leve a moderado, 35,6-50,5 mm; desvio moderado, 50,6-90,5 mm; e desvio intenso, 90,6-100 mm.

Vale destacar que os valores de corte da EDV podem ser utilizados apenas para avaliação do grau geral e com a tarefa de contagem, assim como proposto pelos autores. Para falantes do português brasileiro, o ponto de corte para classificação da intensidade do desvio vocal em tarefa de vogal sustentada (vogal /a/) utilizando EAV foram definidos da seguinte forma: grau neutro (0-34 mm), grau leve (34,1-51 mm), grau moderado (51,1-63,5 mm), grau intenso (63,6-77,5 mm e grau extremo (acima de 75,5 mm).[57] A principal diferença dessa proposta é estabelecer cinco categorias, incluindo a classificação "extrema", seguindo a orientação da Classificação Internacional de Funcionalidade – CIF.[58] Pode-se observar que os pontos de corte para as categorias VNQV[54]/neutro[57] vs. leve e leve vs. moderado são semelhantes em ambas as tarefas de vogal e fala encadeada. No entanto, os intervalos para os graus moderado e intenso foram diferentes entre as duas tarefas, com tendência à avaliação de qualidade vocal mais desviada na vogal sustentada em relação à fala encadeada.[57]

Com relação aos parâmetros de rugosidade e soprosidade, os pontos de corte propostos para classificação do desvio vocal nesses parâmetros em falantes do português brasileiro foi estabelecido a partir da tarefa da vogal /a/ sustentada.[59] Os valores foram diferentes para os dois parâmetros citados, sendo os pontos de corte para a classificação do grau de rugosidade: grau 0 (0-8,5 mm), grau 1 (8,5-28,5 mm), grau 2 (28,5-59,5) e grau 3 (acima de 59,5 mm). Para o grau de soprosidade foram estabelecidos os seguintes valores: grau 0 (0-8,5 mm), grau 1 (8,5-33,5 mm), grau 2 (33,5-52,5) e grau 3 (acima de 52,5 mm).

Os valores citados anteriormente devem ser utilizados como referência, considerando-se a tarefa de fala e o parâmetro vocal analisado na EAV. Até o momento, não existem valores claramente indicados para o parâmetro de "tensão", embora faça parte da rotina clínica de avaliação da voz. Em termos de pesquisa, indica-se não utilizar esses valores de corte de forma intercambiável entre tarefas e parâmetros avaliados no estudo. Nos casos em que não haja valores de corte para uma tarefa de fala específica em falantes do português brasileiro (como é o caso da vogal /ɛ/, comumente utilizada na clínica e em pesquisas no Brasil), os autores devem fazer as devidas ressalvas como possível limitação do estudo. Deve-se destacar que o estabelecimento desses pontos de corte para parâmetros e tarefas específicas ainda é recente na literatura brasileira e que muitos estudos anteriores utilizaram o ponto de corte proposto para o grau geral em tarefa de contagem para classificação de outros parâmetros vocais (como rugosidade, soprosidade e tensão) e em outras tarefas de fala (vogal /ɛ/, frases CAPE-V), o que não necessariamente invalida os resultados encontrados, mas alerta para uma interpretação cautelosa dos achados.

A escolha do protocolo a ser utilizado na prática clínica deve ser norteada, principalmente, pela necessidade do parâmetro ou ajuste vocal a ser investigado na avaliação do paciente. Diferentes quadros clínicos de causa comportamental ou orgânica podem exigir a exploração de outras tarefas fonatórias que extrapolam aquelas preconizadas nesses instrumentos. O primordial é que o clínico seja consistente na avaliação da presença, da intensidade e do tipo de desvio presente na emissão, o que permite a caracterização correta do quadro e o monitoramento da evolução do paciente ao longo do tratamento. Deve-se destacar que a avaliação perceptual inclui não somente uma caracterização do desvio do sinal vocal, como também a identificação de ajustes musculares implementados pelo paciente em diferentes tipos de emissão, com participação ou não das pregas vocais.

As principais tarefas de fala utilizadas para avaliação perceptiva da emissão vocal incluem: vogais sustentadas em intensidade e frequência autosselecionada como habitual e confortável; vogais sustentadas em mínima e máxima intensidade autosselecionada; vogais emitidas em glissando ascendente e descendente; fala automática com contagem de números de 1 a 10; repetição ou leitura de frases balanceadas foneticamente; e amostra de fala semiespontânea induzidas pelo avaliador com frases do tipo "fale-me sobre o seu problema de voz". Nos Quadros 14-3 e 14-4 podem ser observados os procedimentos e objetivos relacionados com cada uma dessas tarefas.

A avaliação de uma única tarefa de fala pode não permitir uma análise global da emissão vocal e dos ajustes musculares empregados pelo indivíduo, principalmente no que diz respeito à dinâmica laríngea (a incluir região supraglótica) para a produção das variações de frequência e intensidade inerentes a um indivíduo vocalmente saudável nas diferentes situações comunicativas e de expressão emocional. Dessa forma, é importante que cada serviço de avaliação vocal defina claramente os protocolos a serem utilizados, os parâmetros a serem avaliados e as tarefas de fala a serem obtidas com o paciente, apresentando flexibilidade para inserir diferentes tarefas e parâmetros a depender da natureza do distúrbio de voz avaliado.

## TRIAGEM VOCAL

Pensando nesses fatores, fonoaudiólogos especialistas da área de voz do LIEV, da UFPB, desenvolveram o protocolo de triagem vocal (PTV) com o objetivo de rastrear brevemente o histórico da disfonia, os sintomas vocais e os fatores de risco relacionados.[12] É uma versão mais sucinta do PACV, de rápida aplicação e pode ser utilizado em campanhas da voz e ações mais globais.

O PTV envolve questões objetivas e subjetivas e é dividido em quatro sessões com diferentes objetivos. A primeira envolve a obtenção de dados pessoais do paciente, como nome, sexo, data de nascimento, idade, naturalidade, estado que nasceu, grau de instrução, estado civil, profissão, carga horária laboral, quantidade de salários mínimos recebidos, contatos e endereço.

A segunda sessão é referente à queixa vocal, tempo de duração e história pregressa da disfonia do paciente. As duas últimas sessões listam, respectivamente, fatores de risco e sintomas vocais. Este protocolo é o único que apresenta a diferenciação entre fatores de risco ambientais, organizacionais e pessoais e divide a natureza dos sintomas, ou seja, apresenta a dicotomia entre os sintomas vocais auditivos e proprioceptivos/sensoriais. Assim, existe a possibilidade de investigá-los de forma separada e perceber se houve alguma diferença no monitoramento da intervenção fonoaudiológica relacionada com a diminuição dos sintomas vocais e com a exposição dos fatores de risco.

Para cada item das duas últimas sessões do protocolo são apresentadas possibilidades de respostas dispostas em uma escala tipo *Likert* de cinco pontos que varia de 0 a 4, onde 0 corresponde a "nunca", 1 a "raramente", 2 a "às vezes", 3 a "quase sempre" e 4 a "sempre". Dessa forma, verificamos a frequência de ocorrência do sintoma vocal ou exposição ao referido fator de risco investigado (Anexo 2).

**Quadro 14-3.** Principais Tarefas de Fala, Seus Procedimentos de Coleta, Objetivos e Interpretação Clínica

| Tarefa de fala | Procedimento | Objetivo e interpretação clínica |
|---|---|---|
| Vogal sustentada em frequência e intensidade autosselecionada | Solicitar a emissão de uma vogal sustentada por 3-5 s após inspiração confortável, em intensidade e frequência autosselecionada como confortável e habitual. A seleção da vogal depende da referência do avaliador. O CAPE-V preconiza utilização das vogais /a/ pela posição mais aberta do trato vocal, evidenciando características da fonte glótica; e /i/ por ser a vogal mais tensa e comumente utilizada para o exame laríngeo nos Estados Unidos. No Brasil, as vogais /a/ e /ɛ/ têm sido comumente utilizadas para avaliação. De modo específico, o /ɛ/ é considerado a vogal com posição mais neutra e intermediária do trato vocal no português brasileiro, sendo comumente utilizada no exame laríngeo na realidade brasileira.[60] Na rotina clínica do nosso serviço preconizamos a utilização da vogal /ɛ/ | Possibilita a escuta da voz sem a influência de mecanismos articulatórios, evidenciando as características de funcionamento da fonte glótica. Permite avaliar desvios de qualidade vocal advindos de alterações na fonte glótica, como irregularidade vibratória (rugosidade), ineficiência glótica (soprosidade e/ou astenia), tensão longitudinal nas pregas vocais (tensão), excesso de adução glótica (tensão e/ou rugosidade) e controle neuromuscular (instabilidade) |
| Vogais sustentadas em mínima e máxima intensidade autosselecionada | Solicitar a emissão da vogal /ɛ/* sustentada pelo mínimo de 2 s na intensidade mais fraca possível, mas sem entrar na voz sussurrada. Na sequência, solicitar a emissão sustentada da mesma vogal pelo mínimo de 2 s na intensidade mais forte possível, evitando-se o grito | Permite avaliar a funcionalidade vocal. Na emissão em fraca intensidade deve-se observar a qualidade global da emissão em relação à emissão confortável, o que possibilita inferir acerca do mínimo de pressão subglótica necessária para colocar as pregas vocais em vibração, o mecanismo muscular de adução glótica e a estabilidade da emissão. Na forte intensidade pode-se observar se há recrutamento de pregas vestibulares, tensão excessiva, além de possibilitar a inferência quanto a suporte aéreo e mecanismo muscular de adução glótica. A qualidade vocal na emissão forte também deve ser comparada com a emissão confortável |

**Quadro 14-3.** Principais Tarefas de Fala, Seus Procedimentos de Coleta, Objetivos e Interpretação Clínica

| Tarefa de fala | Procedimento | Objetivo e interpretação clínica |
|---|---|---|
| Vogais emitidas em glissando ascendente e descendente | Solicitar a emissão da vogal /ɛ/* em glissando ascendente, sustentando pelo mínimo de 2 s no tom mais agudo (mesmo que haja mudança para registro de cabeça ou falsete). Na sequência, solicitar a emissão da mesma vogal em glissando descendente, sustentando pelo mínimo de 2 s no tom mais grave. Nesse último caso deve-se manter o registro modal e evitar o registro basal[60]. Uma variação na coleta das emissões grave e aguda foi proposta por Patel et al. (2018),[6] solicitando-se a emissão sustentada no extremo agudo e no extremo grave, sem realização no contexto de uma glissando | Avaliar a funcionalidade vocal. Possibilita inferir o equilíbrio mioelástico e ajustes musculares envolvidos no alongamento e no encurtamento das pregas vocais, assim como os ajustes musculares supraglóticos que podem ser realizados nas notas mais graves e agudas. Podem ser observadas a presença de quebras, esforço e mudanças na qualidade vocal nas emissões extremas. Além disso, os resultados dessa tarefa de dinâmica fonatória fornece *insights* acerca de como os subsistemas respiratório, fonatório e ressonantal trabalham de forma integrada para a produção da voz[61] |
| Fala automática com contagem de números de 1 a 10 | Solicitar a emissão da contagem dos números de 1 a 10 sem inserção de pausas respiratórias (caso seja possível) e em velocidade de fala habitual autorreferida | Permite avaliar a interação entre fonte e filtro na produção vocal. Desse modo, podem-se fazer inferências acerca da influência dos ajustes articulatórios na qualidade vocal percebida auditivamente. Além disso, podem ser inferidos outros parâmetros prosódicos, como a velocidade de fala, a fluência, as variações de *pitch* e *loudness* |

| | | |
|---|---|---|
| Leitura ou repetição de frases balanceadas foneticamente | Solicita-se a leitura de frases balanceadas foneticamente. Com a adaptação das frases do protocolo CAPE-V para o português brasileiro,[62] as frases propostas por esse protocolo passaram a ser amplamente utilizadas nas rotinas de avaliação vocal na realidade brasileira. No entanto, a proposta original preconiza que o indivíduo avaliado realize a leitura das frases. No Brasil, principalmente nos serviços públicos, que atendem, predominantemente, uma população com menor nível de escolaridade, é comum a substituição da leitura pela repetição de frases. Tal adaptação foi necessária para que as limitações no letramento não influenciassem nos ajustes vocais, articulatórios e prosódicos realizados pelo indivíduo durante essa tarefa. Dessa forma, pode-se proceder com a solicitação de que o sujeito repita a frase imediatamente após ser produzida pelo avaliador. Para fins de pesquisa essa adaptação precisa ser registrada, visto que o modelo fornecido pelo avaliador pode influenciar principalmente nos aspectos prosódicos (velocidade de fala e curva entoacional) do paciente durante a tarefa de repetição | Possibilita avaliar como ajustes articulatórios específicos podem fornecer *insights* acerca da produção vocal do paciente. Maiores detalhes acerca da interpretação dessa tarefa de fala podem ser encontrados no Quadro 15-4 |
| Fala semiespontânea | Solicita-se ao paciente que use seu padrão de fala habitual para discorrer sobre um tópico de referência indicado pelo avaliador. Em geral, tal tarefa é induzida pela frase "Fale-me sobre o seu problema de voz". O ideal é obter um trecho de fala com duração média de 20-30 s, possibilitando a análise da produção vocal do paciente em situação mais próxima à fala espontânea | Permite avaliar os mesmos aspectos citados na tarefa de contagem. Além disso, pode-se identificar o planejamento de fala do paciente, incluindo o uso de pausas e a coordenação pneumofonoarticulatória |

\* Referimos a vogal /ɛ/ por ser utilizada na rotina de avaliação dos serviços dos quais os autores fazem parte.
\*\* Os dados da avaliação vocal devem ser analisados de modo global e não isoladamente. O quadro acima traz apenas uma síntese dos achados clínicos com base na literatura e na *expertise* dos autores.

**Quadro 14-4.** Sentenças do CAPE-V Adaptadas para o Português Brasileiro,[62] Seus Ajustes Articulatórios Privilegiados e Respectivos Focos de Avaliação[45]

| Frase cape-V | Ajuste articulatório privilegiado | Parâmetro avaliado |
|---|---|---|
| Érica tomou suco de pera e amora (*The blue spot is on the key again*) | Produção de todas as vogais | Influência coarticulatória das vogais na produção vocal |
| Sônia sabe sambar sozinha (*How hard did he hit him?*) | Produção de fricativas desvozeadas | Avaliação do ataque vocal aspirado, transição entre segmentos desvozeados-vozeados e de espasmos laríngeos de adução |
| Olha lá o avião azul (*We were away a year ago*) | Produção de segmentos vozeados | Avaliação da habilidade de manutenção de vozeamento (vibração glótica) e da presença de espasmos laríngeos de abdução |
| Agora é hora de acabar (*We eat eggs every Easter*) | Produção de *onset* com segmentos vocálicos | Avaliação do ataque vocal (suave, aspirado ou brusco) |
| Minha mãe namorou um anjo (*My mama makes lemon muffins*) | Produção de segmentos nasais | Avaliação da hiponasalidade e possível estimulabilidade para terapia com uso de sons nasais |
| Papai trouxe pipoca quente (*Peter will keep at the peak*) | Produção de plosivas desvozeadas | Avaliação da pressão intraoral e da presença de hipernasalidade na emissão |

## CONSIDERAÇÕES FINAIS

A voz é um fenômeno perceptivo e, portanto, é lógico que sua avaliação seja primeiramente centrada na qualidade vocal. A mencionada avaliação perceptivoauditiva, preferencialmente feita com protocolos estruturados e considerando-se a presença, o tipo e o grau de desvio vocal é o principal elemento descritivo que favorece não somente a avaliação do distúrbio, mas também o monitoramento de um tratamento por comparação pré e pós-terapia. Contudo, o diagnóstico de uma disfonia não representa exclusivamente a identificação auditiva de um distúrbio vocal, mas sim um processo complexo que inclui diversas dimensões. Os testes e instrumentos que fazem parte do roteiro de avaliação clínica devem ser priorizados de acordo com a queixa e a anamnese do indivíduo, com foco na funcionalidade vocal em seu contexto comunicativo. A autoavaliação do paciente sobre o impacto do problema de voz em sua qualidade de vida e em diversos aspectos da comunicação, sejam sociais ou profissionais, está definitivamente inserida na rotina fonoaudiológica e traz informações que não podem ser obtidas por nenhum outro procedimento. A experiência de viver com um problema de voz é única e não pode ser inferida por nenhum outro tipo de análise, sendo muitas vezes esse o elemento de decisão para se optar por um certo tipo de tratamento. O exame físico do paciente e a avaliação da respiração na fala permitem descrever questões relacionadas com a associação corpo-voz, como aspectos da musculatura perioral e da cintura escapular que podem contribuir na caracterização do distúrbio. A análise acústica, embora não seja o foco do presente capítulo, permite documentação objetiva e caracterização do distúrbio.

Uma das conclusões essenciais da avaliação fonoaudiológica é a definição da importância da participação do comportamento vocal na etiologia e na manutenção da disfonia, o que é essencial para a definição da conduta. É importante lembrar que as diversas dimensões de avaliação não apresentam forte correlação entre si e, portanto, os dados das diversas análises devem ser investigados em conjunto, considerando-se também a avaliação médica do caso. Ao se combinarem os resultados das diversas análises, pode-se ter segurança clínica para o diagnóstico fonoaudiológico, assim como material suficiente para se atestar o efeito da intervenção selecionada como a mais indicada para o indivíduo.

## REFERÊNCIAS BIBLIOGRÁFICAS

1. Dejonckere PH, Bradley P, Clemente P, Cornut G, Crevier-Buchman L, Friedrich G, Van De Heyning P, Remacle M, Woisard V. A basic protocol for funcional assessment of voice pathology, especially for investigating the efficacy of (phonosurgical treatments and evaluating new assessment techniques: Guideline elaborated by the Committee on Phoniatrics of the European Laryngological Society (ELS). Eur Arch Otorhinolaryngol. 2001;258:77-82.
2. Carding PN, Wilson JA, MacKenzie K, Deary IJ. Measuring voice outcomes: state of the science review. J Laryngol Otol. 2009;123(8):823-9.
3. Roy N, Barkmeier-Kraemer J, Eadie T, Sivasankar MP, Mehta D, Paul D et al. Evidence-Based Clinical Voice Assessment: A Systematic Review. Am J Speech-Language Pathol. 2013;22:212-26.
4. American Speech-Language-Hearing Association (ASHA). Voice Disorders evidence map: Assessment section. [acesso em 23 jan 2019]; [about 7 screens]. Disponível em: https://www.asha. org/PRPSpecificTopic.aspx?folderid=8589942600&section=Assessment
5. Behlau M, Madazio G, Feijó D, Pontes P. Avaliação da voz. In: Behlau M. (org.). Voz: o livro do especialista vol.1. Rio de Janeiro: Revinter; 2001.
6. Patel RR, Awan SN, Barkmeier-Kraemer J et al. Recommended protocols for instrumental assessment of voice: American Speech Language-Hearing Association expert panel to develop a protocol for instrumental assessment of vocal function. Am J Speech-Language Pathol. 2018;25:1-19.
7. Servilha EAM, Pena J. Tipificação de sintomas relacionados à voz e sua produção em professores identificados com ausência de alteração vocal na avaliação fonoaudiológica. Rev CEFAC. 2010;12(3):454-61.
8. Mathieson L, Hirani SP, Epstein R, Baken RJ, Wood G, Rubim JS. Laryngeal manual therapy: a preliminary study to examine its treatment effects in the management of muscle tension dysphonia. J Voice. 2009;23(3):253-366.
9. Ferreira LP, Akutsu CM, Luciano P. Viviano NDAG. Condições de produção vocal de teleoperadores: correlação entre questões de saúde, hábitos e sintomas vocais. Rev Soc Bras Fonoaudiol. 2008;13:307-315.
10. Fuess VLR, Lorenz MC. Disfonia em professores do ensino municipal: prevalência e fatores de risco. Rev Bras Otorrinolaringol. 2003;69:807-812.
11. Smith E, Gray SD, Dove H et al. Frequency and effects of teachers' voice problems. J Voice. 1997;11:81-87.
12. Almeida AAF, Fernandes LR, Azevedo EHM, Pinheiro RSA, Lopes LW. Características vocais e de personalidade de pacientes com imobilidade de prega vocal. CoDAS. 2015;27(2):178-85.
13. Silva WJN, Lopes LW, Macedo ERA, Costa DB, Almeida AAF. Reduction of Risk Factors in Patients with Behavioral Dysphonia After Vocal Group Therapy. Journal of Voice. 2017;31:123.e15-123.e19.
14. Jacobson BH, Johnson A, Grywalski C, Silbergleit A, Jacobson G, Benninger MS et al. The Voice Handicap Index (VHI): development and validation. Am J Speech Lang Pathol. 1997;6(3):66-70.

15. Karnell MP, Melton SD, Childes JM, Coleman TC, Dauley AS, Hoffman HT. Reliability of clinician-based (GRBAS and CAPE-V) and patient-based (V-RQOL and IPVI) documentation of voice disorders. J Voice. 2007;21:576-90.
16. Ugulino AC, Oliveira G, Behlau M. Perceived dysphonia by the clinician's and patient's viewpoint. J Soc Bras Fonoaudiol. 2012;24:113-8.
17. Aaronson N, Alonso J, Burnam A, Lohr KN, Patrick DL, Perrin E, Stein RE. Assessing health status and quality of life instruments: attributes and review criteria. Qual Life Res. 2002;11:193-205.
18. Branski RC, Cukier-Blaj S, Pusic A, Cano SJ, Klassen A, Mener D et al. Measuring quality of life in dysphonic patients: a systematic review of content development in patient-reported outcomes measures. J Voice. 2010;24:193-8.
19. Deary IJ, Wilson JA, Carding PN, MacKenzie K. VoiSS: a patient-derived Voice Symptom Scale. J Psychosom Res. 2003;54:483-9.
20. Behlau M, Zambon F, Moreti F, Oliveira G, de Barros Couto E Jr. Voice Self-assessment Protocols: Different Trends Among Organic and Behavioral Dysphonias. J Voice. 2017; 31:112.e13-112.e27.
21. Behlau M, Santos LMA, Oliveira G. Cross-cultural adaptation and validation of the voice handicap index into Brazilian Portuguese. J Voice. 2011;25:354-9.
22. Behlau M, Madazio G, Moreti F et al. Efficiency and Cutoff Values of Self-Assessment Instruments on the Impact of a Voice Problem. J Voice. 2016 Jul;30(4):506.e9-506.e18.
23. Rosen CA, Lee AS, Osborne J, Zullo T, Murry T. Development and Validation of the Voice Handicap Index-10. Laryngoscope. 2004;114:1549-56.
24. Costa T, Oliveira G, Behlau M. Validation of the Voice Handicap Index: 10 (VHI-10) to the Brazilian Portuguese. CoDAS. 2013; 25:482-5.
25. Hogikyan ND, Sethuraman G. Validation of an instrument to measure voice-related quality of life (V-RQOL). J Voice. 1999;13(4):557-69.
26. Gasparini G, Behlau M. Quality of Life: Validation of the Brazilian Version of the Voice-Related Quality-of-Life (V-RQOL) Measure. J Voice. 2009;23(1):76-81.
27. Carding PN, Horsley IA, Docherty GD. A study of the effectiveness of voice therapy in the treatment of 45 patients with nonorganic dysphonia. J Voice. 1999;13(1):72-104.
28. Paulinelli BR, Gama ACC, Behlau M. Validation of the Vocal Performance Questionnaire in Brazil. Rev Soc Bras Fonoaudiol. 2012;17:85-91.
29. Moreti F, Zambon F, Oliveira G, Behlau M. Cross-cultural Adaptation, Validation, and Cutoff Values of the Brazilian Version of the Voice Symptom Scale-VoiSS. J Voice. 2014;28:458-68.
30. Rodrigues G, Zambon F, Mathieson L, Behlau M. Vocal tract discomfort in teachers: its relationship to self-reported voice disorders. J Voice. 2013;27:473-80.
31. Boseley ME, Cunningham MJ, Volk MS, Hartnick CJ. Validation of the Pediatric Voice-Related Quality-of-Life Survey. Arch Otolaryngol Head Neck Surg. 2006;132:717-20.
32. Ribeiro LL, Paula KM, Behlau M. Qualidade de vida em Voz na População Pediátrica: validação da versão brasileira do Protocolo Qualidade de Vida em Voz Pediátrico. CoDAS. 2014;26:87-95.
33. Krohling LL, Paula KM, Behlau M. Curva ROC do Protocolo Qualidade de Vida em Voz Pediátrico (QVV-P). CoDAS. 2016;28:311-3.
34. Verduyckt I, Morsomme D, Ramacle M. Validation and standardization of the Pediatric Voice Symptom Questionnaire: a double-form questionnaire for dysphonic children and their parents. J Voice. 2012;26:129-39.
35. Krohling LL, Behlau M, Verduyckt I. Equivalência cultural da versão brasileira do Questionnaire des Symptômes Vocaux. CoDAS. 2016;28:454-458.
36. Ribeiro LL, Verduyckt I, Behlau M. Sintomas vocais na população pediátrica: Validação da versão brasileira do Questionário de Sintomas Vocais Pediátrico. CoDAS 2018; /in press/
37. Ma EP, Yiu EM. Voice activity and participation profile: assessing the impact of voice disorders on daily activities. J Speech Lang Hear Res. 2001;44:511-24.
38. Ricarte A, Oliveira G, Behlau M. Validação do protocolo Perfil de Participação e Atividades Vocais no Brasil. CoDAS. 2013;25:242-9.

39. Zambon F, Moreti F, Vargas A, Behlau M. Eficiência e valores de corte do Perfil de Participação e Atividades Vocais para não professores e professores. CoDAS. 2015;27:598-603.
40. Pires MDE, Oliveira G, Behlau M. Aplicação do Protocolo de Participação e Atividades Vocais – PPAV em duas diferentes escalas de resposta. J Soc Bras Fonoaudiol. 2011;23(3):297-300.
41. Andrews ML. Manual de tratamento da voz: da pediatria à geriatria. São Paulo: Cengage Learning; 2009.
42. Kent RD. Hearing and believing: some limits to the auditory-perceptual assessment of speech and voice disorders. Am J Speech Lang Pathol. 1996;5:7-23.
43. Behrman A. Common practices of voice therapists in the assessment of patients. J Voice. 2005;19:454-69.
44. Oates J. Auditory-perceptual evaluation of disordered voice quality: pros, cons and future directions Folia Phoniatr Logop. 2009;61(1):49-56.
45. Kempster GB, Gerratt, BR, Abbott KV, Barkmeier-Kraemer J, Hillman RE. Consensus auditory-perceptual evaluation of voice: development of a standardized clinical protocol. Am J Speech-Lang Pathol. 2009;18(2):124-32.
46. Iwarsson J, Bingen-Jakobsen A, Johansen DS et al. Auditory-Perceptual Evaluation of Dysphonia: A Comparison between Narrow and Broad Terminology Systems. J Voice. 2018;32(4):428-436.
47. Maryn Y, Roy N. Sustained vowels and continuous speech in the auditory-perceptual evaluation of dysphonia severity. J Soc Bras Fonoaudiol. 2012;24(2):107-12.
48. Samlam RA, Story BH, Bunton K. Relation of perceived breathiness to laryngeal kinematics and acoustic measures based on computacional modeling. J Speech Lang Hear Res. 2013;56:1209-23.
49. Eadie TL, Kapsner M, Rosenzweig J, Waugh P, Hillel A, Merati A. The role of experience on judgments of dysphonia.J Voice. 2010;24(5):564-73.
50. Hillman RE, Holmberg EB, Perkell JS, Walsh M, & Vaughan C. Objective assessment of vocal hyperfunction: An experimental framework and initial results. J Speech Hearing Res. 1989;32:373-392.
51. Roy N, Fetrow RA, Merril RM, Dromey C. Exploring the Clinical Utility of Relative Fundamental Frequency as an Objective Measure of Vocal Hyperfunction. J Speech Lang Hear Res. 2016;59:1002-17.
52. Isshiki N, Olamura M, Tanabe M, Morimoto M. Differential diagnosis of hoarseness. Folia Phoniatr (Basel). 1969;21:9-23.
53. Hirano M. Clinical Examination of Voice. New York, NY: Springer-Verlag; 1981.
54. Yamasaki R, Madazio G, Leão SHS, Padovani M, Azevedo R, Behlau M. Auditory-Perceptual Evaluation of Normal and Dysphonic Voices Using the Voice Deviation Scale. J Voice. 2017;31(1):67-71.
55. Dejonckere PH, Remacle M, Fresnel-Elbaz E, Woisard V, Crevier-Buchman L, Millet B. Differentiated perceptual evaluation of pathological voice quality: reliability and correlations with acoustic measurements. Rev Laryngol Otol Rhinol (Bord). 1996;117(3):219-24.
56. Yamasaki R, Leão S, Madazio G, Padovani M, Azevedo R, Behlau M. Correspondência entre escala analógico visual e a escala numérica na avaliação perceptivo-auditiva de vozes. In: 16º Congresso Brasileiro de Fonoaudiologia; 2008 Sept. 24-27; Campos do Jordão: Sociedade Brasileira de Fonoaudiologia; 2008.
57. Martins PC, Couto TE, Gama ACC. Avaliação perceptivo-auditiva do grau de desvio vocal: correlação entre escala visual analógica e escala numérica. CoDAS. 2015;27(3):279-284.
58. Organização Mundial da Saúde. CIF: Classificação Internacional de Funcionalidade, Incapacidade e Saúde. São Paulo: EDUSP; 2003.
59. Baravieira PB, Brasolotto AG, Montagnoli AN, Silvério KCA, Yamasaki R, Behlau M. Análise perceptivo-auditiva de vozes rugosas e soprosas: correspondência entre a escala visual analógica e a escala numérica. CoDAS. 2016;28(2):163-167.
60. Gonçalves MIR, Pontes PAL, Vieira VP, Pontes AAL, Curcio D, De Biase NG. Transfer function of Brazilian Portuguese oral vowels: a comparative acoustic analysis. Braz J Ororhinolaryngol. 2009;75:680-4.

61. Zraick RR, Skaggs SD, Montague JC. The effect of task on determination of habitual pitch. J Voice. 2000;14:484-89.
62. Behlau M. Consensus Auditory- Perceptual Evaluation of voice (CAPE-V). Revista Sociedade Brasileira Fonoaudiologia. 2004;9(3):187-9.

## Anexo I • AVALIAÇÃO DO COMPORTAMENTO VOCAL

*Anna Alice Almeida* • *Leonardo Lopes* • *Priscila Oliveira*

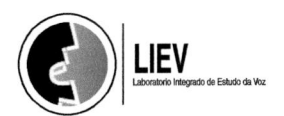

**LIEV** — Laboratório Integrado de Estudo da Voz

### PROTOCOLO DE ANAMNESE DO COMPORTAMENTO VOCAL (PACV)

Disponibilidade para atendimento: _____ Nº protocolo: _____

Supervisor(a): _____

DATA: ___ / ___ / ___ Responsável pela coleta(a): _____

Diagnóstico ORL: _____

| ( ) Disfonia funcional | ( ) Disfonia organofuncional | ( ) Disfonia orgânica |

### I) IDENTIFICAÇÃO PESSOAL

Nome: _____ Idade: _____

D.N.: ___ / ___ / ___ Local de nascimento: _____ UF: _____

Sexo: F ( ) M ( ) Estado conjugal: _____ Grau de instrução: _____

Quantidade de salários mínimos onde mora:  < 1 ( )  1 a 3 ( )  3 a 5 ( )  5 a 15 ( )  > 15 ( )

Endereço: _____

_____

Contato (telefone/e-mail): _____

Encaminhado por: _____ Tel: _____

Informante: _____ Parentesco: _____

### II) QUEIXA E DURAÇÃO

**1) Motivo da consulta/duração:** _____

_____

**2) História pregressa da disfonia:**

*a) Como ocorreu o início do problema da voz (brusco, gradual)?*

_____

_____

*b) De quem foi a sugestão de procurar o nosso serviço?*
_____
_____

*c) Qual o impacto da disfonia na comunicação/sociabilização (pessoal e profissional)?*
_____
_____

*d) O que conseguia fazer antes com a voz que não consegue agora?*
_____
_____

Para os itens abaixo referente à sintomas vocais e fatores de risco, responder através da escala:
0 = Nunca; 1 = Raramente; 2 = Às vezes; 3 = Quase sempre e 4 = Sempre

**3) Sintomas vocais**      (No = _____ )
Auditivos                   (No = _____ )

( ) Rouquidão              ( ) Voz monótona              ( ) Instabilidade na voz
( ) Voz muda depois do uso ( ) Dificuldade para agudos   ( ) Dificuldade para graves
( ) Dificuldade em projetar voz ( ) Dificuldade de falar baixo ( ) Falhas na voz
( ) Mudança vocal no mesmo dia ( ) Presença de ar na voz ( ) Perda da voz constante

Proprioceptivos/Sensoriais    (No = _____ )

( ) Fadiga ao falar        ( ) Desconforto ao falar      ( ) Esforço para falar
( ) "Bolo" na garganta     ( ) Garganta seca             ( ) Dor na garganta
( ) Tensão no pescoço      ( ) Pigarro                   ( ) Tosse improdutiva
( ) Formação de muco       ( ) Gosto ácido na boca       ( ) Dor para engolir

Os sintomas relatados acima pioram no final do dia/semana?   ( ) sim  ( ) não

**4) Fatores de risco**     (No = _____ )
*a) Organizacionais*        (No = _____ )

( ) Jornada de trabalho longa ( ) Acúmulo de atividades   ( ) Demanda vocal excessiva
( ) Alto número de ouvintes   ( ) Tempo de serviço

*b) Ambientais*             (No = _____ )

( ) Ruído de fundo         ( ) Acústica pobre            ( ) Distância interfalantes
( ) Baixa umidade do ar    ( ) Poluição                  ( ) Poeira e mofo
( ) Fatores ergonômicos    ( ) Ambiente estressante      ( ) Equipamento inadequado

*b) Pessoais*               (No = _____ )

( ) Fuma                   ( ) Bebe                      ( ) Usa drogas
( ) Fala muito             ( ) Fala alto                 ( ) Fala rápido
( ) Fala muito ao telefone ( ) Fala com esforço          ( ) Fala agudo/grave demais
( ) Fala acima do ruído    ( ) Fala em público           ( ) Imita (atores, cantores)

( ) Grita com frequência	( ) Torce com frequência	( ) Canta fora do tom
( ) Vida social intensa	( ) Tosse constante	( ) Hidratação insuficiente
( ) Automedicação	( ) Repouso inadequado	( ) Alimentação inadequada

**III) TRATAMENTOS ANTERIORES PARA DISFONIA** (medicamentoso, cirúrgico, fonoterápico, outros):

_____
_____
_____

**IV) INVESTIGAÇÃO COMPLEMENTAR** (distúrbios alérgicos, faríngeos, bucais, nasais, otológicos, pulmonares, digestivos, hormonais e neurovegetativos):

1) Submeteu-se a alguma cirurgia? Qual(ias)? Data(s)? Houve complicações decorrentes do ato cirúrgico?

_____
_____

2) Apresenta história de patologia laríngea (tumor, obstrução, inflamação, trauma etc.)? Especificar abordando a data e os cuidados dispensados.

_____
_____

3) Sofreu algum ferimento, especialmente na área do nariz e da garganta? Especifique a natureza, a data e a extensão?

_____
_____

4) Houve algo incomum no período da mudança de voz na puberdade (referir sobre o acontecimento e indicar a idade na ocasião)?

_____
_____

5) Há alguma menção considerada importante sobre o seu desenvolvimento (desde o período da gestação até o presente momento)?

_____
_____
_____

**V) ANTECEDENTES FAMILIARES**

_____
_____
_____

## VI) MOTIVAÇÃO PARA A TERAPIA E EXECUÇÃO DAS CONDUTAS EM CASA

_____
_____
_____
_____

## VII) OUTRAS OBSERVAÇÕES

_____
_____
_____
_____

## IV) AVALIAÇÃO DAS ESTRUTURAS DO SISTEMA ESTOMATOGNÁTICO

Lábios: _____
Língua: _____
Mandíbula: _____
Dentes e oclusão: _____
Véu palatino: _____

## V) DADOS DA AVALIAÇÃO LARINGOLÓGICA

( ) Presença de lesão laríngea    ( ) Ausência de lesão laríngea

**A) Padrão de fechamento glótico:**  ( ) Completo
( ) Incompleto

**Se incompleto:**
- ( ) Fenda triangular medioposterior
- ( ) Fenda triangular anteroposterior
- ( ) Fenda fusiforme central
- ( ) Fenda fusiforme anteroposterior
- ( ) Fenda fusiforme anterior
- ( ) Fenda dupla
- ( ) Fenda em ampulheta
- ( ) Fenda paralela
- ( ) Fenda irregular
- ( ) Outro tipo de descrição: _____

**B) Vibração da mucosa:** _____
**C) Mobilidade das PPVV:** _____
**D) Borda livre das PPVV:** _____

**E) Supraglote:**
- ( ) Sem contrições
- ( ) Constrição lateromedial
- ( ) Constrição anteroposterior
- ( ) Constrição global

**F) Diagnóstico ORL:** _____

**VI) HABILIDADES GERAIS DE COMUNICAÇÃO**
A) Fluência da fala: _____
B) Construção sintática: _____
C) Expressão das ideias: _____

**VII) PSICODINÂMICA VOCAL**
A) Harmonia corpo-voz-personalidade: _____
B) Impressões transmitidas pela voz: _____

## Anexo II ▪ PROTOCOLO DE TRIAGEM VOCAL (PTV)

*Anna Alice Almeida* ▪ *Leonardo Lopes* ▪ *Priscila Oliveira*

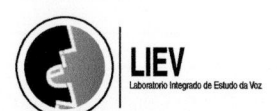

**LIEV** — Laboratório Integrado de Estudo da Voz

**PROTOCOLO DE TRIAGEM VOCAL (PTV)**

DATA: ___ / ___ / ___   Fonoaudiólogo: _____

### I) IDENTIFICAÇÃO PESSOAL

Nome: _____ Idade: _____

D.N.: ___ / ___ / ___ Local de nascimento: _____ UF: _____

Sexo: F ( )  M ( )  Estado conjugal: _____ Grau de instrução: _____

Quantidade de salários mínimos onde mora:   < 1 ( )   1 a 3 ( )   3 a 5 ( )   5 a 15 ( )   > 15 ( )

Endereço: _____
_____

Contato (telefone/e-mail): _____

Encaminhado por: _____ Tel: _____

Informante: _____ Parentesco: _____

### II) QUEIXA E DURAÇÃO

**1) Motivo da consulta/duração:** _____
_____

**2) História pregressa da disfonia:**

*Como ocorreu o início do problema da voz (brusco, gradual)?*
_____
_____

Para os itens abaixo referente à sintomas vocais e fatores de risco, responder através da escala:
0 = Nunca; 1 = Raramente; 2 = Às vezes; 3 = Quase sempre e 4 = Sempre

### 3) Sintomas vocais
*Auditivos*

( ) Rouquidão                          ( ) Voz monótona                        ( ) Instabilidade na voz
( ) Voz muda depois de tempo           ( ) Dificuldade para agudos             ( ) Dificuldade para graves
( ) Dificuldade em projetar voz        ( ) Dificuldade de falar baixo          ( ) Falhas na voz
( ) Mudança vocal no mesmo dia         ( ) Presença de ar na voz               ( ) Perda da voz constante

*Sensoriais/Proprioceptivos*

( ) Fadiga ao falar                    ( ) Desconforto ao falar                ( ) Esforço para falar
( ) "Bolo" na garganta                 ( ) Garganta seca                       ( ) Dor na garganta
( ) Tensão no pescoço                  ( ) Pigarro                             ( ) Tosse improdutiva
( ) Formação de muco                   ( ) Gosto ácido na boca                 ( ) Dor para engolir

Os sintomas relatados acima pioram no final do dia/semana?       ( ) sim   ( ) não

### 4) Fatores de risco
*a) Organizacionais*

( ) Jornada de trabalho longa          ( ) Acúmulo de atividades               ( ) Demanda vocal excessiva
( ) Alto número de ouvintes            ( ) Tempo de serviço

*b) Ambientais*

( ) Ruído de fundo                     ( ) Acústica pobre                      ( ) Distância interfalantes
( ) Baixa umidade do ar                ( ) Poluição                            ( ) Poeira e mofo
( ) Fatores ergonômicos                ( ) Ambiente estressante                ( ) Equipamento inadequado

*c) Pessoais*

( ) Fuma                               ( ) Bebe                                ( ) Usa drogas
( ) Fala muito                         ( ) Fala alto                           ( ) Fala rápido
( ) Fala muito ao telefone             ( ) Fala com esforço                    ( ) Fala agudo/grave demais
( ) Fala acima do ruído                ( ) Fala em público                     ( ) Imita (atores, cantores)
( ) Grita com frequência               ( ) Torce com frequência                ( ) Canta fora do tom
( ) Vida social intensa                ( ) Tosse constante                     ( ) Hidratação insuficiente
( ) Automedicação                      ( ) Repouso inadequado                  ( ) Alimentação inadequada

# AVALIAÇÃO E DIAGNÓSTICO FONOAUDIOLÓGICO EM COMUNICAÇÃO PROFISSIONAL

CAPÍTULO 15

Maria Fabiana Bonfim de Lima-Silva
Ana Carolina de Assis Moura Ghirardi
Patrícia Brianne da Costa Penha
Camila Macêdo Araújo de Medeiros
Léslie Piccolotto Ferreira

## INTRODUÇÃO

Perante os desafios do novo século, com as inovações e desenvolvimento tecnológico, os meios de comunicação diversificaram-se, favorecendo o surgimento e aprimoramento de tecnologias, como do *smartphone*, aplicativos, redes sociais e, sobretudo, as redes de *internet* que agilizam o meio de acesso às pessoas e aos conteúdos.

Nessa nova era, urge a necessidade de uma reinvenção das profissões, ou seja, os profissionais, principalmente aqueles que têm a comunicação como instrumento de trabalho, necessitam de aprimoramento e atualização a fim de acompanhar as demandas das novas mídias, como, por exemplo, os locutores, com o surgimento das emissoras de rádio digitais com presença exclusiva na *internet*, a *Webradio*. Tais transformações repercutem em novas exigências e demandas quanto à fala, à comunicação e à linguagem desses profissionais, sendo o fonoaudiólogo o profissional apto a contribuir com esses aspectos.

Dessa forma, a transformação das exigências profissionais, aliada ao crescente desenvolvimento tecnológico, faz com que os serviços de Fonoaudiologia na área de voz profissional também estejam em processo de adaptação a esta realidade. Hoje, muitos fonoaudiólogos atendem seus clientes à distância, em ambiente virtual, realizando, dentre outros procedimentos, o telediagnóstico. O atendimento virtual é a aplicação da tecnologia de telecomunicações para prestar serviços profissionais à distância, conectando clínico e cliente para a avaliação, intervenção e/ou consulta.[1] Em nossa realidade, estudos referem a ocorrência de atendimento virtual com diversos profissionais da voz, como telejornalistas e professores.[1,2]

Assim, nas últimas décadas, vem-se consolidando a atuação fonoaudiológica na saúde vocal e no aperfeiçoamento da comunicação, tanto da voz falada como da voz cantada, nos profissionais da voz, seja por meio virtual ou presencial. A comunicação é um fenômeno de caráter multidimensional, envolvendo aspectos emocionais, fisiológicos, acústicos, perceptivos (auditivos e visuais). Dessa maneira, o diagnóstico fonoaudiológico da comunicação e do canto é realizado por meio de uma avaliação multidimensional que inclui entrevista, análise perceptivoauditiva e visual, análise acústica, autoavaliação vocal, avaliação *in loco* e exame visual laríngeo. A escolha e a aplicação desses instrumentos dependem de cada profissional, da queixa do paciente, da demanda e contexto de trabalho. Vale ressaltar que cada instrumento de avaliação fornece dados específicos que são integrados e analisados pelo fonoaudiólogo a fim de se estabelecer um diagnóstico.

Nesta perspectiva, autores[3-5] referem que a avaliação desses profissionais deverá envolver a análise da expressividade de fala, ou seja, o uso de recursos vocais, verbais e não verbais na interação entre o falante e seus interlocutores.

Portanto, este capítulo tem como foco reunir informações sobre avaliação e diagnóstico fonoaudiológico na comunicação profissional, de modo que seja aqui exposta, de forma clara, a importância da atribuição da avaliação e diagnóstico fonoaudiológico em conjunto com a de outros profissionais da saúde ou de áreas afins, para melhor compreensão da condição e necessidades atuais do profissional, seja aquele que apresenta distúrbio de voz ou mesmo o que deseja aprimorar a sua habilidade de comunicação.

## FONOAUDIOLOGIA E COMUNICAÇÃO PROFISSIONAL

O indivíduo que utiliza a voz como principal mecanismo para desempenhar a sua função laboral é denominado de profissional da voz e, dentre esses, podemos citar os professores, operadores de telesserviços, cantores, locutores e atores. Entretanto, você já parou para pensar que há tantos outros profissionais da voz que estão presentes no nosso dia a dia e que nos passam despercebidos? Há ainda, por exemplo, vendedores, dubladores, repentistas, políticos, líderes religiosos, advogados, recepcionistas, entre tantos outros, o que nos possibilita abordar aspectos relacionados com prevenção, promoção, reabilitação e aperfeiçoamento da comunicação dessas pessoas.

Ao fazer uma retrospectiva do percurso da atuação do fonoaudiólogo na área de voz, percebe-se que a Fonoaudiologia, inicialmente, enfocou no atendimento clínico e na reabilitação vocal ocasionada por distúrbios funcionais e/ou orgânicos. Por volta da década de 1990, o fonoaudiólogo passou a dar atenção a todo o processo que envolve o trabalhador, desde a sua formação (acadêmica, cursos, oficinas), conhecimentos de vida adquiridos, atuação prática, até o levantamento dos aspectos ambientais e organizacionais do trabalho, bem como a qualidade de vida. Além disso, surgiu a preocupação em assessorar a comunicação dos profissionais da voz e, principalmente, em trabalhar as questões de expressividade.[3]

Com base na Linguística, pode-se entender a expressividade da fala como resultado de interações entre os elementos segmentais (vogais e consoantes) e prosódicos (qualidade vocal, ritmo, entoação, taxa de elocução, pausas e padrões de acento) e de suas relações entre o som e o sentido.[4]

A partir dessa prática voltada à expressividade, algumas pesquisas foram desenvolvidas na área da Fonoaudiologia a fim de ressaltar a importância da avaliação e intervenção com os profissionais da voz, visto que o prejuízo na comunicação, seja na oralidade e/ou em seus aspectos corporais, pode vir a interferir na *performance* do indivíduo.[2,6]

Recentemente, em julho de 2018, foi publicado pelo Ministério da Saúde o protocolo Distúrbio de Voz Relacionado ao Trabalho (DVRT), o qual surgiu a partir da necessidade de expor e contribuir para a identificação de profissionais que utilizam a voz como instrumento de trabalho. Além disso, o documento destaca a multifatoriedade presente no contexto de trabalho, somada aos fatores predisponentes, que podem acarretar em prejuízos à saúde vocal, assim como comprometer também a saúde física e mental desses profissionais. Segundo esse protocolo, *o DVRT é "qualquer forma de desvio vocal relacionado* à atividade profissional que diminua, comprometa ou impeça a atuação ou a comunicação do trabalhador, podendo ou não haver alteração orgânica da laringe".[7] Interessante apontar que, por essa definição, não apenas os chamados profissionais da voz são acolhidos, mas todo e qualquer trabalhador que, em função de sua atuação e contexto, venha a ter alguma alteração na voz. É o caso de cabeleireiros que aspiram constantemente produtos químicos, ou de chapeiros de churrascarias em contato com a fumaça.

Tal documento é uma importante conquista, uma vez que a identificação e notificação desse agravo permite que se conheça o panorama do DVRT em nosso país, com dados epidemiológicos fidedignos e ações de promoção de saúde que sejam voltadas à realidade específica de cada contexto em que o DVRT esteja inserido. A natureza multifatorial do distúrbio da voz foi um dos elementos importantes que preveniu o estabelecimento de nexo causal entre o problema de voz e o trabalho. Dessa forma, o fonoaudiólogo que realiza um diagnóstico em voz profissional deve estar apropriado do protocolo, a fim de contribuir para a notificação dessa condição.

## AVALIAÇÃO E DIAGNÓSTICO FONOAUDIOLÓGICO EM COMUNICAÇÃO PROFISSIONAL: ASPECTOS GERAIS

A avaliação fonoaudiológica é parte indispensável do diagnóstico em comunicação profissional e deve ser realizada a partir da(s) queixa(s) do profissional da comunicação, pautada, acima de tudo, em suas demandas específicas que, muitas vezes, dependem da profissão que exerce. Também é importante lembrar que a forma como a avaliação será realizada irá depender da natureza da atuação fonoaudiológica com cada profissional em particular, que pode ser clínica ou pode ter características de uma assessoria mais pontual. No entanto, é imprescindível salientar que uma avaliação bem realizada e, assim, um diagnóstico preciso são as pedras fundamentais para um tratamento bem-sucedido.

Dessa forma, espera-se que os instrumentos de avaliação utilizados rotineiramente na prática clínica, como entrevista, avaliação perceptivoauditiva da voz, avaliação instrumental (acústica), ferramentas de autoavaliação e um exame/diagnóstico médico e laringológico, não sejam, de maneira nenhuma, negligenciados; no entanto, a demanda e o público-alvo devem ser levados em consideração ao se realizar um diagnóstico relacionado com o uso profissional da voz e da comunicação.

O sujeito que utiliza a sua comunicação como principal ferramenta de trabalho pode ter demandas específicas com relação à saúde de sua voz (seja na fala ou no canto), ou pode ter demandas que se relacionam mais com o uso dessa ferramenta de comunicação de modo mais eficiente, de maneira que a expressividade oral e a corporal também ganham destaque durante a avaliação. Outro aspecto importante a ser considerado é que o ambiente de trabalho em que esse sujeito se insere costuma ter um papel fundamental de como o uso vocal é realizado, e pode ter relações não só com as suas queixas e com as suas demandas de intervenção fonoaudiológica, mas também pode influenciar as possíveis soluções propostas para cada caso específico.

É preciso, ainda, que o fonoaudiólogo compreenda a realidade e as terminologias específicas da profissão do sujeito, como, por exemplo, entender que existem dois tipos de atendimento que o operador de telesserviço pode atuar (ativo e receptivo), que *off*, *flash* e passagem são termos rotineiramente utilizados no telejornalismo ou, ainda, os diferentes gêneros presentes na locução de rádio (anunciador, esportivo, entrevistador, etc.). Além disso, deve-se observar e/ou solicitar avaliações dos demais profissionais (otorrinolaringologista, psicólogo, preparador de cena, preparador vocal, entre outros) que estejam acompanhando a saúde e/ou a *performance* artística do indivíduo, uma vez que o trabalho a ser desenvolvido deverá ser multi ou, até, interprofissional.

É relevante lembrar que a avaliação corresponde ao "retrato" de um sujeito, em um determinado momento, não necessariamente refletirá toda a realidade do uso da comunicação em sua realidade profissional e, por isso é, idealmente, processual.

Com esse fato em vista, as próximas sessões abordarão, de forma um pouco mais detalhada, alguns instrumentos específicos, que podem auxiliar o fonoaudiólogo a conhecer melhor o universo profissional desses sujeitos.

## AVALIAÇÃO E DIAGNÓSTICO FONOAUDIOLÓGICO NA VOZ FALADA

Os profissionais da voz falada são aqueles trabalhadores que utilizam a fala para desenvolver a atividade de trabalho, e apresentam demandas fonoaudiológicas específicas, de acordo com cada profissão. Assim, a avaliação e o diagnóstico fonoaudiológico da voz falada devem ser de caráter multidimensional, abrangendo: entrevista, análise perceptivo-auditiva e visual, análise acústica, autoavaliação vocal, avaliação *in loco* e exame visual laríngeo. Entretanto, serão discutidas, neste capítulo, apenas as avaliações citadas acima.

Ao iniciar qualquer processo de avaliação fonoaudiológica, é fundamental conhecer a história pregressa, as especificidades e as demandas advindas do uso profissional da voz, e, para isso, realiza-se uma entrevista inicial que será abordada a seguir.

## ENTREVISTA INICIAL

A entrevista é fundamental para qualquer início de avaliação, pois, a partir do levantamento do histórico de vida pessoal e profissional, é possível compreender o estado do sujeito, assim como detectar as possíveis necessidades fonoaudiólogicas, sejam vocais, corporais, miofuncionais, ambientais, organizacionais, sociais ou ainda emocionais.

Para isso, há alguns aspectos fundamentais que devem ser contemplados na entrevista inicial para o profissional da voz, dentre eles: levantamento dos dados pessoais; histórico de queixa; tratamentos anteriores para distúrbio de voz; histórico de saúde geral; hábitos, sinais e sintomas vocais; fatores de risco para voz (ambientais, organizacionais e individuais) e acompanhamentos por outros profissionais.

O fonoaudiólogo deve estar atento as peculiaridades do universo do profissional da voz, buscando sempre conhecer o sujeito e, principalmente, a sua relação com o ambiente de trabalho, identificando a autopercepção sobre os possíveis fatores que possam vir a interferir na *performance* vocal, como poeira, ruído, sintomas de refluxo gastroesofágico, alergias e disfunção temporomandibular, que podem influenciar nas condições de produção vocal e na saúde do profissional.

Em relação aos fatores da organização do trabalho, emocionais e sociais, é importante questionar sobre a carga horária e ritmo de trabalho, relação com os superiores e os demais colegas, se há descanso corporal e vocal. Todos esses fatores podem contribuir ou intensificar distúrbios emocionais como o estresse, ansiedade e depressão que comprometem a saúde mental, física e vocal do trabalhador.

De modo geral, destaca-se a relevância da realização da entrevista inicial, visto que as avaliações descritas a seguir serão realizadas com base nas necessidades detectadas na entrevista, direcionando o planejamento de avaliação e intervenção do fonoaudiólogo.

## AVALIAÇÃO PERCEPTIVOAUDITIVA E VISUAL

A avaliação perceptivoauditiva da qualidade vocal é um dos procedimentos mais antigos e amplamente utilizados na avaliação e no diagnóstico dos distúrbios da voz, por ela ser considerada padrão ouro na avaliação fonoaudiológica.[8] Para tanto, ao longo de anos de estudos e práticas, pesquisadores de diversas áreas (medicina, psicologia, música, artes, sociologia, linguística) e clínicos desenvolveram propostas de avaliação da qualidade vocal, tais como: a escala GRBAS[9,10] ou GRBASI,[11] a escala RASATI,[12] SVEA - Swedish Voice Evaluation Approach[13] e o CAPE-V- Consensus Auditory Perceptual Evaluation of Voice (*American Speech-Language-Hearing Association*).[14,15] A experiência do fonoaudiólogo é imprescindível para o uso de tais escalas, e este aspecto é influenciado pelo tempo de uso e treinamento dos avaliadores com estes instrumentos, além de formação específica na área de voz.

Sabe-se que a maioria das escalas de análise de distúrbio de voz tende a focar na fonte de fonação, fazendo com que alterações em outras esferas da produção da fala (articulação, ressonância e respiração) sejam menos evidenciadas na avaliação.[8] Portanto, para avaliar o profissional da voz, é relevante que, dentre os aspectos investigados, os ajustes supralaríngeos e laríngeos sejam contemplados. Para isso, devem-se utilizar instrumentos que analisem a voz como o resultado de um conjunto de funcionalidades, tanto da fonte glótica (vibração das pregas vocais) quanto do filtro (ação do trato vocal).

No Brasil, desenvolveu-se um roteiro de avaliação especificamente para profissionais da voz falada, a Escala Brandi de Voz Falada[16] que analisa a fala espontânea nos aspectos: dimensões sonoras da voz (altura, intensidade, velocidade e ritmo); sonorização (inicial, espessura, timbre, constrição, ruído, estabilidade tonal); ressonância (nasal e faringo-oral); impulso-direção (directividade interna, estabilidade, energia de emissão, modalidade); e expressão (fluência, expressividade, nitidez articulatória, correção verbal). Sobre a respiração, avalia-se o modo, o tipo e o ritmo. Quanto à leitura, analisa-se a atenção, a entoação, a facilidade para ler e a correção verbal, seguida de uma comparação com a fala espontânea.

Outro roteiro que pode ser utilizado na avaliação de profissionais da voz é o *Vocal Profile Analysis Scheme* – VPAS,[17] na sua adaptação ao português brasileiro, VPAS-PB.[18] Este é um instrumento escocês de avaliação do perfil da qualidade vocal fundamentado na Fonética. Além de promover o aperfeiçoamento da escuta, permite que se integrem informações de produção e de percepção, proporcionando, assim, aportes substanciais à clínica fonoaudiológica que se aplicam tanto ao trabalho com os distúrbios da fala como também na avaliação da qualidade e dinâmica vocal e, especialmente, ao assessorar profissionais da voz.[4]

Este roteiro analisa aspectos que comtemplam o funcionamento laríngeo, supralaríngeo (elementos do trato vocal) e de tensão muscular do trato vocal e da laringe. Ainda de maneira bastante conveniente, este roteiro também aborda a dinâmica vocal (*pitch, loudness*, continuidade de fala, taxa de elocução e suporte respiratório). Vale ressaltar que este instrumento necessita de treinamento e experiência para ser utilizado na avaliação da qualidade vocal.[19] A dinâmica vocal e qualidade vocal foram investigadas por meio do roteiro *VPAS* como visto em estudos com vários profissionais da voz, tais como o locutor,[20] o ator,[21] o cantor,[22] os executivos,[23] os professores[8,19] e os teleoperadores de atendimento a emergências.[24] Ao analisar as produções que utilizaram o roteiro *VPAS*, observamos que esta é uma ferramenta importante que permite a composição de diversos perfis de falantes, no diagnóstico e conduta terapêutica e na assessoria fonoaudiológica, trazendo o enriquecimento de conhecimentos para a área da Fonoaudiologia.

Outra questão importante evidenciada em grande parte das pesquisas na área de voz profissional refere-se à falta de padronização do *corpus*\* de fala utilizado para avaliação vocal, uma vez que vários procedimentos focam exclusivamente nas emissões das vogais sustentadas e, portanto, seus resultados refletem melhor as condições vibratórias da fonte e fornecem ao avaliador pistas insuficientes sobre o uso vocal durante a fala. Usualmente observa-se *corpora* de fala (vogais isoladas e sustentadas, leitura de texto, nomeação e relatos a partir de figuras, emissões dirigidas, emissões automáticas, como contagem, dias da semana e meses do ano, dentre outras) e de canto (vocalizes, trechos de músicas adaptadas do repertório e do estilo em foco), indicando uma grande variação dos *corpora* pelos pesquisadores.

Essa variação chama a atenção para a importância de uma cuidadosa estruturação de determinados *corpora*, a fim de que a análise da qualidade vocal seja conduzida com acurácia, visto que há indícios de que a qualidade vocal varia de acordo com a tarefa (estilo de fala) e a situação de fala em questão.[25] Assim, sugere-se *corpora* de avaliação perceptivo-auditiva estruturada para cada profissional, que envolva: vogal isolada e sustentada, fala encadeada, fala semiespontânea (entrevista) e uma gravação em áudio ou em vídeo de um momento de atuação do profissional (situação real *in loco* ou uma simulação na clínica).

Com o avanço das exigências do mundo do trabalho e das novas demandas do público, surge a preocupação com a qualificação profissional. Desenvolver as habilidades expressivas deve ser visto como um diferencial e, principalmente, como um recurso para aprimorar o desempenho profissional e vocal. A expressividade oral compõe o processo de comunicação entre os sujeitos trazendo informações relevantes, tanto para o falante quanto para o(s) seu(s) interlocutor(es) e compreende a interação entre elementos verbais, vocais e não verbais.[26]

Os elementos verbais são aqueles que compreendem a construção do texto, as frases, palavras, gramática e seleção dos vocábulos. Já os recursos vocais usualmente contemplam as análises de ênfase, curva melódica (*pitch*), *loudness,* velocidade de fala (taxa de elocução) e pausas, que devem ser avaliados, visto que estes têm funções indispensáveis, como: auxiliar na inteligibilidade da fala, expressar emoções e, ainda, destacar algum segmento na fala.[3]

Não há separação entre corpo e fala no processo de comunicação. As esferas oral e corporal revelam informações sobre o falante permitindo assim que o ouvinte possa fazer suas deduções, portanto a expressividade do corpo e da fala deve ser coerente com a mensagem a se transmitir. Neste sentido, o que diz respeito aos elementos não verbais, aspectos como gestos, uso da mímica facial, postura, movimentos corporais e deslocamentos são importantes para manter o equilíbrio da mensagem que se deseja transmitir. Os gestos, por exemplo, devem acompanhar a fala sem competição. As expressões faciais também não devem ser exacerbadas, e devem estar em consonância com o teor da mensagem e a articulação da fala.[3,27]

Para analisar os aspectos corporais que são uma parte não verbal da expressividade, é necessária uma coleta que pode ser realizada por apuração de filmagens ou observação *in loco*. Usualmente, os parâmetros mais observados na prática fonoaudiológica são: postura, gestos, movimentos de cabeça e expressão facial. Entretanto, em alguns profissionais, como jornalistas, é necessário observar o uso das sobrancelhas, olhos, gestos das mãos e gestos articulatórios.[3]

---

\* Registro de fala para posterior análise.

É de fundamental importância que o fonoaudiólogo, no atendimento aos profissionais da voz, esteja atento a esses três recursos para garantir tanto a saúde vocal como o bom rendimento da comunicação. Para analisar esses aspectos durante a avaliação, indica-se utilizar estratégias de observação que envolvam leitura e interpretação de textos, *scripts* e narrações. Dentre os parâmetros a serem observados durante essas tarefas estão *loudness*, curva melódica (variação do *pitch*), articulação, respiração, além da postura, movimentação, uso adequado de gestos e da expressão facial. Especial atenção deve ser dada também ao emprego adequado das pausas e uso de ênfases, que devem auxiliar o profissional a transmitir o sentido desejado à emissão. Ressalta-se ainda que a velocidade de fala (taxa de elocução) deve ser adequada ao contexto, assim como o ritmo da emissão cujas variações podem auxiliar na ênfase do conteúdo e/ou atribuir características pessoais ao discurso.

## ANÁLISE ACÚSTICA

A análise acústica do sinal de fala é uma ferramenta complementar ao diagnóstico fonoaudiológico em voz profissional, uma vez que esse instrumento é capaz de fornecer dados que podem ser relacionados com outros achados perceptivoauditivos e fisiológicos acerca da produção de fala dos sujeitos, caracterizando padrões específicos, inclusive, que se repetem ao longo do tempo. Além disso, é um instrumento de grande valia na avaliação e na intervenção, pois proporciona um *feedback* visual ao cliente sobre sua voz/fala.[28] A relação entre acústica e a percepção é tão relevante que as características fonéticas da fala podem ser alteradas dependendo das características prosódicas, portanto elementos segmentares e prosódicos (elementos verbais e vocais) estão em constante interação.

Há uma ampla variedade de *softwares* e aplicativos para essa finalidade, muitos dos quais de livre acesso, como, por exemplo, o *Praat*,* que possibilitam a pesquisadores e clínicos da área de voz mensurar diferentes aspectos do sinal de voz/fala e canto, tais como: a investigação de traçados de ondas sonoras, medidas relacionadas com a frequência fundamental (f0), análise do conteúdo espectral do sinal e espectrogramas de banda larga e de banda estreita.[29]

As combinações dos ajustes laríngeos e supralaríngeos pelo falante produzem variados efeitos acústicos que geram modificações na duração, frequência e amplitude do sinal. É possível realizar, por meio desses *softwares*, tanto a investigação de elementos vocais como verbais, extraindo parâmetros como: duração, frequência fundamental e intensidade. As variações desses três aspectos moldam o estilo comunicativo pelo uso de pausa, ritmo e ênfase. Nessa perspectiva, a avaliação acústica da expressividade oral pode contemplar uma análise de curto termo ao verificar medidas relacionadas com a frequência, tais como: frequência fundamental (f0), *jitter*, componentes espectrais e as diferenças entre eles, formantes, intensidade, *shimmer*, medidas de ruído (proporção harmônico-ruído ou ruído-harmônico) e de ressonância.

Por sua vez, a análise de longo termo também é especialmente interessante na análise da comunicação e expressividade, e permite que sejam investigados parâmetros como, por exemplo, o declínio espectral, a intensidade e a frequência de picos espectrais no Espectro médio de Longo Termo (ELT).[8,30]

O ELT consiste na representação da intensidade em diferentes faixas de frequências ao se analisar trechos maiores de fala, ou seja, ele corresponde à média de uma série de espectros independentes de curto termo, aplicada a uma emissão de duração suficiente,

---

* Disponível em: http://www.fon.hum.uva.nl/praat/download_win.html Acesso em 10/02/2019.

que não seja influenciada por características particulares de segmentos, e, assim, o ELT analisa trechos longos de fala. Desse modo, sua forma de traçado oblíquo distingue aspectos da qualidade vocal, da identidade do falante (sexo, faixa etária), de vozes profissionais (falada e cantada) e de indivíduos com alterações da qualidade vocal.[28,31-35]

Em vozes profissionais, o ELT é também empregado para descrever o formante do cantor[36] e o formante do ator,[34] que estão relacionados com o aumento de intensidade em determinadas frequências do sinal, que guardam relação com mecanismos de projeção da voz.

As medidas como a f0,[37] duração dos segmentos[38] e da energia espectral[39] são os parâmetros acústicos mais investigados na área de expressividade e da fala emotiva, uma vez que podem expressar as mudanças respiratórias, fonatórias e articulatórias do indivíduo durante a fala. Vale ressaltar que a f0 é a medida mais significativa para diferenciar as emoções na fala[38,39] e os estilos de fala dentro do contexto de trabalho do profissional da voz.[37]

A análise da expressividade pode ser realizada por medidas dos elementos segmentais, como vogais e consoantes, e suprassegmentais, como a qualidade vocal, entoação, entre outros.[4] A análise dos segmentos de fala pode auxiliar, por exemplo, na avaliação do sotaque do profissional da voz, uma vez que, do ponto de vista acústico, as frequências dos formantes das vogais (especialmente formante 1 – F1 e formante 2 – F2) são importantes correlatos da posição dos articuladores e da configuração das cavidades ressoadoras.[40,41]

## EXAME LARÍNGEO

O exame laríngeo trata-se de um procedimento realizado, exclusivamente, pelo médico otorrinolaringologista (ORL), no qual é inserida uma sonda, denominada de laringoscópio, de material flexível ou rígido, que pode ser introduzida pela cavidade nasal (nasofibrolaringoscópio) ou oral, permitindo visualizar de forma detalhada as estruturas e funcionamento da laringe (região supraglote, glote e infraglote). Tal procedimento poder ser visualizado por meio de um monitor e gravado para uma análise posterior ou de comparação de evolução, no caso de tratamentos. Ao final do exame é dado um diagnóstico otorrinolaringológico das condições laríngeas observadas.

Nesse exame, o ORL tem competência para diagnosticar a presença de alterações e patologias laríngeas, sejam de origem funcional, orgânica ou, ainda, organofuncionais. Ao identificar a presença de alguma lesão laríngea, o ORL pode realizar o tratamento clínico e/ou cirúrgico e os devidos encaminhamentos para outros profissionais, como o fonoaudiólogo.

O fonoaudiólogo pode acompanhar o ORL no momento do exame, o que torna possível o compartilhamento de conhecimentos entre áreas e discussão sobre o estado de saúde vocal do profissional da voz.[42] Essa parceria interdisciplinar possibilita que os profissionais realizem uma análise mais detalhada do funcionamento do aparelho fonador, como, por exemplo, por meio da nasofibrolaringoscopia, a qual permite o profissional realizar tarefas de fala (escalas, glissando, frases, trechos de canção, etc.) próximas do contexto de trabalho do profissional, como, por exemplo, de um professor simular um trecho de aula, ou um ator interpretar algumas de suas personagens. Tais tarefas permitem verificar de forma direta os ajustes realizados e as possíveis consequências prejudiciais, a curto, médio ou longo prazo, para a saúde vocal do profissional.

Para o profissional da voz, indica-se realizar o exame laríngeo de forma periódica e/ou quando há o aparecimento ou persistência de sinais e sintomas vocais por mais de 15 dias.[43] O fonoaudiólogo que atua com os profissionais da comunicação tem o papel de alertá-los e conscientizá-los quanto à importância desse exame para o desenvolvimento da terapia/assessoria, da *performance* e, sobretudo, para a saúde e qualidade de vida.

## AVALIAÇÃO *IN LOCO*

É imprescindível que, no processo de avaliação fonoaudiológica, seja realizada também a avaliação *in loco* do profissional da voz, uma vez que permite observar características que não são reproduzidas na avaliação clínica, como os aspectos reais de emissão e ajustes de trato vocal, assim como fatores ambientais e de organização presentes no contexto de trabalho.

A partir dessa avaliação, o fonoaudiólogo é capaz de observar aspectos do sujeito, como: demanda vocal, qualidade da voz, ressonância, tensões corporais, postura, respiração, coordenação pneumofonoarticulatória, flexibilidade e resistência vocal, questões de expressividade (vocal e corporal), vestimenta, como também a presença de hábitos vocais no exercício da profissão. Como exemplos, podem-se citar a presença da alta demanda de uso vocal, hábito de gritar e tensão na região da musculatura cervical, aspectos esses que podem ser reconhecidos somente durante o exercício profissional.

Além das características do próprio sujeito, deve-se estar atento também ao ambiente de trabalho no qual está inserido, identificando os possíveis fatores externos que podem interferir no desempenho profissional ou, ainda, na saúde do trabalhador, como: 1) ambientais: acústica do local, presença de ruído (interno ou externo), questões de ventilação, poeira, mofo ou fumaça no ambiente, presença de produtos químicos irritativos, etc.; e 2) de organização: duração da jornada de trabalho, período de pausas ou local adequado para descanso e ritmo de trabalho, como exemplo.[7] Podemos apontar, por exemplo, o caso de um repórter em uma externa (gravação de uma notícia feita no lugar do acontecimento), local em que podem ser analisados fatores como a acústica insatisfatória, a competição sonora e fumaça de carros, bem como a relação do profissional com esse contexto.

Nesse sentido, alguns instrumentos podem auxiliar o fonoaudiólogo em sua tarefa de observação. Uma opção interessante é o uso de um medidor de nível de pressão sonora para aferir o ruído no ambiente para quantificar e analisar se a presença do ruído pode ser prejudicial para a saúde e para o desenvolvimento da atividade profissional. Da mesma forma, é útil o registro com o uso de câmeras (filmadora, celular) do ambiente e a *performance* do indivíduo na profissão, pois o material pode ser analisado de forma detalhada, e os achados discutidos, posteriormente, com o profissional.

Caso o fonoaudiólogo não tenha condições de realizar essas observações *in loco*, indica-se solicitar previamente filmagens do momento de atuação.

## AUTOAVALIAÇÃO

Compreender a visão do sujeito em relação à sua voz, principalmente no meio profissional, auxilia o fonoaudiólogo a identificar outros aspectos de natureza funcional, social ou até mesmo emocional que podem estar influenciando negativamente na voz. Desse modo, utilizam-se instrumentos de autoavaliação que permitem mensurar a percepção do indivíduo sobre a sua voz.

Diversos instrumentos de autoavaliação já foram desenvolvidos para melhor compreender a relação do sujeito com a sua voz, como Qualidade de Vida em Voz (QVV),[44] Índice de Desvantagem Vocal (IDV),[45] Escala de Sintomas Vocais (ESV),[46] bem como os específicos para profissionais da voz, destacando-se o Perfil de Participação e Atividades Vocais (PPAV),[47] Condição de Produção Vocal – Professor (CPV-P)[48] e Índice de Triagem para Distúrbio de Voz (ITDV).[49]

O *Voice Activity and Participation Profile* – VAPP,[50] foi traduzido e adaptado para o português brasileiro como Perfil de Participação e Atividades Vocais – PPAV.[47] Esse instrumento possui 28 itens e contempla cinco aspectos: autopercepção do grau do problema vocal, efeitos no trabalho, comunicação diária, comunicação social e emoção. A pontuação se dá por meio da escala analógico-visual, sendo 280 o escore total máximo. Esse protocolo pode ser aplicado em profissionais e não profissionais da voz.

O questionário Condição de Produção Vocal – Professor (CPV-P) foi elaborado por Ferreira *et al.* (2007),[48] mas, desde a sua criação até hoje, sofreu várias adaptações, sendo a sua versão mais atual composta por 62 questões, em que as respostas são obtidas por meio da escala *likert* de quatro pontos (nunca, raramente, às vezes e sempre), contemplando as dimensões: identificação do sujeito, situação funcional, ambiente de trabalho, organização do trabalho, aspectos vocais, hábitos e estilo de vida. Em alguns estudos, os autores propuseram adaptar o CPV-P para outros profissionais da voz, como o operador de telesserviço, sendo denominado Perfil Vocal do Operador de *Telemarketing* (PVO-T),[51] e atores - Condição de Produção Vocal do Ator (CPV-A).[52]

O Índice de Triagem para Distúrbio de Voz (ITDV) surgiu a partir da análise dos 21 sintomas que faziam parte da dimensão aspectos vocais do CPV-P, e, após análise fatorial exploratória, foram selecionados os 12 sintomas que compõem o instrumento, validado para uso com professores. Tal instrumento tem alto grau de sensibilidade para mapeamento de distúrbio de voz em professores por meio da autorreferência de presença de sintomas vocais. O professor que referir cinco ou mais sintomas deve ser encaminhado para avaliação otorrinolaringológica e fonoaudiológica, com a finalidade de submeter-se à avaliação mais específica para diagnóstico.[49]

Todos os instrumentos aqui citados estão disponíveis no *site* do Laboratório de Voz (Laborvox) da Pontifícia Universidade Católica de São Paulo (PUC – SP)*.

## AVALIAÇÃO E DIAGNÓSTICO FONOAUDIOLÓGICO EM VOZ CANTADA

Todos os profissionais mencionados até este momento fazem uso da voz, durante a fala, como o seu principal meio de trabalho. No entanto, não poderíamos terminar este capítulo sem mencionar alguns pontos relacionados com a avaliação e o diagnóstico fonoaudiológico de cantores, que ganham seu sustento utilizando a sua voz e a sua arte em uma forma de comunicação que vai além das palavras.

Uma vez que o ato de cantar engloba uma variedade enorme de manifestações artísticas, é natural que as queixas e as demandas fonoaudiológicas variem conforme o requinte vocal, as exigências técnicas e a estética de cada gênero, que podem ser bastante distintas. Além disso, há demandas específicas como, por exemplo, a dos atores de teatro musical que tem uso vocal profissional intenso, tanto na fala quanto no canto.

Sabe-se que, muitas vezes, a alteração que se manifesta no canto tem sua origem no uso de voz falada.[53] Sabe-se ainda que muitos cantores têm atividades remuneradas além do canto, que exigem o uso frequente da fala. Em um estudo australiano com cantores populares profissionais, 64% dos sujeitos referiram exercer uma atividade laboral "paralela" ao canto, com demanda do uso intenso da voz falada.[54] Dessa forma, para além das avaliações de aspectos específicos relacionados com o comportamento vocal durante o canto, o fonoaudiólogo deve estar atento ao uso vocal do cantor durante a fala, mesmo que a sua queixa seja especificamente ao canto.[53]

O diagnóstico fonoaudiológico, a partir da queixa de cantores eruditos e populares, parte de uma série de avaliações que devem direcionar o olhar do fonoaudiólogo para o comportamento vocal do seu cliente de forma a compreender a queixa e seu impacto em

---

* Disponível em: https://www.pucsp.br/laborvox/dicas_pesquisa/instrumentos_avaliacao.html Acesso em 10/02/2019.

aspectos profissionais, pessoais, sociais e financeiros do cantor. Nesse sentido, a entrevista deve ser bastante detalhada, contemplando aspectos relacionados com a saúde e os hábitos do cantor no dia a dia, a sua rotina de ensaios e os shows. Aspectos específicos da entrevista envolvem uma descrição detalhada do uso de voz falada e cantada (qual gênero musical, quantas horas em média usa a voz por semana e em quais situações, como é a acústica do(s) ambiente(s) em que ensaia e se apresenta, uso de microfone e retorno acústico, composição da banda, se toca instrumento enquanto canta, se dança ou como se movimenta durante as apresentações, entre muitos outros), hábitos de saúde vocal, tabagismo, etilismo e eventual uso de drogas, alimentação, atividades físicas e realização de aquecimento/desaquecimento vocal.

Além da entrevista inicial, a avaliação do comportamento vocal durante a fala e o canto irá compreender os aspectos mencionados neste capítulo – avaliação perceptivoauditiva, avaliação acústica e autoavaliação, avaliação *in loco*, além da avaliação completa e do diagnóstico do médico otorrinolaringologista. É importante salientar que tanto os aspectos da fonte como do filtro devem ser considerados, lembrando que a noção de alteração fonoaudiológica no canto pode variar de acordo com o gênero, e que este costuma estar relacionado com a falta de conforto, flexibilidade ou resistência vocal, por exemplo. Os padrões de desvio de qualidade vocal da voz falada não necessariamente indicam alterações no canto. Avaliação perceptivoauditiva contempla os aspectos mencionados anteriormente na seção de voz falada, desde que elementos da fonte e do filtro sejam sempre analisados. Outros parâmetros como, por exemplo, brilho, registro, projeção e usos específicos das caixas de ressonância também devem fazer parte da avaliação. Além da amostra de canto coletada no momento da avaliação, trechos previamente gravados em diferentes momentos da carreira, como faixas de música comercial, DVDs e vídeos em plataformas digitais, também podem e devem ser analisados.

Um exame físico detalhado, além de avaliação dos aspectos de motricidade orofacial, como a avaliação da articulação temporomandibular (ATM), avaliação de aspectos relacionados com a respiração, a postura e uso do corpo, gestos e expressões faciais durante o canto e uma avaliação audiológica do cantor completam o diagnóstico fonoaudiológico. Finalmente, alguns instrumentos específicos de autoavaliação podem, a critério do fonoaudiólogo, complementar a avaliação do cantor, como, por exemplo, o Índice de Desvantagem para o Canto Moderno (IDCM)[55] e o Índice de Desvantagem para o Canto Clássico (IDCC).[56]

Dessa forma, a avaliação e o diagnóstico fonoaudiológico de cantores demandam alguns conhecimentos específicos e um interesse particular do fonoaudiólogo pela música. A escuta e busca pela compreensão da origem da queixa devem nortear esse processo, que não pode ser permeado por julgamentos ou determinação precipitada de causalidade relacionada com hábitos ou técnica específica do cantor. A expressividade durante o canto deve ser analisada, assim como na fala, pois a comunicação da emoção é um dos principais objetivos dos artistas do canto.

## COMENTÁRIOS FINAIS

Ao atuar com profissionais da comunicação, deve-se compreender que a avaliação fonoaudiológica é sempre multidimensional para que seja possível obter um diagnóstico preciso das condições do indivíduo, como foi proposto neste capítulo. É importante que o fonoaudiólogo que pretende atuar ou que já trabalhe com esses profissionais saiba valorizar a expressividade como elemento, inclusive, de saúde vocal, uma vez que uma voz que não é flexível e que não é adequada à demanda profissional do sujeito não está cumprindo plenamente a sua função.

## REFERÊNCIAS BIBLIOGRÁFICAS

1. Santos TD, Pedrosa V, Mara Behlau M. Comparação dos atendimentos fonoaudiológicos virtual e presencial em profissionais do telejornalismo. Rev CEFAC 2015 Mar-Abr;17(2):385-95.
2. Pompeu ATS, Ferreira LP, Trenche CB, Souza TT, Esteves AO, Giannini SPP. Bem-estar vocal de professores: uma proposta de intervenção realizada à distância. Distúrbios da Comunicação 2016;28(2):350-62.
3. Kyrillos LR. Expressividade: da Teoria à Prática. Rio de Janeiro: Revinter; 2005.
4. Madureira S. A Expressividade da fala. In: Kyrillos LR. Expressividade: da Teoria à Prática. Rio de Janeiro: Revinter; 2005.
5. Penteado RZ, Ghirardi ACAM. Fonoaudiologia nas práticas educacionais de formação de jornalistas – estudo de revisão. Distúrb Comun (São Paulo) 2017;29(3):487-97.
6. Penteado RZ, Pechula MR. Expressividade na formação de jornalistas: contribuições da fonoaudiologia no contexto educacional. ÂNCORA-Revista Latino-americana de Jornalismo 4.2 (2018).
7. Brasil. Ministério da Saúde. Secretaria de Vigilância em Saúde. Departamento de Vigilância em Saúde Ambiental e Saúde do Trabalhador. Distúrbio de Voz Relacionado ao Trabalho – DVRT. Brasília: Ministério da Saúde, 2018. (acesso em 12 set 2018). Disponível em http://bvsms.saude.gov.br/bvs/publicacoes/disturbio_voz_relacionado_trabalho_dvrt.pdf.
8. Lima-Silva MFB. Avaliação da qualidade vocal com motivação fonética: análise integrada de dados de percepção e acústica [Tese de doutorado]. São Paulo: Pontifícia Universidade Católica de São Paulo; 2012.
9. Isshiki N, Okamura H, Tanabe M, Morimoto M. Differential diagnosis of hoarseness. Folia Phoniat 1969;21:9-1.
10. Hirano M. Clinical examination of voice. New York: Springer-Verlag Wien; 1981.
11. Dejonckere P, Remacle M, Freznel- Elbaz. Reliability and relevance of differentiated perceptual evaluation of pathological voice quality. In: Clemente MP. Voice Update. Amsterdam: Elsevier; 1996. p. 321-4.
12. Pinho SMR, Pontes PAL. Músculos intrínsecos da laringe e dinâmica vocal. Rio de Janeiro: Revinter; 2008.
13. Hammarberg B, Fritzell B, Gauffin J, Sundberg J, Wedin L. Perceptual and acoustic correlates of abnormal voice qualities. Acta Otolaryngol 1980;90(5-6):441-51.
14. American Speech-Language-Hearing Association. Consensus auditoryperceptual evaluation of voice (CAPE-V). Rockville: ASHA Special Interest Division 3, Voice and Voice Disorders; 2002.
15. Zraick RI, Kempster GB, Connor NP, Thipeault S, Klaben B, Bursac Z et al. Establishing validity of the Consensus Auditory-Perceptual Evaluation of Voice (CAPE-V). Am J Speech Lang Pathol 2011;20:14-22.
16. Brandi E. Escalas Brandi de avaliação da voz falada, 2.ed. São Paulo: Atheneu; 1996.
17. Laver J, Wirs S, Mackenzie J, Hiller SM. A perceptual protocol for the analysis of vocal profiles. [Work in Progress]. Edinburg: Department of Linguistics, Edinburg University; 1981. 14. p. 139-55.
18. Camargo ZA, Madureira S. Voice quality analysis from a phonetic perspective: Voice Profile Analysis Scheme Profile for Brasilian Portuguese (BP-VPAS). In: Fourth Conference on Speech Prosody; 2008; Campinas, BR. São Paulo: Capes, Fapesp, CNPq, 2008. v. 1. p. 14.
19. Lima-Silva MFB, Madureira S, Rusilo LC, Camargo Z. Avaliação de qualidade vocal: abordagem metodológica para análise de dados perceptivos. Revista CEFAC 2017;19(6):831-41.
20. Madureira S. O sentido do som. [Tese de doutorado]. São Paulo: Pontifícia Universidade Católica de São Paulo; 1992.
21. Madureira S, Camargo Z. Exploring sound symbolism in the investigation of speech expressivity. In: Proceedings of the third ISCA Tutorial and research workshop on Experimental Linguistcs, 2010; Athens, Greece. Athens: International Speech Communication Association ISCA; 2010. p. 105-8.
22. Meireles A, Cavalcante FG. Qualidade de voz no estilo de canto heavy metal. Per. musi. Belo Horizonte. 2015; 32:197-218.

23. Marquezin DMSS, Viola I, Ghirardi ACAM, Madureira S, Ferreira LP. Expressividade da fala de executivos: análise de aspectos perceptivos e acústicos da dinâmica vocal. In: CoDAS. 2015. p. 160-9.
24. Medeiros CMA, Camargo Z, Gregio FN, Oliveira LR, Lima-Silva MFB. Avaliação Perceptivo auditiva da qualidade vocal de teleoperadores de uma central de atendimento a emergências. In: Anais do XXVI Congresso Brasileiro de Fonoaudiologia, 2018, Curitiba – Paraná.
25. Lima-Silva MFB, Madureira S, Camargo ZA. Avaliação fonética de qualidade vocal em diferentes estilos de fala (semi-espontânea e leitura). In: Anais do 17ª Congresso Brasileiro de Fonoaudiologia e 1º Congresso Ibero-Americano de Fonoaudiologia; 2009; Bahia, Brasil. São Paulo: Sociedade Brasileira de Fonoaudiologia; 2009. p. 1814.
26. Viola I, Ferreirra LP. Dez Tópicos Sobre Expressividade Oral para o Fonoaudiólogo: uma Proposta de Debate. 2016 In: Sonoridades: a expressividade na fala, no canto e na declamação/ Sonorities: speech, singing and reciting expressivity / Sandra Madureira (Organizadora). São Paulo: Pontifícia Universidade Católica de São Paulo; 2016.
27. Viola IC, Ferreira LP. A Avaliação da Expressividade Oral e Corporal. 2007 In: Anais do XVII Seminário da Voz da PUC-SP Voz: Expressões da Subjetividade; 2007.
28. Camargo ZA, Madureira S. Dimensões perceptivas das alterações de qualidade vocal e suas correlações aos planos da acústica e da fisiologia. Delta, 2009;25:285-317.
29. Titze, Verdolini-Abbott. Vocology. The Science and practice of voice habilitation. Denver: National Center for Voice and Speech; 2012.
30. Kreiman J, Sidts D. Foundation of voice studies. Malden: Wiley-Blackwell; 2011.
31. Pittam J. Discrimination if five voice qualities and prediction to perceptual ratings. Phonetica 1987;44:38-49.
32. Mendoza E, Valencia N, Muñoz J, Trujilo H. Differences in voice quality between men and women: use of the long-term average spectrum (LTAS). J Voice 1996;10:59-66.
33. Soyama CK, Espassatempo CL, Gregio FN, Camargo Z. Qualidade vocal na terceira idade: parâmetros acústicos de longo termo de vozes masculinas e femininas. Rev CEFAC 2005;7(2):267-79.
34. Master S. (2007). Ciência no feitiço: técnica vocal e o "*formante* do ator" Sala Preta, 7, 39-45.
35. Gusmão CS, Campos PH, Maia MEO. O formante do cantor e os ajustes laríngeos utilizados para realiza-lo: uma revisão descritiva. Per Musi, Belo Horizonte. 2010; 21:43-50.
36. Sundberg J. The science of the singing voice. Dekalb: Northern Llinois University Press; 1987.
37. Campos L, Barbosa P. Radialista: Análise acústica da variação entoacional durante a fala profissional e fala coloquial. Anais do Coloquio Brasileiro de Prosodia da Fala, v. 1, Cesár Reis: 2011.
38. Laukka P. Vocal expression of emotion: discrete-emotions and dimensional accounts. In: Comprehensive summaries of Uppsala dissertations from the faculty of social sciences. Acta Universitatis Upsaliensis, Uppsala, Sweden; 2004. p. 1-80.
39. Banse R, Scherer KR. Acoustic profiles in vocal emotion expression. Journal of Personality and Social Psychology 1996;70(3):614-36.
40. Martins RD. Ouvir falar: introdução à fonética do português. 3.ed. Lisboa: Caminho; 1988.
41. Lima MFB, Camargo ZA, Ferreira LP, Madureira S. Qualidade vocal e formantes das vogais de falantes adultos da cidade de João Pessoa. Revista CEFAC 2007;9(1):99-109.
42. Andrada e Silva MA, Duprat AC, Ghirardi ACAM, Noffs G, Bittencourt MFQP. Ambulatório de Artes da Santa Casa de São Paulo - Reflexões sobre a relação do cantor com o trabalho. In: Ferreira LP, Andrada e Silva MA, Giannini SPP. Distúrbios de Voz Relacionado ao Trabalho: Práticas Fonoaudiológicas. São Paulo: Roca; 2015.
43. Sociedade Brasileira de Fonoaudiologia. Respostas para perguntas frequentes na área de voz profissional. 2011. [Acesso em: 01 fev 2019]. Disponível em: http://www.sbfa.org.br/portal/pdf/ faq_voz_profissional.pdf.
44. Gasparini G, Behlau M. Quality of life: validation of the Brazilian version of the voice-related quality of life (V-RQOL) measure. J Voice 2009;23(1):76-81.

45. Santos LM, Gasparini G, Behlau M. Validação do protocolo do Índice de Desvantagem Vocal (IDV) no Brasil [monografia]. São Paulo: Centro de Estudos da Voz; 2007.
46. Moreti F, Zambon F, Oliveira G, Behlau M. Cross-cultural adaptation of the Brazilian version of the Voice Symptom Scale: VoiSS. J Soc Bras Fonoaudiol 2011;23(4):398-400.
47. Oliveira AAR, Gasparini G, Behlau M. Validação do protocolo perfil de participação e atividades vocais (PPAV) no Brasil [monografia]. São Paulo: Centro de Estudos da Voz; 2006.
48. Ferreira LP, Giannini SPP, Latorre MRDO, Zenari MS. Distúrbio de voz relacionado ao trabalho: proposta de um instrumento para avaliação de professores. Distúrbios da Comunicação. 2007;19(1):127-37.
49. Ghirardi ACA, Ferreira LP, Giannini SPP, Latorre MRDO. Screening Index for Voice Disorder (SIVD): Development and Validation. J Voice 2013;27(2):195-200.
50. Ma EP, Yiu EM. Voice activity and participation profile: assessing the impact of voice disorders on daily activities. J Speech Lang Hear Res 2001;44(3):511-24.
51. Santos CT, Santos C, Lopes LW, Silva POC, Lima-Silva MFB. Relação entre as condições de trabalho e de voz autorreferidas por teleoperadores de uma central de emergência. CoDAS 2016;28(5):583-94.
52. Souza GZ. Voz do ator: condições ambientais e de organização de trabalho. São Paulo. Dissertação [Mestrado em Fonoaudiologia] - Pontifícia Universidade Católica de São Paulo; 2016.
53. Andrada e Silva MA, Loiola CM, Bittencourt MFQP, Ghirardi ACAM. Trabalho fonoaudiológico com cantores. In: Oliveira IB, Almeida AAF, Raize T, Behlau M. Atuação Fonoaudiológica em Voz Profissional. São Paulo: Roca; 2011. p. 141-57.
54. Bartlett I, Wilson PH. Working 9-5: causal relationships between singers' "day jobs" and their performance work, with implications for vocal health. J Voice 2017;31(2):243.e27–243.e34.
55. Moreti F, Rocha C, Borrego MCM, Behlau M. Desvantagem vocal no canto: análise do protocolo Índice de Desvantagem para o Canto Moderno – IDCM. Rev Soc Bras Fonoaudiol 2011;16(2):146-51.
56. Ávila MEB, Oliveira G, Behlau M. Índice de desvantagem vocal no canto clássico (IDCC) em cantores eruditos. Pró-Fono R Atual Cient 2010;22(3):221-6.

# ÍNDICE REMISSIVO

Entradas acompanhadas por um *f* ou *q* em itálico indicam figuras e quadros, respectivamente.

## A

Afasia, 22
  classificação, 22
  definição, 22
  diagnóstico clínico, 22
  hipótese diagnóstica, 22
  manifestações, 22
    parafasias, 22
    paragrafias, 22
    paralexias, 22
  teste de Boston para avaliação da, 32
  tipos de, 23
Alfabetização
  e letramento
    na realidade educacional brasileira, 11
Aparelho
  de palpação digital, 127
    auxílio no diagnóstico, 127
    uso na avaliação, 127
Apraxia
  de fala, 23
    características, 23
    classificação, 24*q*
    definição, 23
    etiologia, 23
    manifestações, 23
Articulação temporomandibular
  funcionamento adequado da, 118
Audiologia, 81
Avaliação
  audiológica básica, 83
    composição, 83
  de nomeação, 2
    de figuras e objetos, 2
  do comportamento vocal, 205
    protocolo de anamnese, 205
  instrumental da voz, 159
  posturográfica, 104
    modelos, 104
    uso de, 104

## B

Bateria Montreal-Toulouse
  de avaliação da linguagem, 32
Boston
  teste de, 32
    para diagnóstico da afasia, 32

## C

Caneta localizadora
  de pontos motores, 125
    auxílio no diagnóstico, 125
    uso no diagnóstico, 125
Comportamento vocal, 205
  avaliação e diagnóstico do, 183
    aspectos gerais, 183
    medidas de, 183
      anamnese, 184
      autoavaliação, 187
      exame físico, 192
      perceptivoauditiva, 193
      triagem vocal, 196
Comunicação
  avaliação da, 33
    baterias abrangentes para, 33
      Montreal, 33
  distúrbio da, 1
  funcionalidade da, 34
    teste para avaliação da, 34
      questionário, 34
  profissional, 213

avaliação e diagnóstico fonoaudiológico
em, 213, 214
análise acústica, 219
aspectos gerais, 215
autoavaliação, 221
em voz cantada, 222
entrevista inicial, 216
exame laríngeo, 220
*in loco*, 220
na voz falada, 216
perceptivoauditiva e visual, 216
Criança com acometimento
neurológico (CAN), 133

## D

Deglutição infantil
avaliação da, 134
na disfagia orofaríngea, 134
escalas de classificação, 136
protocolos, 135
Desvios
fonéticos, 2
fonológicos, 2
Direito à educação básica, 13
Direitos de aprendizagem, 13
Disartrias, 25
classificação, 25
critérios, 25
definição, 25
Disfagia
orofaríngea em adultos, 141
avaliação e diagnóstico, 141
da deglutição, 144
direta, 148
ficha de registro, 149
história clínica, 144
indireta, 147
sinais e sintomas, 146q
rastreamento, 142
instrumentos de, 142q, 143q
videofluoroscópica, 152
achados, 153q
protocolos, 154
videoendoscópica, 150
método, 150
nomenclatura, 150
objetivo principal, 150
parâmetros avaliados, 151
orofaríngea infantil, 133
avaliação e diagnóstico da, 133
acometimentos neurológicos e, 133
avaliação da deglutição

e definição de conduta na disfagia
neurogênica, 134
Disfunções mastigatórias
tratamento para, 118
Disgrafias
e dislexias adquiridas, 25
classificação, 26
definição, 25
perfis, 26
Distúrbios
linguísticos
nas lesões do hemisfério direito, 27
quatro processamentos, 27
nas síndromes demenciais, 28
no TCE, 28
definição, 28
mecanismos de lesão, 28
Dix-Hallpike
manobra de, 96
Doppler
na fonoaudiologia, 4

## E

Eletroglotografia, 5
na movimentação
das pregas vocais, 5
Eletrognatógrafo, 128
auxílio no diagnóstico, 128
uso na avaliação, 128
Eletromiografia, 6
avalia a atividade elétrica da musculatura, 6
de superfície, 118
Eletromiógrafo, 126
auxílio no diagnóstico, 126
uso na avaliação, 126
Eletronistagmografia, 99
avaliação por, 99
objetivo, 99
Equilíbrio corporal
avaliação e diagnóstico do, 93
clínica, 94
dinâmico, 94
funcional, 97
instrumental
do sistema vestibular, 99
Espectografia, 5
auxilia no diagnóstico correto, 5
uso da análise acústica, 6
Espectograma, 161
de faixa estreita, 163f-170f

## F

Fala
  aspectos motores da, 34
    testes para avaliação dos, 34
  espontânea, 2
Fournier
  teste de, 94
Função vestíbulo-ocular, 100
  procedimentos de avaliação da, 100
Fuzzy
  método linguístico, 6

## G

Gastrostomia endoscópica percutânea (PEG), 137
Gnatodinamômetro, 127, 127f
  auxílio no diagnóstico, 127
  uso na avaliação, 127

## H

Habilidades linguísticas
  específicas, 33
    teste para avaliação de, 33
      nomeação de Boston, 33

## I

Imitação
  de alvos, 2
Instrumento
  de avaliação fonológica (INFONO), 3
    da criança, 3
Iowa oral performance instrument, 128
  auxílio no diagnóstico, 128
  uso na avaliação, 128

## L

Linguagem
  bateria Montreal-Toulouse
    de avaliação da, 32
  e cognição, 34
    teste para avaliação da interface da, 34
  em adultos, 31
    avaliação da, 31
      principais instrumentos de, 31, 32q
        baterias abrangentes para, 32
          avaliação da comunicação, 32
Linguagem escrita
  transtornos da, 11
    avaliação e diagnóstico nos, 11
      alfabetização e letramento
        na realidade educacional brasileira, 11

avaliação fonoaudiológica
  nas dificuldades e transtornos de aprendizagem, 13
critérios diagnósticos
  dos transtornos de aprendizagem, 16

## M

Manobra de Dix-Hallpike, 96
Medidas acústicas
  tradicionais, 170
Medidas de avaliação vocal, 183
Motricidade orofacial
  avaliação e diagnóstico em, 113, 123
    na perspectiva clínica, 109
      aspectos considerados, 114q
      avaliação miofuncional orofacial com escores (AMIOFE), 117
      diagnóstico, 116
      prognóstico, 118
    na perspectiva instrumental, 123
      instrumentos eletrofisiológicos, 125
      instrumentos morfométricos, 123
Movimentos oculares
  calibração dos, 100
  sacádicos, 101
    pesquisa dos, 101

## N

Nistagmo
  de posicionamento, 95
  pesquisa do, 95, 100
    espontâneo, 100
    optocinético, 101
    per-rotatório, 101
    pós-calórico, 102
    posicional, 100
    semiespontâneo, 100

## P

Padrão de aquisição de contrastes (PAC), 7
Paquímetro eletrônico digital, 123, 124f
  auxílio no diagnóstico, 123
  uso na avaliação, 123
Potenciais evocados auditivos, 74
  aparecimento das ondas, 76
  aplicação clínica, 77
  canais de registro, 76
  classificação dos, 74, 77
  em adultos, 75
  intensidade do estímulo, 75
  realização do procedimento, 75
  respostas, 75

Pregas vocais, 5
Pressão dos lábios
   e da língua, 129
      auxílio no diagnóstico, 129
      uso na avaliação, 129
Processamento auditivo central (PAC)
   transtorno do, 81
      avaliação e diagnóstico no, 81
         anamnese, 83
         causas, 82
         sinais e sintomas, 82
Protocolo para avaliação da função vocal (PAVF), 159
Prova
   de fluência verbal, 33
   de nomeação, 2

# R

Rastreio pendular
   pesquisa do, 101
Romberg
   teste de, 94

# S

Síndromes demenciais
   distúrbios linguísticos nas, 28
Sistema estomatognático, 113, 118
   formação do, 118
Sistema fonológico, 1
Sistema vestibular
   avaliação instrumental do, 99
Supine *head roll test*, 96

# T

Tarefa
   de escrita de palavras e pseudopalavras, 34
   de leitura de palavras e pseudopalavras, 34
Teoria
   Fuzzy, 6
Termografia, 125
   auxílio no diagnóstico, 125
   uso na avaliação, 125
Teste(s)
   comportamentais
      da avaliação de processamento auditivo central, 84
   de agitação cefálica, 95
   de Boston
      para avaliação da linguagem, 32
   de escuta dicótica, 86
      achado clínico no, 86
      no adulto, 86
      processamento, 87*f*
   de Fournier, 94
   de impulso cefálico, 95
   de interação binaural, 86
      mais utilizados, 86
      objetivo dos, 86
   de processamento temporal, 87
      definição, 87
      habilidade auditiva, 87
      tipos, 87
   de Romberg, 94
   eletroacústicos e eletrofisiológicos, 88
      definição, 88
      indicação, 88
      na avaliação do PAC, 88
   monoaurais de baixa redundância, 85
      objetivos dos, 85
      tipos de, 85
*Token test reduzido*, 33
Tonturas
   diagnóstico das, 105
      medicamentos que interferem no, 105
Traçado espectográfico
   inspeção visual do, 161
Transtorno(s)
   da linguagem em adultos, 21
      avaliação e diagnóstico nos, 21
         anamnese, 29
            entrevista clínica, 29
               pontos relevantes da, 30*q*
         distúrbios linguísticos, 27, 28
            nas síndromes demenciais, 28
         principais transtornos da fala e linguagem, 22
            afasia, 22
            apraxia, 23
            disartrias, 25
            disgrafias e dislexias, 25
         instrumentos, 31
   da linguagem escrita, 11
      alfabetização e letramento
         na realidade educacional brasileira, 11
      avaliação fonoaudiológica, 13, 15*q*
         instrumentos usados na, 15*q*
         nas dificuldades e transtornos de aprendizagem, 13
      critérios diagnósticos, 16
   de aprendizagem, 13
      critérios diagnósticos, 16
      do desenvolvimento, 16
   do processamento auditivo central, 81
      avaliação e diagnóstico no, 81
      diagnóstico, 89

etapas da avaliação, 82
  anamnese, 83
  avaliação audiológica básica, 83
  teste de interação binaural, 86
  testes comportamentais, 84
  testes de escuta dicótica, 86
  testes de processamento temporal, 87
  testes eletroacústicos e
    eletrofisiológicos, 88
  testes monoaurais, 85
Transtornos fonológicos
  avaliação e diagnóstico nos, 1
    complementar, 4
      eletroglotografia, 4
      eletromiografia, 6
      espectografia, 4
      ultrassonografia, 4
    diagnóstico diferencial, 7
    gravidade, 6
Triagem auditiva
  neonatal, 41
Triagem vocal
  protocolo de, 196, 210

## U

Ultrassonografia, 124
  auxílio no diagnóstico, 124
  na fonoaudiologia, 4
  na terapia
    dos transtornos fonológicos, 5
    uso na avaliação, 124

## V

Vectoeletronistagmografia, 99
  canais de registro, 99
  objetivo, 99
  recurso mais utilizado, 99
Vertigem posicional
  pesquisa da, 95
Videonistagmografia, 100
  custo, 100
  definição, 100
  vantagem, 100
*Video head impulse test (vHIT)*, 103
  informações fornecidas, 104
  procedimento, 103
  vantagens do, 103
Voz
  avaliação instrumental da, 159
    análise acústica, 160
      inspeção visual do traçado
        espectográfico, 161
      medidas de perturbação e ruído, 170
      multivariada, 172
    casos neurológicos, 176
    contextualização e importância da, 159
    laringológica, 160